GALVANOTHÉRAPIE

GALVANOTHÉRAPIE

OU DE L'APPLICATION

DU COURANT GALVANIQUE CONSTANT

AU TRAITEMENT DES

MALADIES NERVEUSES ET MUSCULAIRES

PAR LE DOCTEUR

ROBERT REMAK

Professeur extraordinaire de la Faculté de médecine à l'Université de Berlin;
Membre de l'Académie impériale Léopoldine-Caroline des Naturalistes,
de la Société des Naturalistes de Senkenberg à Francfort-sur-Mein;
Des Sociétés médicales de Varsovie, de Wilna, de Stockholm, de Berlin, etc., etc.

TRADUIT DE L'ALLEMAND

Par le Docteur **ALP. MORPAIN.**

AVEC LES ADDITIONS DE L'AUTEUR.

PARIS

J. B. BAILLIÈRE ET FILS

LIBRAIRES DE L'ACADÉMIE IMPÉRIALE DE MÉDECINE,

Rue Hautefeuille, 19.

LONDRES — HIPP. BAILLIÈRE, 219, REGENT-STREET.

NEW-YORK — BAILLIÈRE BROTHERS, 440, BROADWAY

MADRID, C. BAILLY-BAILLIÈRE, CALLE DEL PRINCIPE, 11

1860

Corbeil, typ. et stér. de Crété

A

LA MÉMOIRE

D'ALEXANDRE DE HUMBOLDT

BERLIN, 1860.

AVIS DU TRADUCTEUR.

Les travaux anatomiques, physiologiques et pathologiques de M. le professeur Remak sont tous connus et très-appréciés à leur juste valeur en Allemagne. Il est donc inutile ici de rapporter la longue série des études scientifiques de cet auteur. Lorsque, dans le courant de l'année 1856, M. Remak, par sa communication à l'Académie des sciences de Paris, éveilla l'attention des praticiens sur l'emploi du courant constant dans certaines affections nerveuses et musculaires, le monde médical s'en émut; mais comme toujours on ne critiqua que les faits énoncés, sans vouloir rechercher dans un nouvel examen des preuves plus sérieuses et plus convaincantes. Nous fîmes alors comme nos amis de la Presse; les propositions physiologiques émises par l'auteur nous avaient vivement frappé, mais elles tombèrent dans l'oubli parce qu'il ne s'était trouvé personne en France qui eût pris à tâche de les relever. Quand les éditeurs MM. J. B. Baillière et fils vinrent me prier de traduire l'ouvrage allemand qui venait de paraître sur les applications du courant constant, j'étais encore sous l'influence d'une discussion que je venais d'avoir, quelque temps auparavant, sur le même sujet avec plusieurs médecins distingués, français très-versés depuis de longues années dans l'étude des phénomènes électro-physiologiques. Je lus cet ouvrage et, convaincu que dans cette réunion de faits et de recherches, une idée féconde en applications thérapeutiques germait, je me mis au travail, soutenu dans cette pénible tâche de traducteur par mon excellent ami le docteur A. Martin, bien connu dans la littérature allemande par la traduction des *Lettres thérapeutiques* d'Eisenmann. Je puis donc donner aujourd'hui aux médecins français une traduction fidèle du livre de M. Remak.

Que M. A. Martin agrée mes remercîments de son active collaboration. En cherchant la clarté, première condition de notre langue, j'ai fait de suprêmes efforts : je crois avoir réussi, et avoir rendu les idées de l'auteur de manière à ce que le lecteur français puisse analyser facilement, rapidement et sûrement les nouvelles propositions scientifiques de M. Remak.

Paris, 10 juin 1860.

A. MORPAIN.

PRÉFACE DE L'AUTEUR

POUR L'ÉDITION FRANÇAISE.

La Traduction de M. Morpain me permet d'offrir au public médical français un livre destiné à introduire dans la thérapeutique des maladies des nerfs et des muscles, l'emploi du courant galvanique constant. Ce livre certes est loin d'épuiser le problème à la solution duquel je travaille depuis quelques années, il ne forme pour ainsi dire que la première partie d'un ouvrage plus étendu, dont la publication se trouve retardée par mes nombreuses occupations. Il contient une introduction historique et une introduction physiologique à la galvanothérapie. Toute la partie spéciale ne renferme que des observations qui traitent des effets des courants, et que je nomme *effets catalytiques*. Je me réserve d'ailleurs une exposition plus étendue de mes expériences sur les effets du courant constant et du courant induit, dans les paralysies, les névralgies et les spasmes.

Depuis la publication de l'édition allemande (septembre 1858) la galvanothérapie a notablement progressé.

Non-seulement le nombre de mes observations a

doublé et leur valeur a augmenté par le temps écoulé depuis que je les ai entreprises, mais encore le mode d'emploi et les indications de l'application du courant se sont consolidés et ont ainsi acquis une forme plus nette et plus décisive. Je suis parvenu à trouver pour le diagnostic et la thérapeutique de certaines paralysies, névralgies et spasmes, de nouveaux points de repère en étudiant avec persévérance les processus inflammatoires et exsudatifs qui se produisent dans le domaine du système nerveux, notamment dans les nerfs eux-mêmes et qui, en raison de leur chronicité et du caractère anatomique et physiologique des tissus affectés, résistent aux moyens antiphlogistiques connus, tandis qu'ils cèdent à l'action catalytique du courant constant qui est plus subtil et qui agit plus énergiquement.

Je suis convaincu que les praticiens reconnaîtront bientôt que la *névrite* est un état pathologique plus fréquent qu'on ne le pense ordinairement, qu'elle se produit tout aussi bien sur les nerfs cérébraux que sur les nerfs sympathiques, et que le courant constant est le moyen le plus efficace contre les affections morbides, qui, suivant la position et la nature des nerfs affectés, peuvent revêtir tant de formes diverses.

Il sera bien plus difficile de faire accepter l'opinion que dans des états analogues de l'encéphale et de la moelle, c'est-à-dire dans les résidus de l'inflammation de la *substance* même de l'encéphale et de la moelle et dans les paralysies consécutives à ces affections, le courant constant peut être utile par son application locale, sur les organes centraux. Est-il nécessaire de faire ressortir que dans ces cas il n'y a que le diagnostic physiologique le plus délicat qui puisse garantir d'erreurs et de doutes? Par bonheur, les effets du courant constant sont si prompts et si évidents qu'ils contribuent même à éclairer le diagnostic et la nature de ces états morbides. C'est ainsi que tout récemment par des applications heureuses du courant constant sur l'encéphale, dans des cas d'hémiplégies récentes, je suis parvenu à établir d'une manière des plus évidentes que les phénomènes de paralysie, de contracture et de spasmes consécutifs à l'apoplexie, doivent, dans beaucoup de cas, être mis moins sur le compte de la solution de continuité produite dans l'encéphale, que sur celui de la compression et de l'irritation que l'extravasal exerce sur les parties voisines saines de ce même organe central.

Mais il serait irrationnel de croire que dans les affections des systèmes nerveux et musculaires le courant constant soit utile, uniquement lorsqu'il s'agit de développer les effets catalytiques. Au contraire, les effets stimulants et calmants du courant constant sur les nerfs et les muscles rentrent dans la catégorie de ceux qui, dans beaucoup de cas, peuvent être démontrés avec la même sûreté qu'une simple expérience de physique.

En effet est-il, par exemple, un spectacle plus intéressant que de voir comment un courant à peine sensible, agissant à travers la peau sur un muscle, augmente dans l'espace de peu de minutes, non-seulement son excitabilité, mais gonfle en même temps les faisceaux fibrineux, et augmente ainsi les forces actives de ce même muscle; comment un membre affaibli et amaigri peut sous les mains du médecin reprendre son développement et son volume normal.

Il est vrai que, dans les effets du courant constant sur les nerfs et les organes centraux, on ne peut pas, comme dans ceux sur les muscles, rendre évidentes les modifications immédiates des tissus. On peut néanmoins assez souvent prouver leur action, comme par exemple dans l'incertitude de la marche consécutive à la myélite chronique (*tabes dorsalis*) et dans le tremblement des membres consécutifs à l'intoxication saturnine ou alcoolique.

Dans ces deux états, les effets sont si instantanés et d'autant plus évidents que le courant se rapproche de la portion malade de l'organe central, de sorte que le rapport de la causalité ne peut être mis en doute.

En présence de tels résultats on pourrait se tranquilliser et acquérir la conviction que l'efficacité du courant constant surpasse de beaucoup tous les *traitements électriques* appliqués jusqu'ici.

Mais lorsqu'il s'agit d'introduire dans la pratique un principe scientifique important, toute retenue est répréhensible, lorsqu'elle n'a d'autres raisons que la peur de la contradiction et de la prévention.

Notre devoir est de prouver que le courant électrique, dans les limites posées par une dégénérescence des tissus, peut exercer une action électrolytique favorable sur toutes les parties de l'économie, par conséquent aussi sur les ganglions et le tissu conjonctif, et probablement aussi sur le sang, et que par ce fait la valeur thérapeutique d'un appareil électrique dépendra tout d'abord de la quantité d'électricité que cet appareil pourra développer, ce qui n'empêchera pas que l'un ou l'autre appareil ne puisse mériter la préférence dans des cas où il ne s'agira que de modifier la susceptibilité des nerfs et des muscles.

Cette donnée suffira aux physiciens pour caractériser la valeur des travaux qui tendent à procurer ou à conserver au courant induit l'unique suprématie en thérapeutique.

Mais l'observation personnelle fournira bientôt *aux praticiens* et aux médecins qui s'appuient sur la physiologie expérimentale, la conviction que, dans la grande majorité des cas, le courant constant est plus approprié aux facultés des tissus organiques vivants que les interruptions du courant qui toutes sont liées à l'induction.

Nul n'est exempt d'erreur. Mais l'amour de la science et de la vérité, qui depuis sept ans m'accompagne dans les domaines les plus divers de l'expérimentation médicale, m'a fait un devoir d'autant plus sacré, que, profondément convaincu, je crois, à l'heure qu'il est, avoir rendu à l'humanité souffrante un service d'une immense portée.

Je recommande donc le présent livre à l'appréciation impartiale des médecins français.

ROBERT REMAK.

BERLIN, 31 mai 1860.

PRÉFACE DE L'AUTEUR.

En rendant compte, dans le journal de Canstatt, des progrès de la physiologie pendant l'année 1841, je m'exprimais en ces termes :

« La physiologie peut être envisagée comme une « science indépendante ou comme une science accessoire de l'art médical. Comme science indépen- « dante, elle embrasse toute la nature organique, de- « vant elle alors tous les organismes sont égaux, et « l'organisme humain lui-même ne prévaut qu'en « raison de son développement supérieur. Tous « les organismes donc, soit qu'ils se trouvent dans « des conditions physiologiques ou dans des con- « ditions pathologiques, sont scrutés par elle. Vou- « loir attribuer à la pathologie une indépendance « qui ne revient qu'à la physiologie, c'est regarder « la maladie sous un point de vue peu philosophique. « La pathologie ne peut réclamer cette indépen- « dance qu'autant qu'elle s'occupe de sujets qui « ont une autonomie particulière et complète, comme « par exemple le parasitisme. La pathologie générale, « du reste, trouve les différents éléments dont elle « se compose, annexés à la physiologie. Les phéno-

« mènes morbides ne doivent ni ne peuvent servir de « guide à la physiologie, elle doit se développer et « progresser en dehors de ces mêmes phénomènes. « Cette manière de regarder et d'apprécier la physio- « logie est pour la pathologie non-seulement la plus « recommandable, mais encore la plus utile. Dans « ces dix dernières années, Jean Müller, en sépa- « rant la physiologie des autres branches médica- « les, a pour ainsi dire préparé la régénération de la « médecine. Si la physiologie, là où elle devient « science accessoire de l'art médical, se bornait à « chercher à expliquer les observations faites au lit du « malade, elle serait loin de remplir son but. Les mé- « decins eux-mêmes se sont engagés dans une voie cri- « tique. Nous employons encore une foule de remè- « des dont nous ignorons le mode d'action. Mais plus « prudents et plus sceptiques que nos prédécesseurs, « nous hésitons aujourd'hui à faire usage de remèdes « nouveaux, sans en avoir préalablement appelé à l'ex- « périmentation physiologique. Les praticiens d'un « autre âge, quoique marchant dans les ténèbres de « l'empirisme le plus grossier, sont arrivés quelque- « fois, par pur hasard, à découvrir des moyens théra- « peutiques efficaces; cette source d'étendre la science « médicale est actuellement complétement tarie. Il « en est de même des questions qui se rapportent à « des phénomènes morbides. Lorsque notre manière « de voir actuelle décompose dans leurs différents élé- « ments ces questions, elles s'enchaînent à des pro- « blèmes dont nous attendons la solution avec plus « de confiance dans la physiologie que dans la puis-

« sance démonstrative d'observations médicales con-
« nues depuis un siècle. *L'expérience physiologique,*
« *aujourd'hui, est presque le seul moyen qu'on ait pour*
« *éclairer les données thérapeutiques antérieures et*
« *qui puisse aider à en découvrir de nouvelles.* Si donc
« la direction critique dans laquelle les médecins de
« notre époque se sont engagés ne doit pas dégénérer
« en scepticisme stérile, elle doit arriver à se servir
« non-seulement du *matériel* physiologique, mais
« encore de la *méthode* que cette science emploie dans
« les recherches des processus normaux. »

En écrivant les lignes qui précèdent, au printemps 1842, je pensais aussi bien aux travaux de Jean Müller qu'aux efforts de Schœnlein qui vouait son génie à l'application des sciences naturelles à la pratique. A cette époque, étudiant la névrologie et l'embryologie, je considérais encore la physiologie comme science indépendante. Mes occupations comme chef de service de la clinique de Schœnlein, de 1843 à 1849, dont mes recherches diagnostiques et pathogénétiques (publiées en 1845) peuvent donner une large esquisse, augmentèrent à un tel point mon intérêt pour les questions pathologiques et thérapeutiques, que je me vis forcé de quitter la clinique pour pouvoir terminer mes recherches sur le développement des vertébrés (1851 à 1855), en les transportant sur l'homme vivant. Je repris alors les expériences faites depuis 1842 sur la contraction des fibres musculaires.

Évidemment, mes travaux, par suite des impressions cliniques et surtout par le grand nombre d'années passées dans le commerce de Schœnlein, prirent immédiatement la direction thérapeutique qui se présente dans cet ouvrage. Je finis donc par traiter la physiologie comme science accessoire de l'art médical, après l'avoir étudiée pendant vingt années comme science indépendante dans le domaine microtomique.

Par ce qui précède il résulterait donc que la physiologie expérimentale rendra de grands services à la médecine pratique, surtout si elle est appliquée par des hommes qui ont une expérience médicale étendue et qui ne voient pas, dans ces applications aux sciences médicales et à la thérapeutique, une désappréciation de la science physiologique elle-même. Si la Physiologie de Jean Müller a obtenu un succès si mérité parmi les médecins, et a eu une si grande influence sur l'art médical lui-même, c'est que ce physiologiste célèbre s'était occupé de pathologie générale (1).

Depuis 1839, Müller m'engagea bien souvent à publier un traité de pathologie générale, en voyant surtout la riche moisson d'observations pathologiques que je recueillais à la clinique de Schœnlein. Mais mon esprit se répugnait à une simple position contemplative dans des questions qui, quoique n'ayant pas toujours une haute valeur scientifique, pouvaient porter souvent des secours efficaces à l'humanité souffrante. Il devenait donc évident que pour satisfaire mon grand et illustre maître, il fallait me trouver face à face avec la pathologie, sur un ter-

(1) Il en est de même en France pour les remarquables travaux de M. Claude Bernard, qui en grande partie tirent leur valeur de leurs applications aux études pathologiques. (R. Mai 1860.)

rain thérapeutique. Je préférais donc pour le moment continuer mes travaux d'histologie physiologique et pathologique.

Ces lignes suffiront pour expliquer ou plutôt pour me disculper vis-à-vis des lecteurs qui s'étonneront de trouver le nom de l'auteur des Recherches sur le développement des vertébrés à la tête d'un livre sur la galvanothérapie des nerfs et des muscles.

J'ai choisi ce titre de Galvanothérapie pour indiquer que le point de départ de ce travail se trouve être dans l'application thérapeutique du courant galvanique constant, que j'emploie depuis le 22 juin 1856, tout en faisant des recherches comparées sur l'application d'autres courants (galvano-magnétiques et magnéto-électriques). Les courants de frottement sont les seuls que je n'aie pas encore expérimentés.

Les mots de maladies des nerfs et des muscles veulent simplement indiquer dans quelles directions j'ai poursuivi les effets du courant; mais ils ne doivent pas servir de point d'appui à ce préjugé, répandu encore, que le courant électrique n'a d'effets que sur les nerfs et les muscles. Bien au contraire, je tiens à familiariser les médecins avec l'idée que, tous les tissus de l'économie étant des solutions concentrées de matières animales, ils sont tous accessibles à l'action chimique et mécanique du courant galvanique, que les effets de ce courant ont lieu dans l'organisme vivant dans de certaines limites, que probablement sous l'influence des sels qui s'y trouvent, il ne se produit pas des effets électrolytiques, mais bien des effets métaboliques, et que finalement les nerfs et les muscles ne ressentent si vivement l'action du courant, qu'en raison de leur plus grande richesse en eau et de la grande mobilité moléculaire de leurs tissus. Devant de tels résultats, la physiologie peut-elle rester indifférente? Ces résultats n'engagent-ils pas plutôt à ramener les phénomènes problématiques de l'électrotonos aux effets chimiques et mécaniques de l'électrolyse qu'on a encore trop négligé d'étudier.

On me reprochera peut-être que ce travail contient encore trop peu de faits thérapeutiques par rapport aux maladies des nerfs et des muscles proprement dits, et que j'y traite d'une manière trop étendue l'action catalytique du courant sur d'autres tissus.

Mais un rapide coup d'œil sur les chapitres qui traitent de la catalyse dans les névralgies, les paralysies et les spasmes, montrera que ce n'est qu'après de longues applications sur les membres et les articulations qu'on a pu puiser le courage d'employer efficacement le courant dans les organes les plus élevés. En considérant ainsi ce travail, il apparaîtra comme un tout complet.

Si l'électrolyse ou l'électrobolie, comme on peut nommer l'électrolyse agissant sur le corps humain, est le principe de toutes les applications du courant, les hommes systématiques ne trouveront pas assez sévère la classification telle que je l'ai établie, en effets catalytiques, antiparalytiques et antispasmodiques. Les praticiens, par contre, reconnaîtront que cette classification tient le mieux compte des exigences nosologiques et diagnostiques.

Ce livre s'adresse aux praticiens scientifiques, qui

surtout n'ont pas d'idées préconçues, c'est d'eux aussi que j'attends un examen sérieux des données qu'il renferme. J'ai lieu d'espérer aussi que les physiologistes fixeront leur attention sur ce travail, et qu'ils y trouveront des faits qui les engageront à de nouvelles recherches. J'ose même comprendre dans cet espoir les physiciens, qui ont un si grand intérêt à étudier l'électrolyse.

L'anatomie pathologique aura de nouveaux devoirs bien difficiles à remplir. Nos connaissances anatomiques se rattachent principalement à des états pathologiques qui résistent à toute médication. Il s'agit donc principalement de rechercher les modifications des tissus qui sont encore accessibles à l'influence du courant galvanique. La tendance à découvrir les limites de l'efficacité du courant doit seule guider ces recherches, et elles ne sont possibles qu'autant qu'elles auront été entreprises dans les grands hôpitaux.

Je remercie mes nombreux confrères du concours généreux qu'ils m'ont prêté en m'envoyant des malades.

BERLIN, 13 août 1856.

ROBERT REMAK.

GALVANOTHÉRAPIE

OU

DE L'APPLICATION DU COURANT GALVANIQUE CONSTANT

AU TRAITEMENT

DES MALADIES NERVEUSES ET MUSCULAIRES.

INTRODUCTION.

J'ai publié en 1843 quelques observations microscopiques sur la contraction des fibres musculaires (1). J'avais observé que parfois jusqu'à quarante-huit heures après la mort, on voyait persister sur le diaphragme du lapin le mouvement des fibres musculaires, mouvement que j'avais appelé mouvement de va-et-vient, c'est-à-dire la faculté de présenter une espèce de contraction vermiforme sous l'influence d'une pression.

Cette observation paraissait alors militer en faveur de la doctrine de l'irritabilité de Haller, d'après laquelle les muscles réagissent contre des irritations qui ne touchent pas immédiatement les nerfs, par des contractions. Car ayant coupé immédiatement après la mort sur un lapin le nerf phrénique d'un côté, je vis le jour suivant ce mouvement des fibres seulement de ce côté (2), et non du côté opposé.

(1) J. Muller, *Archiv für Anatomie*. 1843, p. 182 à 189.

(2) Tout récemment Brown Séquard a publié des observations analogues (*Comptes rend. de l'Acad. des sc.* 1857, t. XLV, p. 460), croyant

Depuis cette époque jusqu'en 1855, j'ai employé une partie de mon temps annuel à des expériences et des observations, sur la manière d'agir de la fibre musculaire pendant la contraction, et notamment aussi après l'influence du courant électrique.

Avant d'avoir pu terminer ce travail non publié jusqu'ici, et dans lequel, certes, la question de l'existence de l'irritabilité de Haller était mise en jeu, j'appris par l'ouvrage de M. Duchenne de Boulogne (1) que, d'après cet observateur, il existait pour chaque muscle de l'homme un *ou plusieurs points* dont l'excitation électrique provoquait la plus forte contraction musculaire.

Une recherche entreprise sur l'homme sain et malade, me fit bientôt voir que ces points n'étaient autre chose, que les points d'immergence des nerfs musculaires ; et je reconnus aussi de suite par des expériences comparées, que la plus ou moins grande force de la contraction musculaire dépendait

y trouver des preuves pour établir l'irritabilité. Il a observé comme moi qu'un muscle qui, après la mort, reste en communication avec les organes centraux, perd plus vite son excitabilité qu'un autre muscle qui en a été séparé. Ce paradoxe trouve, du reste, sa solution dans la circonstance que, des organes centraux mourants, il part des excitations sur les muscles qui y abolissent l'excitabilité. On voit des signes évidents de ces influences sur les cadavres d'animaux, dont les organes centraux ont été soumis à l'action de poisons qui produisent des contractions musculaires pendant la mort. Ainsi les muscles de grenouilles tuées par l'acide prussique ou le sublimé se désagrégent très-facilement en fibrilles, et, si l'on examine au moyen du microscope les fibres musculaires de la queue transparente des têtards vivants, auxquels on fait avaler une goutte de solution de sublimé, on voit immédiatement qu'il y a des contractions partielles de chaque fibre musculaire, à la suite desquelles elles se désagrégent en fibrilles longitudinales. Pour moi, je ne sais comment de semblables faits peuvent contribuer à appuyer l'irritabilité des muscles. Une occasion se présentera un jour de publier mes propres observations sur ce sujet, observations qui datent de longtemps.

(1) *De l'électrisation localisée*. Paris, 1855.

en première ligne de la plus ou moins grande quantité des fibres nerveuses motrices sur lesquelles agissait le courant.

Je décrivis ces résultats dans un mémoire (1). Je cherchais à démontrer alors que le meilleur moyen de provoquer de fortes contractions, tout en ménageant les nerfs sensitifs, était de faire pénétrer le courant induit dans les points d'immergence des nerfs musculaires, quand on se proposait comme but, de forcer à se contracter des muscles paralysés.

Mais j'étais loin de vouloir soutenir que des courants qui provoquaient des contractions, étaient un moyen convenable pour ramener à leur état normal, et soumettre à la volonté des muscles paralysés.

Bien moins encore ai-je voulu être le champion d'une opinion qu'on m'a depuis attribuée, à savoir que pour atteindre ce but, il valait mieux en général exciter les nerfs musculaires que les nerfs eux-mêmes, c'est-à-dire la ramification périphérique des nerfs dans l'intérieur des muscles.

L'accueil favorable que mon mémoire reçut de la part des médecins, m'engagea vivement à continuer mes travaux dans cette direction.

Il ne me parut donc pas sans importance pour le développement ultérieur de la thérapeutique physiologique expérimentale, de continuer sur l'homme vivant, des expériences dont les résultats résoudraient des questions ardues de physiologie et serviraient les besoins de la pratique.

J'espérais par mes recherches trouver des lois scientifiques nettes et claires pour l'application thérapeutique des courants électriques dans les maladies des nerfs et des muscles; car, plus que jamais aujourd'hui, l'application de ce nouvel élément semblait réclamer des bases scientifiques.

(1) *Sur l'électrisation méthodique des muscles paralysés.* Berlin 1855, 1856.

Je ne pouvais atteindre ce but, c'est-à-dire apprendre à connaître ce qu'exige la pratique, qu'en employant moi-même le courant induit dont on s'était servi jusqu'alors, dans les différentes affections morbides qui demandaient leur guérison à l'électricité.

L'obligeance de plusieurs de mes confrères, entre autres MM. Ascherson, Bergson, Cahen, Hollstein, Philipp, et Sachse (Spandau), me fournit bientôt l'occasion de traiter un certain nombre de malades, et me convainquit pleinement de l'insuffisance de l'action du courant induit, dans beaucoup d'états morbides surtout dans les paralysies rhumatismales et saturnines qui selon M. Duchenne doivent en être guéries.

Ce qui dans ces recherches me présenta de grandes difficultés, et même m'en rebuta souvent, c'est cette rigidité électrique musculaire qu'on rencontre par exemple dans la paralysie saturnine atrophique quand on emploie pendant un certain temps, un courant induit fort; enfin joint à cela la lenteur, l'inconstance des effets obtenus, et l'impossibilité dans laquelle on se trouvait alors, dans l'état actuel de nos connaissances, d'indiquer même approximativement la cause de cette inconstance, ou d'acquérir des notions plus certaines des effets du courant induit.

M. Duchenne prétendait que les hémiplégies compliquées de contractures sont inaccessibles à l'action du courant induit. En présence de cette assertion je résolus de m'occuper avec attention de la valeur antiparalytique des courants induits, surtout dans des maladies dont la signification comme paralysies, était hors de doute, ce qui ne peut pas toujours se dire des différents états morbides dans lesquels, selon les médecins électrisateurs, le courant induit était utile.

M. Duchenne avait établi au commencement de son ouvrage comme base fondamentale que dans les paralysies, il fallait électriser ou faradiser chaque muscle séparément;

c'est-à-dire qu'il fallait les forcer à la contraction au moyen de courants induits.

Il est étonnant que cette loi fondamentale de Duchenne (de Boulogne) n'ait pas réveillé les doutes des médecins, car si elle était vraie, et s'il suffisait de mettre en contraction un muscle pour le soumettre à la volonté, la complicité des nerfs dans les paralysies était exclue de toute pièce, ce qui de prime abord ne paraissait pas vraisemblable.

J'ai constaté en effet en mars 1856, avec M. le docteur Sachse, sur M. de R., âgé de 60 ans, qui souffrait depuis deux ans d'hémiplégie, j'ai constaté, dis-je, qu'au moyen de courants induits, j'arrivai dans un certain espace de temps à rétablir la faculté des muscles de l'avant-bras à se contracter sous l'influence du courant induit ; mais à part cela le malade n'acquérait en aucune façon la faculté de soumettre à sa volonté ces muscles excités pour le courant.

Ceci prouve, ce qui du reste avait à peine besoin de preuve, que le rétablissement de l'irritabilité électrique d'un muscle n'est pas identique au rétablissement de l'état de soumission de ce muscle à la volonté.

Mes recherches ultérieures faites sur le même malade me firent voir qu'en prenant les nerfs musculaires il n'était pas même possible de provoquer une contraction au moyen du courant, et encore moins quand on excitait les troncs nerveux eux-mêmes.

Je reconnus donc que dans ces cas les nerfs suivaient la loi qu'avaient indiquée Nysten, Valli et Ritter, dans leurs expériences sur des cadavres, c'est-à-dire que l'excitabilité des nerfs avait disparu du centre vers la périphérie, jusque même dans l'intérieur des muscles.

Alors j'espérais encore qu'en rétablissant l'excitabilité élec-

(1) *De l'électrisation localisée*. Paris, 1855.

trique des troncs nerveux au moyen du courant induit, j'arriverais au but désiré, c'est-à-dire de soumettre à la volonté les muscles paralysés. Cependant, je reconnus bientôt forcément que même le rétablissement lent et difficile de l'excitabilité des troncs nerveux au moyen du courant induit, n'offrait point de résultats thérapeutiques. Mes expériences déjà commencées sur les effets du courant constant sur les nerfs de l'homme, me firent concevoir la pensée d'employer une certaine influence du courant induit (les alternatives de Ritter), influence dont je parlerai plus tard encore une fois. En opérant ainsi j'arrivais à relâcher pour quelque temps les muscles contractés de l'avant-bras et de la main, sans pouvoir toutefois donner au malade la puissance sur les muscles relâchés ou sur leurs antagonistes. Ces expériences me firent en même temps comprendre comment le jeu admirable des muscles sous l'influence du courant induit peut faire concevoir aux médecins et aux malades, l'espoir trompeur d'une réussite; que quand on voit un muscle obéir si facilement au courant, on est disposé à croire qu'il finira par obéir à la volonté.

Néanmoins j'étais loin de nier comme conséquences de ces résultats, tout effet ou toute influence des courants induits en général dans les paralysies vraies (centrales).

Ne pouvant consacrer à des travaux si stériles et si peu scientifiques le plus précieux de mon temps, je ne voulus cependant pas renoncer à l'espérance qu'on arriverait peut-être au moyen d'améliorations dans le mode d'emploi, à assurer aux courants induits un cercle d'action plus vaste, et reposant sur une base physiologique.

Mû par ces raisons, je crus plus que jamais nécessaire de continuer mes recherches sur les effets du courant induit sur les nerfs et les muscles de l'homme sain. Je m'y étais pour ainsi dire engagé à la fin de mon travail sur l'électrisation méthodique, en disant que je m'occupais à perfectionner la technique de l'emploi du courant induit; j'entendais la détermination d'une loi fondamentale, d'après laquelle il fallait choisir et coordonner les moyens d'excitation qui se trouvaient dans un appareil d'induction galvanique.

J'arrivais aussi à trouver certaines combinaisons au moyen desquelles l'emploi du courant sur les nerfs et les muscles provoquait des contractions fortes et aussi peu douloureuses que possible.

Mais comme les résultats thérapeutiques du courant induit sont lents à obtenir, je manquais de tout point d'appui, pour juger si telle ou telle combinaison était la plus utile.

L'examen en détail du problème que je m'étais proposé me démontra qu'on ne pouvait arriver à la connaissance du choix des moyens excitateurs, qu'en ayant acquis par une étude parfaite les effets physiologiques, des chocs induits isolés qui produisent par leurs successions rapides l'aspect d'une contraction permanente.

Ces expériences eussent dû me conduire, comme on voit, à en continuer d'autres sur les effets physiologico-thérapeutiques des chocs d'induction isolés; effets qu'on peut facilement obtenir avec tout appareil d'induction.

Mais encore en suivant une semblable direction, je n'espérais pas obtenir des résultats satisfaisants, tant qu'on ne connaîtrait pas l'effet de la contraction produite par l'ouverture ou la fermeture d'une chaîne galvanique constante, renfermant un muscle ou un nerf musculaire.

Comme, d'un autre côté, sans qu'on connût l'effet du courant constant continu sur les nerfs et les muscles de l'homme, il paraissait à peine possible de tirer au clair la valeur de la contraction qui est produite par l'entrée ou la sortie du courant, je dus principalement porter mon attention sur les expériences faites depuis Galvani dans ce sens, principalement sur les cuisses des grenouilles ; expériences auxquelles Nobili (1829), Marianini (1834) et récemment Eckhard (1853) avaient cherché à donner une direction thérapeutique. Après avoir fait, à partir de décembre 1855, jusqu'en juillet 1856, une série d'expériences physiologiques préparatoires sur l'homme sain, je me décidai à passer à des applications thérapeutiques.

J'ai opéré depuis ce temps, dans ce sens, sur 700 malades (1), et j'ai acquis la profonde conviction, que le courant constant est plus efficace que le courant induit, et qu'il peut étendre sa sphère d'activité à un plus grand nombre de cas.

Tel est le but de cet ouvrage, et si la conviction peut se répandre parmi mes confrères, je les prierai, surtout de suivre et d'étudier les expériences physiologiques fondamentales, qui ont servi de point de départ et de but à mes travaux thérapeutiques.

(1) Maintenant (au mois de novembre 1859) le nombre des malades qui font l'objet de ces recherches dépasse onze cents. R.

PREMIÈRE PARTIE

RECHERCHES PHYSIOLOGIQUES PRÉPARATOIRES.

CHAPITRE I. — HISTOIRE.

ART. Ier. — RECHERCHES SUR LES ANIMAUX.

Les plus anciens observateurs se sont aperçus déjà que des cuisses de grenouilles, excitées plusieurs fois à des contractions, par un simple couple voltaïque, se contractent plus facilement que lorsqu'elles n'ont jamais encore été excitées.

Alexandre de Humboldt avait fait une observation analogue sur lui-même; il s'était appliqué un vésicatoire sur la nuque, et sur la surface dénudée de ce vésicatoire, il recevait des chocs produits par un seul couple voltaïque. Voici ce qu'il dit : « De même que souvent des cuisses de grenouilles fati- « guées ne se contractent pas au commencement de la galva- « nisation, et qu'elles se contractent vivement après avoir été « excitées trois à quatre fois, de même j'ai observé clairement « sur moi-même que les premiers chocs ne sont perçus que « d'une manière obscure, tandis que les suivants sont sentis « plus vivement. Le stimulus lui-même n'augmenterait-il pas « l'excitabilité des organes, de manière qu'au quatrième choc, « l'irritation restant la même, l'impressionnabilité seule serait « augmentée? Ou bien encore l'excitabilité ne se modifierait- « elle pas, tandis que la matière irritante s'accumulerait dans

« les fibres musculaires? Je crois la première hypothèse plus « vraisemblable (1). »

Plus tard, Ritter a démontré d'après ses recherches sur les cuisses de grenouilles, que c'est le courant qui modifie l'excitabilité des nerfs et des muscles (2). Car un courant continu, qui traverse (pendant une demi-heure ou une heure à peu près) une préparation galvanique de la grenouille (3) doit faire diminuer l'irritabilité, en tant que cette irritabilité se traduit par des convulsions, au moment de l'ouverture ou de la fermeture de la chaîne. Cependant les directions des courants, établissent des différences; ainsi un courant descendant la cuisse pendant environ une heure, rend celle-ci incapable à l'ouverture et à la fermeture de la chaîne d'entrer en convulsions, tandis qu'un courant ascendant la cuisse, après une demi-heure et même une heure d'influence, présente de violentes convulsions, non-seulement à l'ouverture de la chaîne, mais encore longtemps après des contractions tétaniques, qui ne cessent qu'autant que la chaîne se rétablisse. En changeant ainsi dans les deux cuisses la direction des courants, on peut dans un court laps de temps, placer chacune d'elles dans l'état où se trouvait sa congénère, et répéter plusieurs fois cette expérience jusqu'au décroissement de l'excitabilité. Tous ces changements ne touchent que les nerfs et les parties de nerfs qui sont mis en rapport avec le courant. Cela s'observe très-bien quand un courant descendant a traversé le nerf seul; alors chaque partie nerveuse excisée de la profondeur du muscle, présente son excitabilité normale.

(1) *Recherches sur l'excitation des muscles et des nerfs.* Posen et Berlin, 1797, t. I, p. 330.

(2) *Preuves qu'un galvanisme indépendant accompagne le processus vital dans le règne animal.* Weimar, 1798, p. 119 à 133.

(3) On appelle ainsi les cuisses de grenouilles dont on enlève la colonne vertébrale et le bassin, en laissant subsister les nerfs.

Ritter avoue lui-même qu'il n'a émis ces résultats que d'après peu de recherches. Comme d'ailleurs du Bois-Reymond le fait voir (1), une autre affirmation de Ritter se lie évidemment à ces données (2); affirmation d'après laquelle il se trouve, que quand on expose les deux bras à un fort courant d'une pile, ascendant d'une part et descendant de l'autre, on éprouve dans le bras soumis au courant ascendant le sentiment d'une plus grande mobilité, et dans le bras soumis au courant descendant un sentiment de lourdeur. Plus tard (3), Ritter a rectifié cette donnée, en disant: que l'excitement qui se développe quand un courant ascendant traverse une cuisse, ne se produit que quand on emploie une simple chaîne, par conséquent des courants faibles; mais que si l'on agit avec des courants plus forts, avec 20 ou 30 éléments par exemple, les deux directions du courant développent en agissant plus longtemps une action déprimante, c'est-à-dire que l'excitabilité d'un muscle ou d'un nerf musculaire, soumise à un pareil courant, doit s'affaiblir en général plus vite que quand les organes sont laissés en repos. Cette nouvelle rectification de Ritter date de l'époque où Volta avait déjà publié des expériences sur le même sujet, auxquelles il était arrivé par une autre voie.

Galvani, certes, a méconnu son admirable découverte.

Il considérait les muscles comme contenant de l'électricité animale, et les comparant à une bouteille de Leyde, il admettait qu'ils étaient négatifs à leur surface, positifs à leur intérieur, et que les nerfs distribuaient l'électricité dans les muscles comme les vaisseaux le sang. Qu'un arc métallique mis en rapport par ses deux bouts, avec un nerf et un muscle,

(1) *Recherches sur l'électricité animale.* Berlin, 1848, t. I, p. 367.

(2) Gilbert, *Annales de physique,* 1801, t. VII, p. 482.

(3) J. Ritter, *Contributions à l'étude du galvanisme.* 1805, t. II, 3e et 4e partie, p. 124-126.

soutirait l'électricité négative de la partie supérieure du muscle, et que la contraction devait apparaître comme effet de l'action du trop plein sur la surface, de l'électricité positive accumulée dans l'intérieur du muscle (1). Il était réservé à Volta de prouver que l'arc métallique ne produisait d'effet, qu'autant qu'il était composé de deux métaux. Que loin d'agir comme conducteur, il devenait excitateur, en développant par le contact de deux métaux différents un courant électrique. C'est ainsi qu'il faut entendre l'identité que Volta cherche à démontrer dans son *Traité sur l'identité du fluide électrique et galvanique* (2), quand il prétendait que les contractions d'une cuisse de grenouille soumise à un arc métallique, loin de provenir, comme le voulait Galvani, d'une électricité siégeant dans les parties organiques provenaient au contraire d'une électricité siégeant dans l'arc métallique. Volta découvrit donc ainsi l'électricité métallique ou de contact, en inventant la pile. Il dirigea dès lors toutes ses recherches de manière à prouver l'identité du courant de contact, avec l'électricité due au frottement et de lever les difficultés théoriques des effets de ce courant comparé aux secousses produites par la bouteille de Leyde. Quoiqu'il connût parfaitement l'action chimique du courant continu (décomposition de l'eau), il préfère parler de l'action du courant galvanique sur l'homme.

Il émit l'opinion, que le choc d'une pile de cent éléments, consistait en cent chocs, qui par leur succession rapide se fondent ensemble (*riuniti e confusi in un sol colpo*), et qu'il était démontré (*cosa ben sicura*) que les impressions communiquées à nos organes, conservaient avant de disparaître

(1) Pfaff, *Sur l'électricité animale*. 1795, p. 330.

(2) *Sull' identità del fluido elettrico col fluido galvanico*, inséré dans *Collezione dell' opere* del cavaliere conte Alessandro Volta, patrizio comasco. Firenze, t. II, partie II, p. 167-227.

une certaine durée d'action. Maintenant il rappelle encore que quand le courant continu agit pendant un certain temps sur les organes, il produit une sensation gustative constante, une cuisson continue et croissante dans la région du front et du nez (1).

Dans une note devenue célèbre, il ajoute que ce qui était démontré pour les parties sensitives, ne pouvait être admis pour les muscles qui ne sont doués que d'irritabilité ; pour les muscles qui au contraire ne présentent qu'une seule et courte contraction, soit que le courant les touche, eux-mêmes ou les nerfs, ou qu'il les quitte, comme à l'ouverture de la chaîne : de là résulte la nécessité pour produire de fréquentes contractions, d'ouvrir et de fermer souvent la chaîne. Cependant, il ne faut pas croire que le courant, en traversant les nerfs et les muscles, reste complétement sans action sur eux. Au bout d'un certain temps d'action, ils sont lésés, et paralysés dans une certaine mesure. (*Essi avvegnachè non visibiluente offesi, ne rimangono dopo qualche tempo in certa maniera paralizzati.*) Qu'on en trouve la preuve dans cette expérience remarquable, qui consiste à soumettre les cuisses à un courant continu constant (*siffatta corrente continua*), l'un ascendant, l'autre descendant, dont l'ouverture et la fermeture du circuit développent les contractions les plus énergiques. Mais, dès qu'on ferme le circuit, et qu'on laisse les cuisses sous l'influence du courant qui les traverse pendant une demi-heure ou une heure, on observe alors à l'ouverture ou à la fermeture du circuit que les muscles ont perdu toute excitabilité, et qu'ils ne se contractent plus. Cependant cet état n'est qu'apparent, et si l'on vient à re-

(1) A une époque encore éloignée de la découverte du courant galvanique, Sultzer avait déjà remarqué que deux métaux différents, appliqués sur la langue, développaient un certain goût. (*Nouvelle théorie des plaisirs*. 1767, p. 155.)

changer la direction du courant, c'est-à-dire de le faire ascendant là aussi, là où il était descendant, les contractions se reproduisent à l'ouverture et à la fermeture du circuit. Soumis ainsi à cette nouvelle direction, les muscles perdent de nouveau leur excitabilité, et l'on peut ainsi répéter l'expérience un grand nombre de fois, et toujours arriver aux mêmes résultats. Volta joint à ces expériences celle faite sur deux doigts de sa main, il dit avoir éprouvé à peu près les mêmes phénomènes. Au bras et sur les autres parties du corps, ces derniers phénomènes ne sont pas si apparents.

Il n'établit pas quelle a été la similitude entre ce qu'il a éprouvé sur lui-même et entre ce qu'il a vu sur les cuisses de grenouilles et il ne mentionne qu'un tremblement (*fremitoo stupore*), ainsi que la sensation de contraction ou d'une douleur croissante, quand le corps est soumis à l'action d'un courant provenant de cent couples.

Nous remarquerons ici que Volta, en transportant cette expérience sur l'homme, n'a pas agi avec son exactitude habituelle; mais nous ne voulons pas trop le blâmer de cette faute, puisqu'il observe lui-même à la fin de la note que ces diverses expériences peuvent être employées dans une foule de circonstances, et que variées et répétées sur différents organes, elles finiront par trouver des applications utiles dans la pratique médicale. Les espérances et le désir de ce grand physicien ne se sont pas sitôt réalisés.

Dans les expériences thérapeutiques qui se pratiquèrent peu de temps après en Allemagne avec les courants voltaïques, on ne parla guère ni des observations de Ritter, ni de celles de Volta, sur les effets du courant continu sur les muscles et les nerfs. Les physiciens, qui s'occupaient même de recherches galvaniques sur les grenouilles, s'étudiaient à trouver une loi des contractions (c'est-à-dire une formule d'après laquelle on déduirait toutes les variations qu'on observerait par rapport à l'apparition ou à la non-apparition des contractions, à l'ouverture ou à la fermeture du circuit), plutôt que d'étudier les effets si importants, au point de vue thérapeutique, que produit le courant quand le circuit est fermé.

Marianini le premier, en 1829, et Nobili, en 1834, recommencèrent les expériences de Volta.

Le premier travail de Marianini (1), par son point de départ, paraît avoir une moindre importance au point de vue de la thérapie physiologique, car il traite de l'examen d'une hypothèse émise par Volta, d'après laquelle la contraction résultant de l'ouverture du circuit serait produite par le reflux du courant électrique. Cependant ce travail contient des résultats qui ne sont pas sans importance pour la thérapeutique.

Marianini se prononce tout d'abord contre l'opinion de Volta, il cherche à différencier les contractions d'ouverture du circuit, selon que le courant traverse le muscle (il développerait une contraction idiopathique) ou bien en traversant le nerf (une contraction sympathique).

Dans le premier cas chaque direction du courant doit produire une contraction à l'ouverture du circuit, dans le second la contraction est produite seulement par le courant qui vient en sens inverse des branches nerveuses. « Quand le « courant électrique traverse les nerfs dans une direction in- « verse à leur propre direction, au lieu d'une contraction il « produit une sensation ; de l'application contraire, résulte le « contraire. » Ces résultats sont étonnants en ce sens qu'ils

(1) *Mémoire sur la secousse qu'éprouvent les animaux au moment où ils cessent de servir d'arc de communication entre les pôles d'un électromoteur, et sur quelques autres phénomènes physiologiques produits par l'électricité*, par le docteur Marianini, professeur de physique à Venise. (*Annales de chimie et de physique* de Gay-Lussac et Arago. Paris, 1829, t. XL, p. 225 à 256.)

ont été obtenus pour la première fois, non sur une cuisse de grenouille coupée, mais bien sur une grenouille entière, après avoir séparé du tronc et conservé les nerfs qui mettaient en rapport le tronc et les extrémités inférieures.

Dirigeait-on un courant ascendant à travers les troncs nerveux, il se produisait des contractions au moment de l'ouverture de la chaîne ; la direction contraire du courant ne produisait qu'un cri, qui encore par moments manquait.

On comprend qu'à l'époque où la doctrine de Bell, et la constitution microscopique des nerfs, était encore inconnue, on conçoit, dis-je, que Marianini n'a pas pu donner à ces résultats toute la signification qu'on peut leur donner de nos jours. Aujourd'hui nous pouvons dire que le courant descendant frappe plus les nerfs sensitifs que les nerfs moteurs, et que quand le courant longe un nerf composé de fibres nerveuses sensitives et motrices, le choc d'ouverture du courant descendant ne se fait sentir que dans les fibres nerveuses sensitives, le choc du courant ascendant seulement dans les fibres nerveuses motrices. Ces résultats s'accordent si bien comme Du Bois-Reymond le démontra (1) (avec ceux que Ritter a obtenus pour les nerfs sensitifs), que Du Bois présume (2) que les différences des observations devraient être expliquées de la même manière, puisque, quand on a mis à nu et maltraité les nerfs, ce qui a presque toujours lieu, même en prenant les soins les plus minutieux, il existait des inversions de la loi pour les sensations; inversions qui se produisaient plus facilement et plus rapidement que pour le mouvement.

Au sujet de cette distinction que fait Marianini des con-

(1) *Untersuchungen über thierische Elektricität*. Berlin, t. I, p. 339 à 358.

(2) *Ibid.*

tractions idiopathiques et sympathiques, Du Bois exprime par les paroles remarquables suivantes, qui devraient être un continuel objet de réflexion pour les défenseurs ardents de l'irritabilité, son opinion en ces termes : « Nous n'avons, dit-il, « jusqu'ici aucune raison plausible d'admettre que le courant « excite au mouvement d'une manière médiate, les muscles ; « parce qu'on ne peut pas admettre deux causes pour un seul « effet, quand une des causes suffit à elle seule pour expliquer « cet effet (1). »

Dans l'intervalle du travail de Marianini dont nous venons de parler, et d'un second travail dont nous parlerons bientôt, parut un mémoire de Nobili, qui doit être admis comme faisant époque dans l'histoire de l'électro-thérapie, ou plutôt qui peut être regardé comme le premier essai physiologico-thérapeutique des courants galvaniques.

La majeure partie de ce mémoire traite de la loi des contractions (2) dont nous ne parlerons pas ici parce qu'il ne présente pas pour le moment une grande valeur thérapeutique ; notre intérêt se portera spécialement sur sa fin, dans laquelle Nobili traite du tétanos galvanique artificiel, de l'effet du courant constant sur le tétanos naturel, et de l'application thérapeutique des résultats obtenus. Comme l'ouverture et la fermeture d'une chaîne, qui embrasse une cuisse de grenouille, produit des phénomènes qui ont la plus grande analogie avec le tétanos naturel, Nobili présume que, dans ce cas, les fibres nerveuses sont soumises à des variations semblables d'excitation et de relâchement. Il lui est arrivé qu'une

(1) Ouvrage cité, p. 362,

(2) *Analisi sperimentale e teorica degli effetti elettro-fisiologici della rana con un' appendice intorno alla natura del tetano e della paralisi ed al modo di curare queste due malattie coll' elettricità,* impresse in Memorie ed osservazioni edite ed inedite del cavaliere Leopoldo Nobili. Firenze, 1834, vol. I, p. 135-156. (Voir aussi la *Bibliothèque universelle de Genève*, mai 1830 ; *Annales de chimie et de physique*, mai 1830.)

grenouille qui était devenue tétanique, par une cause inconnue, était restée dans cet état sous l'influence d'une direction du courant, tandis que sous la direction opposée du même courant les membres se relâchaient. Depuis cette époque il n'a vu ce phénomène se reproduire que deux fois, et il ne cite cette observation que pour dire que le courant constant agissant dans une direction, ou dans les deux, pourrait devenir pour le tétanos, un moyen calmant spécifique, ou du moins servirait à en empêcher le développement.

En effet, s'écrie Nobili, si le tétanos, comme je le pense, provient d'une agitation continue des fibres nerveuses (*agitazione*), de quelle manière pourrait-on mieux arrêter un tel mouvement, si ce n'est par l'action d'un courant constant, qui est capable de modifier l'ensemble de la structure du nerf, sans le désorganiser (*capace d'alterar tutta la struttura del nervo senza disorganizzarlo.*)

Car il est évident que le courant constant modifie d'une certaine manière l'état des nerfs, et que ce changement, amené jusqu'à un certain point, modifie la cause de la contraction ; qu'une préparation de grenouille, enfermée dans la chaîne d'une pile pendant une demi-heure, n'obéit plus à l'excitation qui auparavant produisait la contraction.

Si, continue Nobili, passant du tétanos à la paralysie, nous nous demandons de quoi il s'agit quand on applique l'électricité à un membre paralysé, il s'agit ici de placer le système nerveux d'un organe dans l'état d'excitation correspondant à celui qui a lieu lors de chaque mouvement de cet organe. L'action du courant continu émousse jusqu'à un certain point les nerfs, et leur enlève une partie de leur excitabilité. Au contraire l'action du courant rapidement interrompu par un moyen artificiel tend à un résultat opposé, c'est-à-dire à entretenir l'excitabilité des nerfs dans une action telle qu'un tétanos artificiel en soit l'effet.

Dans la paralysie le système nerveux a perdu son irritabilité, dans le tétanos, l'excitabilité se trouve exaltée. Dans les deux cas, le traitement doit être opposé. « *Dans le tétanos le cou-* « *rant continu voltaïque doit chercher à émousser les nerfs* « (istupidire) ; *dans la paralysie le courant interrompu doit ré-* « *veiller à chaque instant l'excitabilité...* »

Ne remarque-t-on pas, en lisant ces lignes, que Nobili se trouve ici sur un terrain étranger, et que cette explication contient des suppositions arbitraires? Si le tétanos naturel était produit par une altération des fibres analogue à celle qui a lieu dans le tétanos artificiel, l'espoir d'employer dans ces cas avec succès le courant constant ne serait fondé qu'autant que le courant frapperait en même temps, la cause du tétanos, ce qui du moins paraît être une espérance bien hardie pour le tétanos traumatique.

Il serait tout aussi téméraire de supposer que le moyen, c'est-à-dire le courant souvent interrompu, qui produit des convulsions tétaniques, est en même temps propre à soumettre à la volonté des muscles paralysés, et à leur rendre leurs fonctions normales. Ne serait-on pas aussi en droit de craindre que de semblables contractions tétaniques, en désorganisant le muscle, ne le rendent incapable d'obéir à la volonté?

On ne peut guère trop juger sévèrement ces remarques de Nobili que lui-même a désignées sous le nom d'*idées*, quand (p. 155) il prie le lecteur de vouloir bien juger ces *idées* d'une manière bienveillante et de les examiner sérieusement, et qu'il termine son mémoire par les mots suivants :

« Io ho esposte candidamente le mie congietture e candi- « damente desidero che vengano assoggettate a prove deci- « sive dalle persone dell'arte per servire, nel caso di qualche « successo, al sollievo dell' umanità. Questo è ciò che dee in- « teressare assai più che la lusinga d'aggiungere un qualche « sterile risultato alla scienza. »

(J'ai exposé franchement mes suppositions, et je désire qu'elles soient examinées par des hommes compétents, pour le bien de l'humanité, bien que je mets au-dessus du plaisir d'introduire dans la science un résultat peut-être inutile.)

Quatre années plus tard, Marianini fit paraître un second mémoire qui renversa toutes les explications de Nobili (1).

En examinant les alternatives voltaïques, Marianini constate que la cuisse de grenouille est rendue insensible au choc d'ouverture et de fermeture par une influence plus longue du courant, la direction restant la même; mais que l'excitabilité reparaît dès que la direction opposée a agi pendant un espace de temps à peu près aussi long ; cependant en général l'excitabilité diminue en raison de la durée et de la fréquence de l'alternative. Ces phénomènes se produisent à peu près dans le même espace de temps, quand on emploie des courants de différente force, c'est-à-dire de deux à soixante éléments, en tant toutefois qu'on se sert, pour l'examen des contractions, de la même pile qui a servi pour produire le changement de l'excitabilité.

Tous ces phénomènes ne s'observent que sur la cuisse de la grenouille coupée. *Sur les animaux vivants, on remarque à peine les alternatives.* Marianini, pendant trois heures, soumit les extrémités postérieures d'une grenouille, extrémités qui n'avaient pas été séparées du reste du corps, à l'action d'une pile de soixante couples ; au bout de ce temps, les contractions musculaires n'avaient presque rien perdu de leur force.

(1) Mémoire sur le phénomène électro-physiologique des alternatives voltaïques, c'est-à-dire sur les phénomènes que présentent les muscles des animaux récemment tués, si l'on soumet longtemps ces muscles au courant électrique, par le professeur E. Marianini (lu à l'Athénée de Venise le 26 mai 1834; abgedruckt in den *Annales de chimie et de physique*. Paris, 1834, t. LVI, p. 387-428.)

Ce n'est qu'après une nouvelle demi-heure, en tout donc trois heures et demie, que les contractions devinrent plus faibles, mais reprirent aussitôt dès que la direction du courant fut changée.

Trois nouvelles heures après, il n'existait aucune trace de diminution des contractions ; après qu'on eut de nouveau changé la direction du courant, elles redevinrent plus fortes, et ne diminuèrent qu'au bout d'une heure ; mais dès qu'on eut de nouveau rechangé la direction du courant, elles redevinrent de nouveau plus fortes encore.

En un mot, ce ne fut que lorsque le courant eut duré très-longtemps, qu'il se montra une diminution dans les contractions, et qu'on observa aussi une augmentation en changeant le courant ; mais toutes ces modifications étaient en général très-peu appréciables. « Il y a, par conséquent, dit Marianini, dans l'animal vivant une force qui répare les atteintes « portées aux organes de mouvement par le courant électrique. « En effet, dès qu'une grenouille tourmentée par des courants électriques jusqu'au point que les contractions musculaires se soient affaiblies, peut jouir d'un certain repos, « elle reprend sa force primitive, et ses contractions reprennent leur première force, sans que l'animal ait été soumis à l'action d'un courant d'une direction opposée. » Cette force réparatrice existe, selon les expériences de Marianini, même encore dans les organes qui sont capables de vivre quoique séparés du corps. Plus longtemps les organes sont séparés du corps, moins longue sera l'action du courant continu pour provoquer l'affaiblissement découvert par Volta (p. 401), et les organes n'ont besoin, après leur séparation du corps, comme sur l'animal vivant, que d'un court repos (quelques minutes) pour reconquérir l'excitabilité perdue par le courant continu. *Ils reconquièrent cette excitabilité perdue, sous l'influence même d'un courant moins fort, que n'était celui qui a produit leur affaiblissement !*

Marianini s'occupe ensuite des alternatives de Volta qu'il a observées en employant souvent des courants interrompus. Quand par l'action de courants interrompus les contractions commencent à diminuer, elles redeviennent plus fortes dès qu'on change la direction du courant.

Marianini a constaté aussi ce que Ritter avait déjà observé; que lorsque l'on interrompt souvent le courant, les contractions d'ouverture augmentent en force, tandis que les contractions de fermeture diminuent.

L'apparition des contractions d'ouverture, dit-il, est toujours un signe certain qu'on est arrivé au but de l'alternative, c'est-à-dire que la pièce est devenue plus sensible à l'action de la direction opposée du courant.

Ce physicien cherche ensuite à expliquer les alternatives de Volta; nous ne nous en occuperons pas ici, cependant nous signalerons les faits dont il parle à cette occasion :

En premier lieu il fait ressortir la particularité qu'on rencontre chez des individus traités par des secousses électriques qui deviennent d'autant plus sensibles, qu'ils en reçoivent davantage.

Employant même une électricité plus faible, tous ceux qui électrisent des malades, doivent observer cette augmentation de sensibilité au bout de quelques jours, et ne pas toujours rapporter cet état à une amélioration dans la maladie (1).

Les courants agiraient donc d'une manière analogue aux secousses, et (comme l'avaient déjà observé Volta et Humboldt) lorsqu'un courant agit sur des parties sensibles, les sensations deviennent peu à peu plus fortes.

(1) Marianini renvoie ici à un travail qu'il a publié dans les *Annales du royaume Lombard-Vénitien,* 1833, et que malheureusement je n'ai pu me procurer.

Pour renforcer son opinion, d'après laquelle, l'ouverture d'une forte chaîne dont l'action est continue, laisse dans le muscle ou dans le nerf que le courant a parcouru, un restant d'électricité qui tend continuellement à quitter les organes dans la direction opposée, Marianini attire l'attention sur les effets tétaniques, qu'on observe quelquefois sur la cuisse de grenouille, tant après l'ouverture de fortes chaînes, que pendant leur action constante.

A la fin de ce Mémoire, il est des observations qui rappellent un fait récemment émis par Heidenhain, et qui ont rapport au rétablissement de l'*excitabilité qui a disparu d'une manière absolue* par l'emploi des courants constants.

Ainsi, une grenouille, soumise pendant deux heures et demie à l'action d'une pile de soixante couples, et tourmentée par le changement fréquent des courants, avait complétement perdu la faculté de se contracter au bout de ce temps. Soumise à l'action de la même pile pendant cinq heures, elle eut à l'ouverture de la chaîne, et plus encore quand on changeait la direction du courant, de fortes contractions.

Plus loin, une cuisse de grenouille décapitée fut laissée pendant cinq heures en rapport avec le pôle positif d'une pile de sept éléments, et l'autre cuisse avec le pôle négatif de la même pile.

A l'ouverture ou à la fermeture de la chaîne, il n'y eut pas de contractions. La même cuisse ayant été soumise pendant cinq heures et demie à l'action d'une pile de soixante éléments, dont les courants avaient été changés, réacquit si bien son excitabilité, qu'on put en employant seulement une pile de sept couples, voire même une pile de quatre à trois, observer de nouveau cette faculté !

Les effets affaiblissants observés par Volta se présentent, selon Marianini, sur l'animal vivant, ou presque pas, ou seulement après de longues heures d'action du courant, et dans ce cas alors très-imparfaitement. D'un autre côté, comme le prouve l'extrait que nous venons d'en donner, Marianini cite des observations desquelles il paraîtrait résulter que le courant constant rétablit l'excitabilité des muscles ou des nerfs tourmentés. Cependant on ne s'empressa guère de reprendre dans ce sens les expériences sur l'action du courant constant sur les nerfs et les muscles. Les travaux de Matteucci, dans le domaine de l'électricité animale, se rapportent bien plus aux courants découverts par Nobili, courants électriques qu'on peut montrer dans les nerfs et dans les muscles à l'état frais. Plus loin nous parlerons des observations que Matteucci a faites sur le tétanos, qu'il dit pouvoir être produit par action réflexe au moyen du courant constant, et sur le manque de contraction qu'on remarque quand un courant pénètre perpendiculairement dans des fibres nerveuses.

Il faut pourtant mentionner ici la tentative qu'a faite Matteucci en 1838 à Turin avec le docteur Farina, suivant la proposition de Nobili, de guérir un tétanos traumatique, au moyen d'un courant constant produit par une pile de trente à quarante éléments.

Un courant ascendant fut dirigé du sacrum à la nuque, et afin d'éviter les contractions d'entrée et de sortie, le courant fut introduit à travers des bandelettes humides, qui étaient en rapport avec les excitateurs métalliques et qui furent petit à petit raccourcies.

Plus tard Matteucci rapporte (1) qu'on peut faire disparaître les contractions en employant un courant constant chez des grenouilles rendues tétaniques par l'opium ou la strychnine; de telle sorte que la mort survient sans qu'aucune contraction

(1) *Traité des phénomènes électro-physiologiques des animaux*. Paris, 1844, p. 270.

ait lieu. Pour remplir le but de cette expérience, le courant ascendant est préférable au courant descendant, le premier produisant moins de contraction d'entrée. Matteucci parle (1) de l'emploi thérapeutique du courant électrique; il part de la même manière de voir que Nobili, tout en y ajoutant une addition remarquable. Les alternatives de Volta démontrent qu'un nerf privé de son excitabilité par une direction donnée du courant, la regagne au moyen de la direction opposée. Plus loin, comme Marianini l'a découvert, et Matteucci l'a constaté, les nerfs moteurs et les nerfs sensitifs sont excités plus ou moins fortement, les uns par les courants ascendants, les autres par les courants descendants. On doit donc, supposant que la paralysie de ces nerfs est un fait analogue à celui qu'on peut produire par les courants constants ayant toujours la même direction, on doit donc traiter les paralysies du mouvement par les courants ascendants, et les paralysies des nerfs sensitifs, par les courants descendants.

Matteucci voulait-il parler ici de l'emploi de courants constants? Ce qui ne ressort pas trop clairement du chapitre cité; cependant il faut reconnaître que cette proposition est nouvelle et très-caractéristique; car Nobili lui-même commande, comme moyen très-approprié à la guérison des paralysies, l'interruption du courant.

Il faut encore dire qu'à la page suivante (p. 268) Matteucci recommande le courant intermittent de l'appareil de Masson, pour le traitement des paralysies, et qu'il cite en louant les expériences de Magendie avec l'appareil électro-magnétique de Clarke.

Immédiatement après il parle des guérisons obtenues par Marianini par l'emploi seul des courants galvaniques; malheureusement, comme nous l'avons dit plus haut, nous n'a-

(1) *Loco citato*, p. 264 à 272.

vons pu nous procurer ce mémoire. Il relate plusieurs cas de guérisons observés et connus par lui à Pise, et encore ici il ne parle que de *secousses électriques* dont Marianini doit s'être servi.

Enfin Matteucci recommande pour le traitement du tétanos, l'emploi de courants non interrompus, en se fondant sur sa propre expérience, que nous avons rappelée plus haut.

Les différents articles que Valentin a publiés (1) sur l'électricité animale et le galvanisme, ne sont en grande partie qu'une œuvre de compilation. Je renvoie le lecteur à l'ouvrage de Du Bois-Reymond (2), pour la signification des observations qui sont propres à Valentin.

D'après Eckhard (3), il se trouverait dans la physiologie de Valentin des expériences sur les effets dits paralysants du courant constant; cependant je ne les ai trouvés, ni à l'endroit cité, ni dans les autres ouvrages de Valentin. En suivant l'ordre chronologique des publications et des expériences sur l'électricité, nous arrivons aux remarquables travaux de Du Bois-Reymond, qui, quoique consignés dans un ouvrage non encore terminé, doivent être regardés cependant, dès aujourd'hui, comme l'appui le plus puissant de la base physiologique de l'électro-thérapie.

Dans ce magnifique travail l'auteur tend principalement à examiner la nature des forces qui agissent dans les nerfs et dans les muscles.

Il cherche à prouver leur identité avec les forces électriques; forces qui ont été si souvent affirmées et si souvent niées.

(1) *Handwörterbuch der Physiologie* von D. Wagner. Braunschweig, 1842, t. I.

(2) *Loco citato*, t. I, p. 129-159.

(3) *Beitrage zur Anatomie und Physiologie*. Giessen, 1855, Ire partie, p. 54.

Quoiqu'il ne parle de l'action des courants électriques sur les nerfs et les muscles, que comme d'un moyen de mettre en jeu les forces propres de ces tissus, son ouvrage se recommande encore, par l'historique, fait avec une persévérance et une sagacité sans pareilles, des expériences d'irritabilité sur la cuisse de grenouille, historique qui facilitera tant l'étude à ceux qui veulent scruter le vaste domaine de l'électricité.

En outre, pour l'électro-thérapie, telle que j'espère qu'elle sortira de mes mains, tout ce que Du Bois-Reymond a trouvé à force de soins, d'étude et de patience, doit être apprécié comme utile et digne d'être connu par ceux qui s'occupent de cette partie nouvelle de la science.

Plus loin nous parlerons souvent de la loi générale trouvée lors de ses recherches par Du Bois-Reymond, loi qui régit l'excitation des nerfs, quand ils sont soumis au courant électrique (1) et de la loi des contractions trouvée par ses recherches historiques.

Nous ne dirons ici qu'un mot de sa découverte de *l'état électro-tonique* des nerfs, et des conséquences théoriques qu'il déduit de la signification physiologique de cet état, qui est si important à connaître, au point de vue thérapeutique.

Après que Du Bois-Reymond eut constaté, que non-seulement les muscles, mais encore les nerfs, développent, immédiatement après leur séparation de l'animal vivant jusqu'à leur mort, un courant électrique, courant nerveux statique, allant de la coupe longitudinale, à la coupe transversale, il découvrit encore :

1° Que la force de ce courant augmente aussi longtemps qu'un courant constant passe par une seule portion du nerf

(1) *Untersuchungen über thierische Elektricität*, t. I, p. 258.

(de manière à avoir la même direction que le courant du tronc nerveux lui-même, cette portion cependant doit être en dehors de celle dans laquelle existe le courant statique) ;

2° Que la force de ce courant diminue, quand le courant constant excitateur a une direction opposée ;

3° Qu'enfin le courant nerveux cesse de se manifester aussi longtemps que le nerf subit une excitation (secousses d'inductions, irritations mécaniques ou chimiques) capable de provoquer des mouvements ou une sensation.

Du Bois appelle *négative* cette dernière oscillation, tandis que les deux autres manifestations sont nommées *état électro-tonique*, ou *électrotonos des nerfs*.

La signification physiologique, je puis même dire thérapeutique de cet électrotonos consiste en ce qu'on constate, après l'application d'un courant constant sur le nerf, des modifications qui se présentent en dehors de la partie traversée par le courant constant lui-même, (partie polarisée).

C'est dans ce sens qu'on peut dire que les travaux d'Eckhard, et d'autres auteurs dont je vais parler plus bas, rentrent essentiellement dans la catégorie des observations de Du Bois-Reymond. Tous ces auteurs tendent à examiner les effets physiologiques que produit le courant galvanique, soit dans la portion nerveuse excitée elle-même, soit en dehors de cette portion.

Les observations de Du Bois-Reymond sur la force électrotonique se trouvent consignées dans son ouvrage (1).

Je rapporterai ici les phrases mêmes de cet auteur, parce qu'elles me paraissent contenir des points de départ et des points d'appui pour l'électro-thérapie. En premier lieu, Du Bois fait ressortir que la transmission de la force électro-tonique est arrêtée, soit par la ligature, soit par la sec-

(1) *Loco citato*, t. II, p. 383-389.

tion du nerf, et il tire de ce fait la preuve que cette polarisation du nerf a des rapports avec le processus qui produit le mouvement et la sensation. Cette manière de voir est encore constatée par la circonstance que la force électro-tonique des nerfs est augmentée par toutes les conditions qui sont propres à augmenter les fonctions des nerfs, et que cette même force diminue avec la contraction, c'est-à-dire avec l'expression de la force nerveuse.

Cependant cette force électro-tonique n'est pas de la même nature que le processus qui produit le mouvement et la sensation, et qui apparaît lors de l'action du courant induit.

Car ce processus n'a lieu qu'à l'entrée et à la cessation du courant, et il n'est développé que par les oscillations négatives et positives de ce même courant, tandis que l'électro-tonos a une puissance toujours égale, aussi longtemps que la chaîne est fermée, voire même lorsque le courant par sa faiblesse est insuffisant à produire par électrolyse des contractions durables.

Pour montrer la véritable signification de l'électrotonos, Du Bois-Reymond revient à l'opinion que Ritter et Erman ont cherché à faire valoir pour la théorie des contractions.

Cette opinion, constatée par les travaux ultérieurs de Nobili, et en partie par ceux de Becquerel et de Matteucci, peut s'entendre ainsi : Le processus qui a lieu au moment de la fermeture de la chaîne, provient de ce que le nerf passe dans un état modifié, et que l'action du courant consiste à placer ce nerf dans cet état et à l'y entretenir tout le temps de sa durée ; qu'enfin la contraction d'ouverture n'était que la rentrée du nerf modifié dans l'état normal, dès que disparaissait l'influence du courant excitateur.

Ritter à cette occasion s'exprime ainsi : « L'organisme lui-même se donne la secousse d'ouverture. »

De plus, Du Bois-Reymond rappelle ici, comme quoi

Erman s'est imaginé qu'il existait au moment essentiel de l'influence, ou dans l'action du courant, une prédominance soit d'oxydation, ou d'hydrogénisation, de l'une ou de l'autre moitié du nerf; comme quoi aussi Nobili, pour y rattacher l'explication de la loi des contractions, distingua l'altération produite sur les nerfs par le courant descendant ou ascendant sous le nom « alterazione diretta » et « alterazione inversa ».

Plus loin Du Bois-Reymond ajoute : Si je ne me trompe, nous sommes aujourd'hui en état de compléter d'une manière plus conforme, la théorie de Nobili. Mon opinion basée sur des faits est la suivante : nous avons reconnu dans l'état électro-tonique cette altération constante des nerfs, produite par le courant électrique, dont l'existence n'a pu qu'être soupçonnée par Ritter, Erman et Nobili.

Quand un courant agit sur un nerf, il se comporte à son égard, comme envers tout conducteur humide, c'est-à-dire l'électrolyse, qui commence par la polarisation, se développe, et tout se passe comme dans une pile.

Le passage de la disposition naturelle à la disposition dipolaire des molécules électro-motrices, produit ce trouble de l'équilibre qui se traduit par la contraction de fermeture, ou la douleur de fermeture.

Le retour de cette disposition dipolaire à la disposition naturelle, est le moment dans lequel, comme l'a dit Ritter, l'organisme se donne à lui-même la secousse d'ouverture.

En un mot, le phénomène galvanique nous paraît être une espèce particulière du phénomène découvert par Nicholson et Carlisle, et il ne présenterait une forme remarquable que par suite de la particularité du conducteur animal. « *L'irritation galvanique donc n'est autre chose pour nous, que le premier degré de l'électrolyse d'un nerf.* »

Du Bois-Reymond, rattache à ces remarques la justification du mot électrotonos.

Il rappelle d'abord l'analogie observée déjà avant (1) entre le processus de l'excitation des nerfs, au moyen du courant galvanique, et le processus de l'induction d'un conducteur, ou d'un aimant, sur un conducteur voisin. De même que pendant la durée d'un courant, l'impression (le processus) qui produit le mouvement et la sensation n'a pas lieu toujours à un degré constant, de même aussi l'induction qui agit sur l'élément conducteur ne se produit qu'à la suite d'altérations positives ou négatives de la résultante électrodynamique ou magnétique.

Faraday avait désigné sous le nom d'état électro-tonique, l'état dans lequel des causes inductrices placent un conducteur. On pouvait donc, en voyant ce qui le produisait dans une pile, donner la même dénomination à la polarisation des nerfs. Quand un courant se développe dans un cercle qui renferme un nerf, cette naissance s'accompagne d'une excitation de l'impression qui produit le mouvement et la sensation, puis, comme cela a lieu dans une pile, le nerf se trouve polarisé enfin dans un état électro-tonique.

A l'ouverture des deux chaînes l'état électro-tonique disparaît dans le conducteur, et dans le nerf les molécules viennent de la disposition dipolaire, à la disposition naturelle.

Il existe la même antithèse entre la contraction de fermeture et d'ouverture, qu'entre le courant de fermeture et d'ouverture, c'est-à-dire que la contraction de fermeture présente avec le courant descendant les mêmes particularités que la contraction d'ouverture avec le courant descendant et *vice versâ*.

L'auteur s'arrête ici, en promettant de donner la suite de ses observations dans le quatrième fascicule de son ouvrage, qui malheureusement n'a pas encore paru. Nous ne devons

(1) *Loco citato*, t. I, p. 300.

pas oublier de mentionner que Du Bois-Reymond a réussi (1), au moyen d'un courant excitateur interrompu, à provoquer l'état électro-tonique des nerfs ; cependant il ne faut pas admettre que la cause de cet état puisse être rapportée à l'acte de l'interruption lui-même.

Bien plus, Du Bois-Reymond prouve par une longue série d'expériences très-exactes, que le résultat de la tétanisation des nerfs, produit par des courants alternatifs, est une oscillation négative du courant nerveux (2). Il en est de même aussi dans le tétanos non électrique, produit par l'emploi de la strychnine ou d'autres moyens chimiques. En résumé, il est vraisemblable, en considérant toutes les conditions, dans lesquelles se produisent dans le nerf, d'un côté une contraction, de l'autre l'oscillation négative du courant (3), que cette oscillation négative est l'impression électro-motrice du processus, par l'intermédiaire duquel le mouvement a lieu.

Ce processus ou impression primordiale, a lieu dans le nerf dès que son équilibre intime est troublé, soit par des moyens mécaniques, caustiques ou chimiques, ou bien encore qu'un courant excitateur place le nerf dans un état électro-tonique.

Ou enfin, que cet état électro-tonique subit une oscillation quelconque, à la suite d'une oscillation de même nom du courant excitateur ; courant dont la densité est simplement proportionnelle, dans une assez grande étendue, à la force de l'état électro-tonique.

Il est évident que toutes ces découvertes ont agrandi le champ des études physiologiques préparatoires de l'électrothérapie.

Si l'électrotonos est l'impression inséparable de l'excitation

(1) *Loc. cit.* T. II, p. 390 à 412.
(2) T. II, p. 425 et suivantes.
(3) T. II, p. 558-568.

produite sur le nerf au moyen du courant constant la chaîne étant fermée, et si l'oscillation négative du courant dans le nerf est la conséquence et l'impression de l'oscillation ou de l'interruption du courant excitateur, il en résulte, dis-je, que chaque examen même le plus délicatement fait, qui se rattache à l'évidence de ces états, doit avoir une grande influence, dès qu'on veut se rendre compte comment les nerfs de l'homme se comportent quand ils sont soumis à des courants constants ou à des oscillations de courants. Mentionnons encore quelques travaux publiés, qui, comme nous l'avons dit plus haut, représentent, en quelque sorte, la conséquence physiologique de la découverte de l'électrotonos. Parlons avant tout du travail d'Eckhard (1), à la tête duquel nous trouvons la phrase suivante :

« Toute contraction musculaire, dépendante d'une irritation, peut être arrêtée par un courant continu constant ; tout tétanos peut disparaître sous cette même influence. » Cette proposition est démontrée par trois séries d'expériences sur la cuisse de grenouille (non sur l'animal vivant).

1° Un nerf enfermé dans un circuit de Daniel de quatre à cinq éléments peut être pincé sans qu'il se produise une contraction, dans la portion comprise dans la chaîne, et par conséquent parcourue par le courant, mais ces contractions apparaissent dès l'ouverture de la chaîne.

2° Si l'on trempe un nerf dans une solution de chlorure de sodium qui, comme chacun le sait, produit le tétanos et si ensuite on enferme le nerf au-dessous de l'endroit irrité, le tétanos ne se produit pas, ou s'il existe, il disparaît avec la fermeture de la chaîne. Lorsque les courants sont faibles, la

(1) *De l'emploi du courant constant pour empêcher la contraction musculaire. Zeitschrift für rationnelle Medizin*; herausgeg. von Henle und Pfeuffer, 1853. Neue Folge, B. III, 2. Hft, S. 198-203.

direction ascendante est la plus convenable à employer, mais les deux directions pourraient également être employées quand les courants sont forts.

3° Enferme-t-on le bout supérieur d'un nerf dans une chaîne faible et le bout inférieur dans une chaîne forte, l'ouverture et la fermeture de la chaîne supérieure ne produisent aucune contraction, tant que la chaîne inférieure est fermée. Mais les contractions apparaissent immédiatement, dès que les électrodes inférieures approchent du muscle. Donne-t-on aux chaînes une position inverse, il faudra, pour rendre l'ouverture et la fermeture de la chaîne inférieure sans effets, une plus grande différence de la force des deux chaînes; la direction ascendante dans les deux chaînes est la plus favorable lorsque les chaînes sont faibles.

Deux années plus tard Eckhard (1) confirme quant aux faits principaux ses observations antérieures ; seulement il désigne maintenant les effets du courant « *comme paralysants*, » ce qui évidemment n'a qu'une signification métaphorique, puisqu'il n'existe dans ces cas aucune analogie avec les paralysies des animaux vivants.

Dans ce mémoire Eckhard s'occupe principalement des actions diverses des directions du courant. Il trouve que la direction ascendante dans tous les cas se traduit comme la plus « *paralysante* (2), » voire même que, dans des cas où le point irrité se trouve au-dessous de la portion nerveuse comprise dans la chaîne, la direction ascendante agit encore seule comme « *paralysante*. » Ce qui est plus remarquable encore d'après les recherches d'Eckhard, c'est l'augmenta-

(1) *Beiträge zur Anatomie und Physiologie*. Giessen, 1855, p. 23-54. De l'influence du courant constant sur l'excitabilité des nerfs moteurs.

(2) *Ibid.*, p. 38.

tion de l'*excitabilité* au-dessous de l'électrode négatif de la chaîne agissant dans une *direction descendante* au bout supérieur du nerf, de sorte que les contractions qu'on y provoque sont plus fortes (p. 41). C'est ainsi que tout tétanos provoqué par le sel de cuisine devient plus fort dès qu'on applique un courant constant descendant au-dessus du point irrité (p. 42).

Eckhard introduit ainsi, jusqu'à nouvel ordre, dans la physique des nerfs, la proposition hypothétique suivante.

« Tout courant constant qui traverse un nerf moteur « produit sur le trajet parcouru et sur la portion du nerf « située au delà de l'électrode positif *une diminution* de l'exci- « tabilité ; tandis qu'il produit une augmentation dans la « portion nerveuse située au delà de l'électrode négatif. »

Les observations propres à Eckhard donnèrent donc pour résultats que la « *propriété paralysante* » n'appartenait pas toujours au courant constant, qui même dans de certaines conditions, se trouve avoir la propriété d'augmenter l'excitabilité : ce que Marianini avait déjà trouvé.

D'après l'ordre chronologique j'arrive à mes propres recherches (1).

Mais comme ces recherches ont été faites sur l'homme, elles doivent être rapportées dans un chapitre spécial. Je dirai seulement ici que dans ces expériences je faisais passer un courant de 20 à 30 éléments par un tronc nerveux, le médian par exemple, et que même après une minute, l'influence de la volonté sur les muscles animés par ce tronc nerveux n'était pas troublée ; qu'ainsi la propriété paralysante du courant continu n'a pas été constatée sur l'homme vivant et en santé.

(1) Anhang zur zweiten Auflage meiner Schrift, « *Ueber methodische Electrisirung motorischer Nerven,* » vom 15 december 1855.

Les observations d'Eckhard sur la cuisse de la grenouille furent bientôt généralisées en deux sens différents.

En premier lieu, Heidenhain, sans connaître les expériences de Marianini, observa (1) qu'en soumettant un muscle à des chocs d'induction, ou en le fatiguant par des tiraillements, ou bien encore en le plongeant dans de l'eau chaude (28 à 30° centigr.) ce muscle perdait son excitabilité (c'est-à-dire la faculté de se contracter sous l'influence d'irritations électriques), et que cette propriété lui était rendue, au moyen d'un courant continu, d'une manière plus évidente, en employant un courant ascendant plutôt qu'un courant descendant.

En second lieu, Pflueger soumit à une nouvelle épreuve les expériences d'Eckhard (2). Il trouve que des oscillations de courants d'une chaîne constante ne produisent pas dans tout le trajet du nerf moteur des contractions également fortes du muscle, mais que ces oscillations, en agissant sur un point plus rapproché du bout central du nerf, sont plus efficaces. Si en prenant ce fait en considération on examine : 1° l'influence d'oscillations de courants sur un nerf dont le bout central est parcouru par un courant constant descendant, on voit alors, ce que du reste Eckhard a déjà trouvé, qu'au-dessous de l'électrode négatif, la faculté du nerf de répondre à des oscillations de courant par le raccourcissement du muscle augmente, *mais que cette augmentation diminue vers la périphérie et disparaît complétement lorsqu'on approche du muscle.*

2° Dans le sens inverse, un courant constant descendant, appliqué au nerf dans le voisinage du muscle agit, sur la partie supérieure, et produit une diminution des contractions provo-

(1) *Physiologische Studien.* Berlin, 1856, p. 55-127.

(2) *Ueber die durch constante elektrische Ströme erzeugte Veränderung der motorischen Nerven.* (*Allgem. medic. Central-Zeitung.* 1856. XXV Jahrgang, 22. Stück.

quées par les oscillations du courant descendant, oscillations appliquées dans le voisinage de l'électrode positif; *cette diminution cependant devient plus faible vers la partie supérieure, et finit par disparaître complétement* avant qu'on ne soit arrivé au bout *du nerf.*

3° Lorsqu'un courant ascendant frappe le bout central du nerf, l'excitabilité pour les oscillations de courants ascendants diminue à la vérité au-dessous de l'électrode positif; *mais cette diminution se perd encore avant l'entrée du nerf dans le muscle.*

4° Lorsque enfin le courant constant ascendant se trouve dans le voisinage du muscle et que les courants qui agissent au-dessus et qui sont en oscillations ont une direction opposée, la contraction augmente à la vérité dans le voisinage de l'électrode négatif; mais l'augmentation diminue d'autant plus que l'on approche du bout central.

Une deuxième communication de Pflueger (1) contient quatre propositions qui de prime abord semblent correspondre aux quatre que nous venons de citer, avec la différence que les oscillations du courant sont remplacées par le courant d'induction et que le Myographion de Helmholtz est employé pour évaluer la force de la contraction. Mais en examinant plus attentivement, on voit que ces quatre propositions ne correspondent pas en tout point avec celles que nous venons de citer. La confirmation de la quatrième proposition y manque; quant à la troisième, elle est toute nouvelle. Cette proposition dit que le courant constant agit au bout musculaire du nerf d'une manière ascendante, et que le courant induit agit au-dessus, mais aussi d'une manière ascendante : le résultat se trouve donc être, comme dans la quatrième proposition citée plus haut, une augmentation de la contraction. Ce qui veut dire : qu'un courant

(1) *Allgem medic. Central-Zeitung.* 1856, n° 57.

constant ascendant, agissant dans le voisinage d'un muscle, augmente dans tous les cas l'excitabilité du tronc nerveux situé au-dessus, que le choc d'induction qui doit servir à mesurer cette excitabilité soit descendant ou ascendant.

Pour l'inverse de cette proposition, à savoir qu'un courant descendant, agissant dans le voisinage du muscle, diminue l'excitabilité vers la partie supérieure, nous possédons la deuxième proposition de la première communication et la première proposition de la deuxième, qui toutes les deux ne se rapportent qu'à la direction descendante du courant excitateur. Par contre un courant constant descendant, agissant au-dessus, augmenterait l'excitabilité vers la partie inférieure; un courant constant ascendant la diminuerait, d'après la première et la troisième proposition de la première communication, et la deuxième et la quatrième de la seconde communication.

Par rapport à cette dernière communication sur laquelle Pflueger insistait principalement, il faut encore remarquer que la diminution progressive des effets du courant constant au delà de la portion nerveuse parcourue par le courant constant, n'est plus qu'indiquée; mais il est dit simplement que cet effet est observable *dans le voisinage* de l'électrode correspondant. Si l'on parvenait à constater sur la grenouille que l'action du courant constant sur l'excitabilité des fibres nerveuses motrices se transmet du point par lequel le courant s'introduit jusqu'aux organes centraux, il serait inutile de dire combien cette découverte agrandirait et fournirait une base nouvelle à la thérapeutique physiologique des maladies nerveuses. Je crois aujourd'hui pouvoir me permettre, d'après mes expériences thérapeutiques, de prédire cette découverte (1).

(1) Cette prédiction paraît être déjà confirmée. D'après les der-

Le dernier travail qui ait paru sur cette matière, pendant l'impression de ce livre, est un mémoire de J. Rosenthal, intitulé : *De la Modification de l'excitabilité au moyen de chaînes fermées et des alternatives de Volta* (1). La loi qui résulte de cette nouvelle recherche est la suivante.

« Tout courant constant qui parcourt, pendant un certain « espace, un nerf moteur, place ce nerf dans un état où « l'excitabilité pour l'ouverture du courant agissant en ce « moment et pour la fermeture du courant opposé se *trouve* « *augmentée*, et où par contre l'excitabilité pour la fermeture « du premier courant et l'ouverture du dernier est *diminuée*. »

Quand le courant a agi pendant deux minutes jusqu'à une heure sur le nerf d'un muscle, ce muscle est affecté du « *tétanos de Ritter,* » tétanos qui se calme par la fermeture de la même direction du courant, le courant étant même plus faible, et qui est augmenté par la direction opposée, le courant gardant toujours sa faiblesse. On ne peut pas prouver qu'il existe entre les deux directions de courants dans ce sens une différence bien distincte (2).

A un degré inférieur de l'excitabilité il se produit, lors de l'ouverture du courant agissant, et de la fermeture du courant opposé, *une contraction* (et non le tétanos). Par contre, les muscles restent tranquilles lors de la fermeture du premier courant et l'ouverture du dernier. Sous tous ces rapports les effets du courant descendant sont moins constants.

nières recherches de Pflueger publiées dans son ouvrage sur l'*électrotonos* (1859), un courant constant d'une certaine durée et d'une certaine force peut propager ses effets jusqu'au bout du nerf coupé. — (Note de l'auteur.)

(1) Mitgetheilt von Du Bois-Reymond in den *Monatsberichten der Berl. Acad. der Wissensch.* 1857. Décembre, p. 639-641.

(2) Voir plus haut, p. 10.

ART. II. — EXPÉRIENCES SUR L'HOMME.

Sur l'homme les expériences entreprises avec le courant continu ont eu pour théâtre les organes des sens, tels que le goût, l'odorat, l'ouïe, la rétine. Elles n'ont pas été sans exercer une grande influence sur les diverses manières d'envisager l'action du courant sur les nerfs en général. Ce fut notamment sur les organes des sens que Pfaff, dès 1793, découvrit les différences qui se produisent en changeant les directions du courant (1). Déjà Volta avait démontré que, la chaîne étant fermée, le courant continu agissant sur les nerfs gustatifs et sensitifs provoquait une sensation croissante, tandis qu'à l'ouverture et la fermeture de la chaîne, il provoquait sur le nerf optique et acoustique une sensation de lumière ou de son. D'après Ritter à l'avis duquel se rangea plus tard Purkinje, les deux nerfs des sens les plus élevés (acoustique et optique) devaient subir la même loi, c'est-à-dire que le courant continu, la chaîne étant fermée, devait provoquer une sensation de lumière et de son. Je n'ose pas entrer plus avant dans un point si obscur, parce que je n'ai pas fait jusqu'ici sur moi-même une série suffisante d'expériences, et que d'ailleurs je n'ai aucune raison pour en faire, sachant, comme je le montrerai plus tard, que les effets thérapeutiques du courant constant sur les nerfs optiques et acoustiques sont encore loin d'être constatés scientifiquement. Je me permettrai cependant de faire remarquer ici que, d'après des observations que j'ai eu occasion de faire sur des malades, les effets continus de la chaîne constante fermée sur le nerf optique me paraissent très-douteux, et qu'ils ne se produisent que dans des conditions qui feraient croire qu'on a affaire à des oscillations de

(1) Comp. Du Bois-Reymond's *Untersuchungen*, t. I, p. 339-358.

courant. Ce fait expliquerait en partie pourquoi Ritter et Purkinje, qui opéraient avec des piles inconstantes, ont obtenu des résultats si contradictoires (1). Il est vrai qu'il se produit quelquefois sur le nerf acoustique des sensations de son, non-seulement à l'ouverture et la fermeture de la chaîne, mais encore pendant qu'elle est fermée.

Si l'on considère que le nerf du goût (glosso-pharyngien) se comporte sous le point de vue anatomique comme les nerfs sensitifs de la peau, faculté qu'il doit au ganglion spinal découvert par Comparetti et Müller, et que l'on admette encore que le nerf acoustique possède une disposition analogue dans la *lamina gangliosa scarpæ*, il pourrait en résulter comme loi, que des effets continus et croissants de la chaîne fermée ne se produisent que sur les nerfs sensitifs qui sont pourvus de cellules ganglionnaires avant leur entrée dans l'organe central (2).

Je n'ai pu découvrir ni sur moi, ni sur d'autres personnes des effets du courant sur le nerf olfactif. Je n'ai pu non plus constater l'assertion de Ritter qui dit que parfois il se fait sentir à l'un des pôles une sensation de froid à la peau, au lieu de cette sensation si puissante qu'on éprouve si communément.

Il est probable que, dès les premiers temps de la découverte de Volta, on a fait des expériences sur les membres de

(1) Du Bois-Reymond (*Untersuchungen über thierische Elektricität*, etc., t. I, p. 284) parut regarder les opinions de Ritter comme hors de doute, par les observations de Purkinje et d'autres.

(2) Depuis une année j'ai fait des observations qui me semblent mettre hors de doute, que tous les nerfs sensitifs obéissent à la même loi, c'est-à-dire qu'ils n'offrent des sensations que quand ils sont frappés par l'entrée ou la sortie, ou par des oscillations du courant. Si on évite ces conditions, on peut laisser agir, même sur les nerfs cutanés, des courants très-forts sans produire une sensation. — (Note de l'auteur. Nov. 1859.)

l'homme sain. Mais déjà Ritter (1) se plaint de ce que les observateurs ont en général plus porté leur attention sur les sensations éprouvées que sur les mouvements ; mouvements qui ne se produisent qu'avec des piles plus fortes, et qui, d'après ses propres expériences, ne produisent aucune sensation ni dans les *nerfs musculaires, ni dans les muscles,* si ce n'est une sensation de compression des parties voisines (2).

« Lorsque Ritter touchait avec ses deux mains les armatures d'une pile faible de 100 à 200 couples, ses mains se « pliaient involontairement et étaient poussées vers l'intérieur « de la pile ! En employant des piles fortes de 600 à 1200 « couples, les mains s'étendaient constamment, laissaient « échapper les armatures, les bras étant repoussés en de« hors. » A cette occasion Ritter cite une expérience de Reil, qu'il a exécutée sur lui-même. « Des convulsions les « plus violentes s'établissaient dans les fléchisseurs de la main, « lorsque le conducteur d'une machine électrique se trou« vait être placé exactement au-dessus des nerfs du bras. » Ritter engage Reil à pousser ces recherches aussi loin que possible, et à cette occasion il cite Gren's (3), où cependant je n'ai pu trouver aucun travail de Reil. Autant que je l'ai su depuis, ce médecin ne s'était plus occupé de ce sujet.

Depuis cette expérience il n'est plus parvenu à ma connaissance des études sur l'action du courant galvanique sur les nerfs et les muscles de l'homme sain. Eckhard, dans son tra-

(1) *Beiträge zur näheren Kenntniss des Galvanismus.* Iena, 1805, t. II, 3e, 4e et dernier cahier, p. 154.

(2) Ouvrage cité, p. 239. Les névropathologistes de nos jours, qui parlent même des maladies du sens musculaire, auraient dû d'abord examiner les assertions de Ritter, car alors je n'aurais pas si souvent besoin de les renvoyer à ce sujet. (Comp. mon mémoire sur l'*Électrisation*, etc.)

(3) *Journal de physique*, t. VI, p. 412.

vail, « de la résistance galvanique qu'offrent les tissus ani- « maux» (*Beiträge*, etc., 571), cherche à renverser par des expériences l'opinion émise par quelques physiciens, à savoir : que les douleurs sont « ressenties non-seulement au point « d'entrée et de sortie du courant, mais encore dans les « articulations dès qu'on enferme le corps humain dans des « piles voltaïques formées par un grand nombre d'élé- « ments. »

Du Bois Reymond (1) a rectifié cette opinion en disant que la sensation dans les articulations doit avoir lieu lorsque deux doigts, voisins l'un de l'autre, ferment une forte pile, et pour expliquer ce phénomène, il se fonde sur ce que le cartilage est moins bon conducteur, entravant la marche du courant et provoquant ainsi une plus forte sensation. Cependant Eckhard trouve que la différence entre les cartilages et les autres tissus, toujours par rapport à la conductibilité, n'est pas très-marquée, et qu'en général cette apparition de la conduction est proportionnelle à la plus ou moins grande quantité d'eau que les cartilages contiennent. Mais il nie la vérité des faits émis d'après ses propres recherches (2).

A cette occasion cet auteur ajoute encore (p. 75) : « Quant « aux phénomènes observés dans le circuit de piles voltaïques « très-fortes, je n'en parle pas ici plus au long, parce que « j'avoue que je ne connais pas encore les causes de ces phé- « nomènes. »

(1) *Loco citato*, t. I, p. 286.

(2) Eckhard ne dit pas expressément de quelle façon il a institué cette expérience, et si, comme Du Bois Reymond, il a fermé la pile avec deux doigts voisins. Si, avec les bouts de deux doigts voisins, je touche les conducteurs humides d'une pile de 60 éléments de Daniel, je sens non-seulement une douleur qui suit d'une manière appréciable le trajet des branches cutanées nerveuses sur le bord des doigts; mais j'éprouve, en outre, une sensation à l'articulation moyenne, provenant, selon toute apparence, de ce qu'en cet endroit naissent les branches du nerf cubital et radial.

C'est ici le lieu de parler de quelques remarques que Duchenne (de Boulogne) fait dans son ouvrage (1). D'après ce médecin un courant constant faible (*limité dans la peau*) produit des douleurs, de l'érythème, et même donne lieu à des ecchymoses ; un courant plus fort au contraire (*dirigé dans le tissu d'un muscle*) n'y produit que des contractions fibrillaires faibles et irrégulières. « C'est du moins, ajoute Du-« chenne, le résultat d'une expérience que j'ai faite sur moi « avec une batterie de 120 éléments de Bunsen. Le courant « produit en outre des phénomènes de chaleur (*dans les « profondeurs de l'organisme*) phénomènes qui disparaissent « quand on emploie seulement 15 à 20 éléments. » Dans le chapitre IV cet auteur cherche à prouver que l'action débilitante attribuée au courant constant n'est pas observable sur l'homme ; il cite cependant *deux histoires* pour mettre en évidence l'action du courant continu sur la rétine, action qu'il croit avoir le premier observée (2). Dans un de ces cas (3), il employa un appareil galvanique d'un nouveau modèle, qui, à ce qu'il paraît, n'était pas un appareil à induction, et que l'inventeur lui avait apporté pendant le traitement d'un malade atteint de paralysie faciale. Il en fit une application sur la face, et le résultat en fut que le malade en devint presque aveugle ! Dans un autre cas (4), il se servit d'un appareil galvanique inventé par lui-même, la pile à rubans, dont je parlerai tout à l'heure. Il traitait à cette époque un malade atteint de *dyploplie*, en dirigeant le courant sur les yeux de ce malade, celui-ci se leva subitement, branla la tête, ouvrit les yeux, et s'écria : Vous n'avez qu'une tête, je ne vois plus double !... Duchenne ne se contente pas de ces

(1) *De l'électrisation localisée*. Paris, 1855, p. 8.

(2) *Loc. cit.*, p. 16.

(3) P. 21.

(4) P. 23.

résultats. Etudiant les effets physiologiques de l'interruption du courant, il les divise en trois ordres : un se développe à l'entrée, le second à la sortie, le troisième dans le moment d'intervalle ! L'effet produit par la sortie doit être très-faible. Selon cet observateur, 30 éléments de Bunsen ne produisent point de contraction d'ouverture, quoiqu'une contraction ait lieu, au moment de la fermeture de la chaîne.

Il lui a paru que 120 éléments de Bunsen donnaient à peu près une contraction d'ouverture, semblable en force à la contraction d'entrée de 20 éléments (1).

Duchenne prétend encore que le courant continu est moins douloureux qu'un courant rapidement interrompu, qu'il produit plus rapidement de l'érythème et des phlyctènes. Plus loin encore il décrit un appareil à auges (2), formé par du cuivre, du zinc, et du vinaigre pour liquide. Cet appareil est mis en communication avec un mouvement d'horlogerie et un interrupteur, et offre, certes, le type d'un appareil inconstant.

Comme ce dernier appareil, que Duchenne n'emploie que pour la rétine, s'affaiblit bientôt et présente des effets incertains (ce qui du reste devait arriver), cet auteur rejette et bannit à tout jamais le galvanisme (3), et il ajoute qu'il ne

(1) Comme on trouve répétés deux fois les 120 éléments de Bunsen, il n'y a pas une faute de typographie. La batterie se trouvait donc être en bien mauvais état, ou bien toute cette observation repose sur un malentendu bien manifeste, car je ne puis comprendre que cet électrisateur ait un derme si épais ou les nerfs si peu sensibles pour pouvoir supporter un pareil courant. Lors de mes expériences thérapeutiques à Paris, faites en septembre 1856 sur à peu près 20 personnes, la peau des Parisiens me parut plus fine que celle des Berlinois. Aucun des assistants ne put supporter le courant des 30 éléments de Daniel de l'appareil galvanoplastique de M. Hulot (laboratoire de la Monnaie impériale), lorsqu'on introduisait ce courant dans la peau, au moyen de réophores métalliques en forme de boutons et enveloppés d'éponges humides.

(2) Duchenne, *De l'électrisation localisée*. Paris, 1855, p. 40.

(3) *Ibid.*, p. 42.

peut être jamais employé dans un but physiologique ou pathologique. M. Duchenne semble donc ignorer la différence qui existe entre une chaîne constante et inconstante, quoiqu'il vive à Paris à côté de M. Becquerel, le célèbre inventeur des chaînes constantes ! Telles sont, en résumé, les opinions d'un homme, qu'on m'a publiquement accusé d'avoir traité avec trop peu d'égards, dans mon travail sur l'électrisation méthodique.

CHAPITRE II.

MES PROPRES EXPÉRIENCES PRÉLIMINAIRES SUR L'HOMME SAIN.

1re SÉRIE. — DES CONTRACTIONS GALVANO-TONIQUES.

Ce qui appela mon attention sur les effets physiologiques et thérapeutiques du courant constant, ce fut le premier travail d'Eckhard, dont j'ai parlé plus haut.

J'étais alors convaincu, que si l'action nommée paralysante du courant constant pouvait se produire sur l'homme, il devait devenir parfaitement applicable aux cas de contractures.

Dès le printemps 1855, je recommandai l'emploi du courant galvanique constant à un malade atteint de contractures paralytiques anciennes du bras droit, et qui alors se trouvait dans un établissement d'orthopédie à Berlin. Cette première épreuve échoua pour plusieurs raisons. J'étais occupé pendant l'été par mon travail sur l'électrisation méthodique, et bien plus encore par des expériences physiologiques portant sur les fonctions des nerfs et des ganglions sympathiques, expériences qui avaient été provoquées par mes longs travaux anatomiques antérieurs. A cette occasion j'avais remarqué, et cela semblait être hors de doute, une influence motrice du nerf sympathique sur certains muscles volontaires, principalement sur les muscles de l'œil (1). Cependant je ne réussis pas à démontrer cette même influence sur les muscles des extrémités (2). Je perdis ainsi l'espoir de rattacher à de telles influences constantes des nerfs sympathiques, cette dépendance *constante* des muscles à une certaine influence motrice des nerfs, dépendance que l'on est convenu d'appeler *tonus*, et dont les physiologistes ont si souvent douté, mais qui n'en est pas moins admise par les chirurgiens et les pathologistes. Peu de temps après, Heidenhain refit des expériences sur le même sujet, avec des grenouilles, et nia en général le *tonus*, dans le sens cité plus haut. Édouard Weber avait déjà trouvé qu'une section préalable ayant été faite du tronc nerveux d'un membre sur un animal vivant, la section du tendon était suivie d'un raccourcissement du muscle non tendu. Il déduisait de cette expérience que la *rétraction* de muscles vivants après leur section ne se rattachait pas à une influence constante des organes centraux, mais bien à l'*élasticité* des muscles. Heidenhain fit une expérience complémentaire en attachant un poids au tendon d'un muscle d'une grenouille vivante, et en opérant la section du nerf pendant

(1) *Deutsche Klinik*, 1855. (*Comptes rendus de l'Acad. des sciences.*) B. I.

(2) Les expériences qui ont trait à l'opinion émise plus haut n'ont pas encore été publiées. L'ensemble est le suivant : sur de fortes grenouilles, j'ouvrais le ventre et j'excisais la partie postérieure du cordon sympathique. Lorsque la plaie était guérie, ce qui réussissait dans plusieurs cas, je mettais aux deux pattes de la grenouille, qui nageait dans un réservoir d'eau, de petits sacs avec un nombre déterminé de grains de plomb, pour m'assurer s'il se présentait quelque différence dans les fonctions des deux pattes ; mais il me fut impossible d'en découvrir.

la tension que le poids produisait sur le muscle. Cet expérimentateur observa que cette section n'exerçait pas une influence appréciable sur la durée de la tension telle qu'on l'observe lorsqu'on ne pratique pas la section du nerf (1). C'est pour cette raison que Heidenhain s'est rallié aux physiologistes qui nient le *tonus* (c'est-à-dire une influence continue et involontaire des organes centraux sur les muscles).

Il le nie seulement pour les muscles volontaires, mais il paraît disposé à l'admettre pour les muscles involontaires, dans le cas où « certaines expériences récentes sur les variations de températures après la section des nerfs se confirmeraient » ; il ne désigne pas clairement ces nouvelles expériences.

En effet mes expériences sur « l'équilibre central des forces motrices, » que j'avais alors déjà publié dans les journaux (2), semblaient mettre hors de doute, qu'une telle influence tonique continue existait quant au nerf sympathique et aux muscles des parois vasculaires, aussi bien que dans l'iris. J'avais observé qu'en pratiquant sur des mammifères, d'un côté du cou, la section du nerf sympathique, on produisait non-seulement, d'après les expériences de Pourfour du Petit (1712), de Biffi et de Claude Bernard, le rétrécissement de la pupille, et la dilatation des vaisseaux sanguins de ce côté, mais encore la dilatation absolue et immédiate de la pupille, ainsi que la contraction des vaisseaux sanguins du côté opposé (3).

(1) Si cette tension des fibres nerveuses qui se ramifient dans le muscle devait faire cesser l'action tonique des organes centraux, ce qui est en effet à craindre, toute l'expérience de Heidenhain perdrait sa valeur.

(2) *Deutsche Klinik*. 1855.

(3) Dans mes notes journalières, j'ai relevé par une série de dessins les preuves nécessaires à la démonstration de cette proposition. Ces dessins montrent les changements de la pupille sur les chats, chez les-

On peut donner l'explication suivante de ces phénomènes. Il existe dans les organes centraux, dans la moelle par exemple, une force agissante, d'une façon constante et égale des deux côtés sur les muscles vasculaires, et sur ceux de l'iris. Cette force acquiert une plus forte puissance du côté sain dès qu'une voie de ses fonctions a été supprimée. Cette hypothèse se laisserait également appliquer aux muscles volontaires et s'accorderait même avec les résultats cités plus haut, obtenus sur des animaux, résultats qui niaient le *tonus*. Pour cela il faudrait admettre que le *tonus* des muscles volontaires est une fonction de la moelle, ou des ganglions sympathiques, excitée par l'influence de la volonté. Cette fonction augmenterait par la contraction volontaire et diminuerait après le relâchement petit à petit jusqu'à zéro. Elle serait ainsi destinée à faciliter l'activité alternative des antagonistes, en donnant aux muscles délivrés de l'influx de la volonté un degré passager de *tension*, peut-être seulement une augmentation de cette *élasticité* admise par Weber.

Il me semblait du moins alors que cette hypothèse pouvait jusqu'à un certain point expliquer la formation des contractures paralytiques, en tant, comme l'expérience semble le démontrer, que ces contractures sont plus prononcées aux groupes de muscles des membres ou d'extrémités paralysées à la suite d'une apoplexie cérébrale, lorsque ces muscles obéissent encore à un reste d'influence de la volonté, et que

quels on avait pratiqué la section unilatérale du nerf sympathique. Le fait le plus saillant que j'y ai consigné est le suivant. Sur des chats dont la pupille se contracte sous l'influence d'une vive lumière, jusqu'à ne former pour ainsi dire qu'une fente, il est impossible de produire ce phénomène après la section unilatérale du grand sympathique, sur le côté sain, même en exposant l'œil à la lumière solaire la plus éclatante. Les différences correspondantes de la température des deux oreilles chez des animaux traités de la sorte sont si grandes qu'elles excluent toute possibilité d'une déviation fortuite.

leurs différents antagonistes ne se trouvent plus dans le même cas. Cette base, quoique bien faible et mal assurée, me parut pourtant pouvoir me prêter un point d'appui pour entreprendre la première expérience sur l'effet du courant galvanique constant sur les muscles et les nerfs de l'homme.

J'entrepris cette première expérience sur mon propre bras, le 31 décembre 1855, dans l'établissement télégraphique de MM. Siemiens et Halske, dont l'extrême obligeance m'avait déjà maintes fois facilité de semblables essais.

Je fis d'abord usage d'un courant constant provenant de 40 éléments de Daniell; mais comme il était trop douloureux, je descendis à 30 éléments, et moins encore. Les réophores de cuivre dont je me servis étaient égaux, et terminés par deux boutons demi-sphériques d'un diamètre intérieur d'un demi-pouce, recouverts d'une éponge humide et d'un linge. Je me fis appliquer l'un d'eux sous l'articulation du poignet de manière à ce que le nerf médian passât sur le bouton, et que la main se trouvât pendante de l'autre côté du réophore (1). Au moyen de la main droite je fermai rapidement la chaîne en appliquant l'autre réophore sur un point plus élevé du nerf médian, soit dans l'articulation du coude, soit au bord interne du biceps brachial.

Que le courant fût descendant ou ascendant, je sentis dès l'application du réophore supérieur une sensation de picotements suivant la ramification du nerf médian, jusque dans le bout des doigts; en même temps ma main, par un mouvement involontaire et croissant, mouvement produit par les extenseurs de la main et des doigts, et compliqué encore par leur extension forcée, commença peu à peu à s'élever jusqu'à

(1) Plus tard, je me fis construire une petite table, sur laquelle se trouve vissé verticalement un réophore de métal, portant à son bout supérieur une vis, pour pouvoir y ajuster des boutons de formes et de diamètres différents.

former un angle de 45 degrés. Aussi longtemps que le courant parcourait le nerf médian, la main resta dans cette position, mais, dès l'ouverture de la chaîne, elle retomba dans sa position primitive. Je pouvais pourtant sans grande peine, pendant que le courant parcourait ainsi le nerf médian, vaincre cet état d'extension involontaire de la main, parce que les muscles, néanmoins animés par le nerf médian, obéissaient encore à ma volonté. Mais cet état se reproduisait dès que je faisais cesser l'influence de ma volonté. Des phénomènes analogues se reproduisaient en faisant passer un courant constant par le tronc du nerf radial. Un des réophores était appliqué entre les muscles biceps et triceps, au point où le nerf radial devient très-superficiel, l'autre réophore sur la face dorsale de l'avant-bras sur le trajet du nerf interosseux. Au moment de la fermeture de la chaîne, j'observai des contractions continues ou toniques de tous les muscles qui dans l'avant-bras et la main sont animés par les nerfs médian et cubital. C'est-à-dire, il se produisait des phénomènes de flexion de la main et des doigts avec une adduction dans la paume de la main. On pouvait de même rendre visibles de semblables oppositions entre le nerf médian et le nerf cubital, et dès qu'on introduisait dans le circuit du courant les autres troncs nerveux, on pouvait observer des effets analogues opposés sur le trajet de chaque tronc nerveux. Il est vrai de dire que le même jour j'observai encore des phénomènes différents sur d'autres personnes. Ainsi le courant constant traversant un tronc nerveux ne produisait pas un mouvement antagonistique, mais bien une contraction tonique de tout le domaine du nerf *traversé par le courant.*

J'expliquai alors toutes ces observations d'après l'hypothèse qui m'avait suggéré ces expériences. Cette manière de voir se trouve encore consignée dans la première note que j'ajoutai le jour suivant (14 décembre) à l'appendice de la « galvanisation des nerfs moteurs, » appendice de la deuxième édition de mon travail sur l'électrisation méthodique des muscles paralysés, et en partie elle est aussi consignée dans une note que je transmis sur ce sujet quelque temps après à l'Académie des sciences de Paris (1). Le fait le plus capital qui ressortait de ces travaux, et duquel il n'était plus permis de douter, était qu'on pouvait exciter d'une manière toute nouvelle les muscles de l'homme en employant le courant galvanique constant.

Jusqu'à cette époque on savait que le courant constant à son entrée ou à sa sortie, provoquait une seule contraction passagère, mais que dans l'intervalle les muscles restaient en repos. On connaissait aussi les contractions dites *tétaniques* des muscles qui se produisent lors de l'action de courants induits sur ces organes. On n'ignorait pas que ces contractions, qui ne sont qu'apparemment uniformes, ne sont produites que par une succession très-rapide de contractions provoquées par de très-nombreux chocs d'inductions. Mais ce que, moi, j'avais observé, c'était une *contraction tonique continue* produite par un courant constant continu (non interrompu), contraction sur laquelle ni l'œil ni la sensation ne pouvaient découvrir une oscillation, et qui par cela même présentait la plus grande analogie avec une contraction volontaire.

Il est inutile ici de faire entrer en ligne de compte les contractions tétaniques observées par Ritter sur les grenouilles après l'ouverture de courants descendants (2), car elles ne sont que l'expression prolongée de la contraction d'ouverture (3). On pourrait plutôt mentionner le tétanos qu'avait observé Marianini, quelquefois même pendant l'action de

(1) *Comptes rendus des séances de l'Académie des sciences*. 1855, décembre, t. II.

(2) Voyez plus haut, p. 10.

(3) Voyez plus haut, p. 39.

chaînes fermées sur des cuisses de grenouilles (1). Il en serait de même des phénomènes tétaniques observés par Matteucci (2) sur des lapins sur lesquels je reviendrai plus bas.

Je me crus donc autorisé à introduire plus tard (3) sous le nom de *contraction* ou *raccourcissement galvano-tonique*, cette nouvelle forme de la contraction qui n'avait pas encore été observée sur l'homme, pour la distinguer de la contraction clonique ou tétanique, produite par des chocs d'induction, ou bien par des courants constants souvent interrompus. On voit donc ainsi, que je n'ai pas choisi cette dénomination pour exprimer un rapport avec le *tonus central* qui n'est pas encore parfaitement établi aujourd'hui, mais bien pour rendre la nature du phénomène par un mot plus facilement compréhensible. Je ne cacherai cependant pas que cet accord apparent du résultat avec les suppositions de l'expérience, m'engagèrent à examiner par une série d'épreuves sur l'homme sain, l'hypothèse dont j'étais parti. La plus grande difficulté était de trouver des personnes qui voulussent bien se prêter à ce genre d'expérimentation. Un des premiers fut M. le docteur Deetz, un de mes anciens élèves, actuellement conseiller médical à Hombourg. J'employai en général pour ces expériences deux personnes. L'une dont le bras servait à contrôler les expériences que j'avais d'abord pratiquées sur moi, et l'autre à tenir un journal dans lequel on consignait les points sur lesquels on appliquait les réophores et les effets du courant. A ces expériences se prêtèrent encore : MM. Ernst, Wolff, Reissner, Schwan, Tiburtius, Renner, Hirschfeld, Fleck, Bernstein, Fink, Schlesinger, Gersdorff, Fromm, Reich, Joseph, Sachs, Hermann, Gutkind, dont les cinq premiers prirent une part active et con-

(1) Voyez plus haut, p. 22.

(2) *Traité des phénomènes électro-physiologiques*. Paris, 1844, p. 206.

(3) *Comptes rendus des séances de l'Académie des sciences*. Paris, 1856, t. XLIII, séance du 22 septembre.

tinue à ces expériences parfois si difficiles et si douloureuses, expériences qui, d'après mon journal, furent continuées à partir de janvier 1856, jusqu'au 19 juillet de la même année.

Je résume ici les propositions qui ressortirent de ces expériences comparées sur différents individus.

1° Il faut, pour produire en général des contractions toniques dans un membre, faire passer par un tronc nerveux un courant très-fort et douloureux.

2° Si un courant passant par un nerf produisait une contraction tonique, cette contraction avait toujours lieu, que le courant renfermât une plus grande ou une plus petite portion du tronc nerveux.

Il suffisait par exemple, pour le nerf médian, de n'enfermer dans le circuit que la portion du nerf qui est située au bord du bout inférieur du muscle biceps. Cependant la facilité de l'excitation augmente avec la longueur de la portion nerveuse enfermée dans le circuit.

3° Un courant peut provoquer une douleur intolérable, sans donner lieu à une contraction tonique, tandis que chez un autre sujet, ou quelquefois chez le même, mais dans un autre temps, le même courant provoquera une contraction tonique violente et une douleur à peine sensible.

4° La contraction tonique, après l'introduction du courant dans le nerf, se produit dans des cas où le même courant appliqué d'une manière analogue sur un muscle du même membre ne produirait pas de contraction de fermeture.

5° Cependant la formation de contraction tonique est ordinairement favorisée par les mêmes circonstances qui facilitent la contraction de fermeture, c'est-à-dire une application subite et prompte des réophores sur les nerfs.

Il est des cas aussi où la contraction tonique dans le domaine du nerf ne commence que lorsqu'on éloigne lentement le réophore du tronc nerveux sur lequel on l'avait fortement appliqué pendant environ une minute, et cette contraction se prolonge aussi longtemps que le réophore repose sur le nerf en touchant légèrement la peau.

6° Vingt à trente éléments de Daniell suffisent ordinairement pour rendre visibles sur le bras d'un homme les contractions toniques. Il est des hommes sains, chez lesquels il faut employer jusqu'à quarante et même cinquante éléments pour provoquer ce phénomène. Si la contraction tonique n'a pas lieu lors de la première application des réophores, il n'est pas rare de la voir se produire à la seconde ; le courant constant ayant parcouru le tronc nerveux pendant une minute et plus, c'est-à-dire dans le cas où le courant produit plus facilement dans le muscle des contractions d'entrée.

7° La plupart des hommes jeunes et fortement musclés ne présentent, toutes choses égales d'ailleurs, que des contractions toniques dans le domaine du tronc nerveux parcouru par le courant. On voit cependant quelquefois sur le même homme, mais à des jours différents, ce phénomène varier, et la contraction avoir lieu tantôt dans le domaine du nerf parcouru par le courant, tantôt dans le domaine du nerf antagoniste.

8° La volonté a de l'influence, en tant qu'elle peut empêcher la production de la contraction antagonistique. Dans ce moment il se produit ordinairement, lors de l'entrée du courant, de la contraction tonique dans le domaine des muscles et des nerfs, sur lesquels la volonté se dirige dans cet instant ; les muscles antagonistes aussi sont dans un état de tension.

9° Ce combat entre les groupes musculaires antagonistiques existe assez souvent sans le concours de la volonté, et il arrive qu'une contraction, par exemple la flexion, cesse pendant que le courant agit, passe dans la contraction antagonistique, c'est-à-dire l'extension, *et vice versâ*.

10° On ne réussit pas à donner par la volonté la suprématie à la contraction antagoniste, quand la règle se trouve être :

contraction tonique des muscles animés par le nerf parcouru par le courant.

11° On ne peut pas admettre non plus, que la contraction antagoniste n'est que la conséquence d'une intention psychique, parce qu'on l'observe sur des personnes auxquelles le sujet et l'objet de l'expérience sont tout à fait inconnus.

Par contre, il est à la vérité bien difficile pour beaucoup de personnes, de pouvoir s'abstenir de faire agir leur volonté de manière à ce que l'action du courant reste privée des influences qu'une telle innervation engendre, au moment de l'entrée de ce même courant.

12° On pourrait donc, d'après ce qui précède, être disposé à admettre, que dans les cas où la contraction antagoniste se produit pendant que le nerf médian est parcouru par le courant, cette contraction a lieu parce que le courant agit accidentellement plus sur les extenseurs qui se trouvent être plus excitables que les fléchisseurs.

Si cette explication était vraie, l'excitation du tronc nerveux antagoniste devrait provoquer des contractions dans son domaine, et le même fait devrait se reproduire lors de l'excitation simultanée des deux troncs nerveux. En apparence de contradiction avec cette opinion, on voit, sur des personnes chez lesquelles le courant parcourt le *nerf médian*, se produire l'extension de la main, et dès que le courant ne parcourt que le *nerf radial*, se produire immédiatement la flexion. Ces phénomènes se développent encore quand on réunit par une bandelette humide les deux nerfs, et qu'on y applique les réophores. Le même effet a lieu lorsque cette bandelette humide unit un des points quelconque du nerf médian à un des points de la face d'extension du bras ou de l'avant-bras, sous lesquels se trouve le trajet du nerf radial. Un semblable effet a même lieu quelquefois lorsqu'on unit le nerf médian toujours par la bandelette humide, avec le dos de la main ou des doigts.

Cette excitation simultanée des nerfs de la face dorsale du bras et de la main (1) exerce, quand elle a une durée d'une minute et plus, non-seulement, sur la contraction tonique, une influence passagère, mais bien une influence durable ; car dès qu'on enlève la bandelette humide et qu'on sèche complétement le bras, une nouvelle application du courant sur le nerf médian ne provoque pas l'extension, mais bien la flexion, jusqu'à ce que plusieurs mouvements volontaires des nerfs extenseurs leur aient rendu la faculté de réagir d'une manière normale contre l'excitation. Bien souvent, et principalement pour les doigts, il m'a fallu avoir recours à des moyens mécaniques, tels que les frictions et l'emploi même de la brosse sur les parties de la peau frappées par les courants détournés, afin de ramener ainsi les muscles à leur état normal.

13° Quoiqu'il fût impossible pour le moment de trouver une loi générale qui eût pu expliquer ces phénomènes paradoxes, il était cependant probable qu'on ne pouvait pas se reporter à un trouble de l'équilibre d'innervations toniques centrales (l'hypothèse qui avait donné naissance à ces expériences, s'exprimait ainsi), mais il fallait supposer que l'excitation des nerfs sensitifs jouait dans ces phénomènes un rôle essentiel. Cette manière de voir paraissait confirmée par la circonstance que lorsqu'on faisait passer le courant par un nerf purement sensitif, comme, par exemple, le *nerf radial superficiel* (longeant l'artère radiale), on produisait parfois l'extension de la main. Cet effet cessait aussitôt de se produire dès qu'on écartait seulement les réophores d'une ligne des nerfs de cette région. L'observation comparée fit même voir,

(1) Ce résultat est d'autant plus remarquable que, comme chacun le sait, la face dorsale de la main et des doigts n'est pas exclusivement animée par le nerf radial, mais bien encore par le nerf cubital, de sorte qu'il existe dans cette région deux nerfs de différentes sources.

dans un cas, qu'un courant descendant dans ce nerf produisait l'extension de la main, et qu'un courant ascendant y produisait la flexion. Chez un autre sujet, j'avais observé un fait analogue sur le nerf médian. Dans ce cas, le courant descendant développait de vives douleurs et une flexion tonique; le courant ascendant, au contraire, était moins douloureux et donnait lieu à une flexion tonique.

On ne pouvait donc en apparence que se permettre l'explication suivante : les contractions toniques sont, en général, produites par des excitations centrales, qui ont leur point de départ dans les nerfs sensitifs, et toutes les différences qu'on observe dans des cas particuliers dépendent de différences centrales, peut-être aussi même d'anomalies que présentent les nerfs sensitifs dans leurs divers états d'excitabilité.

J'en étais arrivé à ce point par mes recherches sur les contractions galvano-toniques, lorsque je fus conduit sur une autre voie, et plus tôt que je ne l'eusse désiré, à employer thérapeutiquement le courant galvanique constant. Ces applications me fournirent de nouvelles preuves à l'appui de l'influence que les courants exercent sur les organes centraux, et elles m'engagèrent de plus en plus à désigner et à expliquer, comme devant être des actions reflexes, toutes les contractions galvano-toniques des muscles. Occupé par mes expériences thérapeutiques, j'ai fait cependant, durant l'hiver 1856 à 1857, des remarques qui me firent douter de la signification exclusivement centrale que j'avais accordée aux contractions galvano-toniques des muscles. J'avais déjà observé antérieurement sur quelques malades, pendant qu'on faisait passer de forts courants par des troncs nerveux, des mouvements fibrillaires dans les muscles animés par ces mêmes nerfs. Je trouvai qu'en plongeant les muscles de quelques malades dans l'eau chaude avant l'expérience, la production de ces mouvements fibrillaires des muscles était favorisée ; de plus, je me rappelai aussi que, par une semblable immersion, j'avais autrefois développé une contraction tonique sur un homme sain.

Tous ces faits paraissaient donc parler en faveur d'une origine périphérique de la contraction tonique, plutôt que d'une origine centrale.

Mais, à la vérité, tous ces doutes furent de nouveau effacés, lorsque je réussis, sur une femme atteinte d'hémiplégie, à produire des contractions toniques des *muscles extenseurs paralysés du bras*, au moyen d'incitations galvaniques du nerf crural du côté paralysé.

Au milieu de ces grandes difficultés, et pressé par mes occupations thérapeutiques, qui augmentaient chaque jour, je ne négligeais pas de revenir aux expériences que me fournissaient les grenouilles. Au printemps 1857, j'en avais entrepris un grand nombre, mais qui furent sans résultat : ces animaux, ayant passé l'hiver à l'air libre, avaient perdu un certain degré voulu d'excitabilité. J'expérimentais alors avec plus de succès sur des animaux à sang chaud, principalement sur des lapins. Sur le lapin, en effet, on peut produire très-facilement des contractions galvano-toniques sur le muscle droit supérieur de l'œil, qu'on aperçoit très-bien à travers la conjonctive quand on ouvre la paupière supérieure (1). Une pile de deux à trois éléments de Daniell produit sur ce muscle, quelle que soit la direction du courant, des ondulations fibrillaires ; en employant cinq éléments, on obtient une contraction tonique complète. Pendant cette contraction, on ne parvient pas à distinguer, soit à l'œil nu, soit au moyen de la loupe, des oscillations, qui devraient se produire par

(1) Pour ces expériences, je me servais comme réophore d'un cylindre en verre, traversé par deux fils de cuivre isolés par de la cire à cacheter, et se terminant par deux boutons en platine.

analogie avec ce que l'on observe quand on emploie de très-faibles courants. On peut arriver à produire de semblables phénomènes sur les muscles de la face, quand l'animal sur lequel on opère est jeune et fort, et quand on a enlevé les poils. Il faut, quand le lapin est plus âgé, inciser la peau, parce que cet organe oppose au courant une résistance presque insurmontable (1).

Les expériences les plus intéressantes sont celles qu'on pratique sur les peauciers de la face. Ces muscles sont minces et peuvent facilement se détacher ; ils se rendent, comme on le sait, aux lèvres, qui sont garnies de gros poils ; ces poils, quelquefois, lorsque les contractions cloniques frappent ces mêmes muscles, se trouvent dans un mouvement oscillatoire continu. Dans ces cas, quand on fait passer par ces muscles un courant de dix éléments et plus, on voit le mouvement des poils s'arrêter, la lèvre être tirée de côté et persister dans cette position tant que le courant agit.

A-t-on mis à nu les muscles de la face, et y fait-on passer alors un courant de cinq éléments et plus, on provoque de très-fortes contractions toniques, qui cessent dès qu'on interrompt la chaîne. Ces contractions durent avec une force égale, alors même que le tronc du nerf a été sectionné (plexus anserinus). Lorsque les muscles, après avoir été mis à nu, ont perdu de leur excitabilité, on provoque même, lorsqu'on emploie des courants plus forts, au lieu de contractions toniques, des ondulations fibrillaires. Ce degré moindre d'excitabilité s'observe primitivement dans les muscles masticateurs, de même que dans les muscles des extrémités, c'est-à-dire

(1) Lorsque, le 22 septembre 1856, je parlai, dans ma communication à l'Académie des sciences de Paris, des contractions galvano-toniques que j'avais observées sur l'homme, le physiologiste Auguste Waller, présent à la séance, me dit avoir observé un fait analogue sur les muscles de la face du lapin.

que, dès qu'ils ont été mis à nu, un courant de cinq éléments et même plus ne produit plus une contraction tonique complète, mais bien des mouvements de fibres musculaires, mouvements qui, à la vérité, se succèdent rapidement, mais qu'on peut cependant suivre à l'œil nu. Ces mouvements ont leur point de départ à la ligne d'union des électrodes; ils se répandent de tout côté, selon la force du courant et le degré de l'excitabilité; mais ils atteignent leur summum d'intensité dès que le courant touche le nerf musculaire. Ces contractions sont indépendantes des organes centraux, puisqu'elles continuent à se produire même après la section du nerf musculaire.

Fixe-t-on un lapin par des liens sur une planchette, de manière à ce que le ventre de l'animal se trouve sur ce plan, et met-on à nu un tronc nerveux, par exemple le nerf sciatique, isolé par une plaque de verre, on peut alors observer différents phénomènes quand on fait passer un courant constant à travers cette région. Aussi longtemps que dans l'action du courant les électrodes restent en repos, les muscles animés par le tronc nerveux ne présentent que des contractions d'entrée et de sortie. Mais dès que, par les mouvements de l'animal, les électrodes ont été dérangés, ou bien encore dès que le nerf est touché dans sa position normale par le courant, et que les frémissements que le courant fait naître dans les muscles voisins, se communiquent au nerf, on voit alors d'après la manière d'oscillation à laquelle l'influence du courant est soumise, des contractions toniques plus ou moins régulières et fortes se produire dans les muscles animés par le tronc nerveux. Ces contractions cependant ne cessent pas, quand on a même coupé le tronc nerveux au-dessus du point excité.

Il est vrai d'ajouter que Matteucci dit avoir observé, dans une expérience analogue, qu'avant la section du nerf, le courant donnait lieu visiblement à des mouvements reflexes dans les parties supérieures du corps, notamment dans les oreilles.

Mais tous ces mouvements ne sont, comme d'ailleurs Dubois-Reymond l'a très-bien fait remarquer, que des expressions de la douleur (1); car ils cessent dès la section de la moelle allongée.

Chez les grenouilles, avec les électrodes d'une chaîne d'environ dix éléments, on provoque facilement et immédiatement des contractions toniques de tous les muscles de la cuisse, dès qu'on embrasse dans le sens longitudinal ou circulaire la cuisse de l'animal. Toute la cuisse se trouve être dans une extension tétanique, sous l'influence du courant constant, et lorsque cette extension, ce tétanos cesse, on peut le reproduire immédiatement en promenant un peu, sans ouvrir la chaîne, les électrodes sur le trajet du nerf sciatique. Ce tétanos n'est donc pas d'origine centrale, ce que tend à prouver la circonstance, qu'il ne subit pas de modification appréciable lorsqu'on sectionne pendant sa durée tous les troncs nerveux de la cuisse galvanisée, au-dessus des nerfs excités.

On peut à la vérité instituer une expérience qui semblerait faire douter de l'explication donnée ci-dessus. En plaçant sous le nerf sciatique, complétement disséqué et non lésé, un petit appareil en forme de pelle, qui, par deux plaques de platine bien isolées, conduit le courant au nerf, si l'on vient à éloigner ce nerf au moyen de cet appareil à un demi-pouce de la cuisse sans toucher à cette dernière, on remarque que lors de l'entrée du courant, les muscles animés par le nerf sciatique deviennent tétaniques. Ce tétanos cesse aussitôt dès qu'on sectionne le nerf au-dessus du petit appareil; de manière à ce que le bout inférieur y reste établi.

En répétant l'expérience, on verra bientôt que le tétanos

(1) T. I, p. 393.

n'apparaît que lorsque les muscles de la cuisse se trouvent dans un mouvement frémitatoire qui leur est communiqué par le bout du nerf situé au-dessus du petit appareil ; mouvement qui lui-même met les nerfs dans un mouvement oscillatoire, et qui produit le tétanos visible à la jambe.

Car en plaçant le nerf sur la petite pelle, si le tétanos de la jambe n'apparaît pas, soit à cause de l'excitabilité diminuée outre mesure, ou bien à cause de la faiblesse du courant ; ce tétanos apparaîtra immédiatement, dès qu'on approchera la petite pelle des muscles, de manière à y produire des frémissements ; et dans ce cas la section du nerf est sans influence sur le tétanos, quelle que soit la position de la petite pelle, que la section du nerf ait été faite au-dessus de la cuisse, ou dans le bassin. Mais lorsqu'on dissèque et que l'on coupe le tronc nerveux à son bout supérieur, et qu'on vient à le placer avec beaucoup de précaution sur la petite pelle, de manière à ce que les vibrations des muscles en mouvement ne puissent plus lui être communiquées, alors, même en employant de très-forts courants, le tétanos ne pourra plus être produit dans la jambe. Par contre, on pourra facilement le reproduire en faisant exécuter à la pelle, le nerf y restant en place, de légers mouvements de va-et-vient, ou bien encore en roulant le nerf sur la pelle avec les doigts.

Si donc finalement les frémissements des fibres musculaires contiennent la cause des phénomènes tétaniques ou toniques qu'on peut provoquer sur des membres intacts, on peut se demander de quelle manière ces frémissements se produisent. L'expérience suivante jette quelque lumière sur cette question. On fait passer dans les membres le courant non par des électrodes solides, mais au moyen de fils humides qui partent d'électrodes fixes. Dans ce cas, le tétanos ne se produit jamais, même sous l'action de très-forts courants. Matteucci empêchait, par l'emploi d'un semblable moyen, la contraction d'entrée de se produire, lors de ses propres expériences thérapeutiques. Le tétanos n'apparaît pas non plus, dès qu'on n'opère pas une certaine compression sur les membres avec les électrodes fixes. Il faut donc faire agir par une certaine pression les électrodes sur les muscles, pour y provoquer d'abord, des contractions oscillatoires, qui, en s'élevant petit à petit, arrivent jusqu'à y développer le tétanos.

Il devient donc maintenant évident pour nous, que nous rentrons dans le cadre des phénomènes que Dubois-Reymond a groupés (1) pour servir de base à la loi suivante formulée ainsi : « *Le nerf moteur ne répond pas dans chaque moment* « *par une contraction à la valeur absolue de la tension du* « *courant, mais à la modification de cette valeur d'un mo-* « *ment à l'autre.* »

Ce qui vient d'être dit plus haut doit porter notre attention sur une expérience de Pfaff (2). Ce physicien plaça une lourde barre de zinc sur les muscles d'une cuisse de grenouille, en faisant reposer l'extrémité supérieure de cette barre, sur l'armature métallique du nerf. Dans ce cas, les contractions devinrent continues, « *parce que le mouvement du muscle* « *lui-même s'empara du rôle de faire osciller la courbe de* « *tension* (3). »

Il est évident qu'ici, le poids de la barre de zinc peut être remplacé par la pression exercée par la main de l'expérimentateur sur le muscle au moyen d'électrodes fixes. Ce muscle ne peut rentrer dans l'état de repos, car chaque essai qu'il fait pour revenir à son état d'équilibre, le force, dès que son excitabilité est assez grande, à une nouvelle contraction, pour

(1) *Untersuchungen über thierische Electricität*, t. I, p. 258-274.
(2) Gren's *Journal de Physik*. 1794, t. VIII, p. 271.
(3) S. Dubois-Reymond's *Untersuchungen*, t. I, p. 269.

réagir contre des oscillations si petites de la densité du courant, telles que les produit le simple changement de position des parties musculaires ou nerveuses par rapport à cette densité qui est plus forte aux électrodes.

Les expériences relatées plus haut paraissent rendre vraisemblable que les contractions toniques qu'on observe dans les muscles, quand on fait passer un courant constant par un tronc nerveux animant ces muscles, doivent être tout d'abord comptées dans la série des phénomènes dépendant des oscillations de la densité du courant (1). Se basant sur cette manière de voir, on peut expliquer que pour produire une telle contraction, une application profonde du réophore est, avant tout, une condition favorable, car cette application profonde signifie production d'une contraction de fermeture dans les fibres musculaires, les plus voisines du tronc nerveux. Si l'excitabilité de ces fibres musculaires ou plutôt de leurs nerfs n'est pas grande, la contraction une fois opérée, elles ne réagiront plus, et il y aura production de repos. Mais dès que leur excitabilité sera augmentée, les fibres musculaires ou plutôt leurs nerfs développeront sous l'influence du courant, comme d'ailleurs nous l'avons observé pour les muscles du lapin, un mouvement léger et oscillatoire, et empêcheront par ce fait le nerf d'être soumis d'une manière uniforme à l'action du courant. Le tronc nerveux se comportera par conséquent ici, comme si on l'approchait et l'éloignait alternativement du courant le plus fort, sans que pour cela il sorte de la sphère d'action de ce même courant : c'est-à-dire que les parties constituantes du nerf seront soumises à des courants de densités différentes à cause de la grandeur alternante de la résistance intercalée. Les muscles

(1) Une modification de la polarisation doit agir aussi dès que des oscillations plus fortes dans la position des réophores sont en jeu.

dépendant de ce nerf donneront par conséquent une contraction, qui sera, ou un effet tonique, c'est-à-dire sans interruption appréciable, ou dont les oscillations qui pourraient exister sont masquées à l'œil par les téguments.

Il est bien plus difficile de rapporter à cette hypothèse les cas de *contractions toniques antagonistiques*, parce que, d'après l'explication donnée ci-dessus, une contraction tonique se développe dans tous les cas dans le domaine du nerf parcouru par le courant. En y réfléchissant bien on trouvera des points qui pourront servir à élucider ces difficultés. Qu'on admette le cas où l'excitabilité des fibres nerveuses motrices, dans le domaine du tronc parcouru par le courant, est moindre que l'excitabilité des fibres nerveuses sensitives ; le courant qui frappe subitement le tronc nerveux placé dans cette condition, ne produira pas une contraction de fermeture, mais bien de la douleur. Si l'on admet que cette douleur peut, même sous l'influence de la volonté, provoquer un mouvement de répulsion, le bras se portera au côté opposé, et si, ce qui a lieu dans certains degrés d'excitabilité, l'excitabilité des extenseurs est plus grande que celle des fléchisseurs, le courant parcourant le bras provoquera dans le domaine des extenseurs la contraction de fermeture nécessaire à la production de la contraction tonique ; ou bien encore le mouvement d'extension provoqué par la douleur, mouvement qui est central quoique involontaire, remplacera cette contraction de fermeture (1).

On comprendra donc maintenant comment il se fait que,

(1) Je suis loin de soutenir que les vibrations hypothétiques des fibres musculaires, dont je n'ai jamais pu observer des traces chez l'homme sain, comme je le fais expressément remarquer ici, sont l'unique ou l'exclusive cause des oscillations de courants qui agissent dans le nerf. Qu'on veuille bien réfléchir que ces oscillations peuvent être produites même par la main de l'expérimentateur appliquant mal le réophore, ou même encore elles peuvent provenir par la cir-

chez l'homme, un courant descendant dans le nerf médian produise plus de douleur et un mouvement d'extension, et comment il se produit une douleur moins grande et la flexion quand un courant ascendant parcourt ce même nerf. De plus aussi, chez l'homme dont la main est portée ordinairement dans l'extension, quand un courant traverse le nerf médian, il peut arriver parfois que si l'excitabilité motrice de ce nerf se trouve être augmentée, on voit la flexion se produire. Quelque satisfaisante même que paraisse être cette explication, elle présente cependant de prime abord de grandes difficultés, lorsqu'on prend en considération quelques-unes des expériences communiquées plus haut. En effet, si cette explication était juste et suffisante, il faudrait que, dans le cas où il se développe, pendant qu'un nerf est parcouru par le courant, une contraction tonique antagonistique, il faudrait, dis-je, que l'excitation du nerf antagoniste même produisît très-facilement une contraction dans tout le domaine des muscles que ce nerf anime. Mais cela ne se passe pas ainsi chez l'homme sain, et j'ajouterai même qu'on l'observe encore moins sur des membres paralysés. Car j'ai vu sur des malades hémiplégiques, qu'un courant dirigé le long du nerf médian produisait l'extension de la main et des doigts, et qu'en employant le même courant pour exciter le nerf radial, on ne parvenait à produire en aucune façon un semblable mouvement. Pour sortir de cet embarras, il

culation du sang. De plus, l'épiderme oppose une très-grande résistance de conduction au courant, peu à peu même, sous une longue influence de ce courant, il peut être décomposé en partie; il est donc probable que la qualité de la résistance se modifie pendant l'action du courant (« par électrolyse »), et qu'en vertu de cette raison il se produira une action du courant non uniforme sur les nerfs, sans qu'il soit nécessaire de chercher, comme cause de ce phénomène, une électrolyse augmentante dans le nerf lui-même, quoique je sois très-loin de réfuter même cette dernière cause d'explication.

nous faut donc admettre qu'il n'est nullement indifférent de quel côté on dirige l'excitation sur un tronc nerveux, ou sur une de ses branches; que les *courants dérivés* qui notamment frappent les fibres nerveuses en venant de la face interne sont plus efficaces, même affaiblis, dans leur densité, par la résistance des tissus, que des courants plus forts, dirigés sur les fibres nerveuses de dehors en dedans. Les observations que je communiquerai plus loin, sur la différence que présente l'excitation transversale ou longitudinale des fibres nerveuses, se montreront d'accord avec cette hypothèse que je viens d'émettre. Dans ce chapitre, nous chercherons aussi à réfuter l'opinion qui pourrait être émise que des différences de résistance de l'épiderme sont mises en jeu (1). Nous y montrerons en même temps les difficultés qui s'opposent à ces interprétations, puisqu'il n'est pas encore établi aujourd'hui, si la plus grande excitabilité appartient à la face interne de chaque fibre nerveuse ou musculaire, ou si elle appartient aux terminaisons de ces mêmes fibres qui se dirigent vers l'axe des membres.

Pour expliquer, comme je viens de le faire, la contraction galvano-tonique, telle qu'elle se produit pendant l'excitation des troncs nerveux, j'étais obligé d'accorder une certaine part aux nerfs sensitifs. Mais il est une expérience qui rend bien évidente la part que ces nerfs y prennent. Qu'on soutienne son coude de manière à ce que l'avant-bras se soutienne seul, un aide alors appliquera un réophore sur le point qu'on aura préalablement reconnu, au moyen du courant

(1) On peut se représenter que, par exemple au bras, la résistance de tout le bras, y compris l'épiderme du côté de la flexion, n'est pas aussi grande que la résistance de l'épiderme qui se trouve du côté de l'extension. Le fait est déjà très-invraisemblable par la circonstance que le point du bras où le nerf radial se rapproche le plus de la peau est, chez tous les hommes, extrêmement sensible au courant.

induit, être le point d'immergence du nerf musculaire dans le muscle biceps. (Nerf perforant de Casser.) Par l'autre réophore, de même calibre, on fermera la chaîne composée de vingt à trente éléments de Daniel, en l'appliquant subitement sur le biceps, et en donnant au courant la direction qu'on aura préalablement reconnue, comme étant la plus convenable pour résoudre une forte contraction. Pour le cas où l'excitabilité du muscle ne suffirait pas à une telle contraction, il faudra l'augmenter en faisant passer tout d'abord pendant trente à quarante secondes le courant constant ; de plus, il faudra éviter en fermant la chaîne le nerf cutané, qui a son trajet sur la ligne médiane du muscle ; toutes ces précautions prises, l'avant-bras sera soulevé par la contraction jusqu'à une certaine hauteur, mais il retombera dans sa position première dès la fermeture complète de la chaîne. Mais, arrive-t-on à toucher le nerf cutané et à y produire une forte douleur, non-seulement le bras est soulevé par une forte contraction, mais il est encore après la fermeture de la chaîne retenu par une contraction tonique du muscle biceps à la hauteur à laquelle il était arrivé par la première contraction. L'expérimentateur qui aura assez de patience pour répéter sur lui-même ces expériences douloureuses, se convaincra qu'après avoir augmenté par le courant l'excitabilité du muscle, et du nerf sensitif, il pourra arriver aux mêmes résultats en employant une force de courant qui produit à peine une sensation douloureuse, et qu'il ne faudra, pour changer une simple contraction de fermeture en une contraction tonique, qu'une excitation centrale relativement très-faible. Comme on le remarque chez certains individus sains et notamment aussi chez des hommes paralysés dont les muscles présentent une excitabilité augmentée, la simple fermeture d'une chaîne constante d'une force modérée sur un muscle, suffit, d'après mes observations, pour provoquer une *contraction tonique isolée* de ce muscle; on pourrait donc admettre que dans ces cas il y a toujours en jeu une exaltation simultanée d'un nerf sensitif. Il faut pourtant se rappeler que d'après des expériences sur des animaux, relatées plus haut, il se produit aussi des contractions galvano-toniques isolées dans des muscles de la face disséqués et séparés des organes centraux; j'ai eu aussi occasion de provoquer sur les muscles si excitables de la face et du cou de l'homme des contractions toniques non douloureuses.

A la vérité la règle est que ces contractions n'ont lieu qu'avec une grande sensation de douleur. On peut donc dire que la contraction galvano-tonique peut avoir lieu sans la participation des nerfs sensitifs ou des organes centraux, mais que, selon la règle, elle ne se produit que par la participation des nerfs sensitifs, tant dans le domaine du nerf excité que dans celui du nerf antagonistique.

D'après ce qui vient d'être dit, il semblerait que l'action du courant sur les organes centraux, en tant qu'elle se manifeste dans les contractions galvano-toniques, se réduirait à provoquer parfois un mouvement dont on n'a pas conscience pour repousser les sensations douloureuses, et par ce fait venir troubler d'une manière médiate les influences du courant dans le domaine du nerf parcouru, ou bien à transporter ces influences dans une autre sphère d'action. Mes expériences thérapeutiques cependant m'imposent une autre manière de voir, et me forcent d'admettre qu'en effet la modification provoquée par le courant dans les fibres nerveuses se transmet immédiatement de ces fibres aux organes centraux, d'une façon tout à fait indépendante des douleurs provoquées par le courant, et qu'il existe sans aucun doute des contractions galvano-toniques de muscle qui n'ont lieu exclusivement que par l'exaltation des organes centraux. On trouvera dans la partie thérapeutique de cet ouvrage des preuves plus que suffisantes à l'opinion que j'avance, surtout dans l'historique des guérisons de contractures paralytiques, et je vais faire suivre ici, à cause de l'intérêt physiologique qu'elle présente, une de ces observations fondamentales.

Le 7 août 1856, la femme Scheller, âgée de 37 ans, dans son huitième mois de grossesse, se présente à ma consultation. Dix-huit mois auparavant pendant ses couches, elle fut atteinte d'une attaque d'apoplexie cérébrale, dont les conséquences furent jusqu'à ce jour la perte de la parole, et une hémiplégie de tout le côté droit. La malade boitait, le pied droit était raide, et tourné en dedans; le bras droit était plus paralysé encore, il existait une contracture de tous les fléchisseurs à partir de l'épaule jusqu'aux doigts; cette contracture était telle qu'on ne pouvait pas éloigner le bras à peine de quelques degrés du corps, sans employer une très-grande force; la main était spasmodiquement fermée. Plus tard j'appris que les contractures avaient considérablement empiré sous l'influence de courants induits, auxquels on avait soumis la malade pendant quatre mois. Immédiatement j'essayai par le courant constant, en employant la méthode que je décrirai plus tard, à résoudre les contractures des muscles de l'épaule; mais je ne réussis point à produire dans ce cas l'action favorable et immédiate qu'ordinairement je voyais se développer dans des cas analogues. En considération de l'état avancé de la grossesse, je conseillai à la malade de revenir me voir après ses couches.

Elle reparut à la consultation le 25 janvier 1857. Les couches avaient été heureuses, l'enfant était vivant. Elle m'apprit que le traitement appliqué le 7 août précédent n'avait pas modifié l'état de son bras, mais qu'il avait puissamment modifié la jambe et le pied, ce qu'elle avait immédiatement senti en descendant l'escalier. Depuis cette époque la marche était plus assurée, et, ce qu'elle n'avait jamais pu faire jusque-là, elle pouvait porter son pied en dehors. J'appliquai de nouveau, mais sans effets, des courants sur le bras. Mais les jours suivants ayant fait passer un courant de 20 à 30 éléments de Daniel par le nerf crural ou ses branches cutanées, j'observais après trente à quarante secondes, un soulèvement involontaire du bras paralysé, et tant que le courant passait par le nerf crural, on observait même une extension de la main et des doigts (1).

Des effets analogues non passagers mais durables, se produisirent en traitant le nerf sciatique, comme le nerf crural. A partir de ce moment la volonté de la malade eut une influence sur les extenseurs du bras, qui jusqu'alors avaient été paralysés. Cette influence s'accrut petit à petit, en faisant passer comme à l'ordinaire des courants à travers les nerfs et les muscles du bras. Depuis cette époque, j'ai toujours observé que, pour obtenir une continuation de l'amélioration à la vérité lente de la paralysie du bras, il fallait de temps à autre y provoquer des mouvements *reflexes galvano-toniques*, qui prenaient leur point de départ dans l'excitation galvanique des cuisses.

Je me vois forcé d'entrer dans quelques nouvelles explications à propos des doutes qui pourraient toujours s'élever pour savoir si les mouvements reflexes toniques qui se produisaient dans le bras paralysé sont en effet galvano-toniques, c'est-à-dire provenant de modifications produites par le courant dans les nerfs cruraux, et se propageant de là aux organes centraux. On pourrait admettre que cet effet n'a été que la conséquence de la douleur, et ne pas être étonné

(1) J'ai répété cette expérience sur cette femme le 2 avril 1857, en présence de MM. les professeurs Dietriech, d'Erlangen, Ludwig Fick, de Marburg et de Gerlach d'Erlangen. (*Allgem. med. Central-Zeitung*. 1857, n. 32.)

que cette contraction tonique qui augmente et qui diminue avec la douleur, vienne à se développer justement dans les extenseurs paralysés du bras; puisque des membres paralysés, comme par exemple ceux d'animaux décapités, ont plus de propension au mouvement reflexe que des membres sains. Mais ici j'observerai de suite que depuis peu je produis, en faisant passer par les nerfs des cuisses des courants peu douloureux, l'ouverture de la main. Bien plus, pour éclairer la question par une expérience comparée, j'ai fait passer par les nerfs des cuisses un courant induit, également douloureux et dirigé de la même manière que le courant constant. Le résultat a été, qu'à la vérité, au premier moment le bras, se souleva, mais l'avant-bras *se fléchit* et la main *se ferma* plus spasmodiquement qu'avant. Le résultat thérapeutique consécutif serait donc comme si le courant induit avait agi directement sur les extenseurs du bras, c'est-à-dire, les contractures des fléchisseurs devinrent plus fortes et la paralysie des extenseurs plus grande. Je reviendrai plus tard sur la valeur thérapeutique de cette observation. Cette observation méritait sa place ici, parce qu'elle montrait que l'espèce d'irritation qui agit sur les muscles de la cuisse, a certainement une influence sur la forme et la direction du mouvement reflexe qui se produit et sur la force motrice que les organes centraux obtiennent plus tard sur les membres mis en mouvement reflexe.

J'aurai donc, autant qu'il m'aura été possible, déterminé ici ce qui sert à faire comprendre le phénomène visible et frappant qui se produit sur l'homme sain; je veux parler de la contraction tonique, lorsqu'on introduit dans les membres des courants constants.

Les avantages thérapeutiques les plus importants qui découlent de ces expériences, consistent évidemment dans la notion, qu'un courant constant de force supportable, introduit par des réophores métalliques, en intercalant des résistances humides, à travers la peau, dans les nerfs et les muscles de l'homme sain, est loin d'avoir pendant son action continue sur les nerfs et les muscles une influence qu'on pourrait désigner *comme paralysante*. Il en résulte donc plutôt que l'effet excitant du courant sur les nerfs sensitifs se manifeste par une douleur croissante, et dans certaines conditions favorables sur les nerfs moteurs et les muscles, par une contraction tonique.

Puisqu'il est presque impossible, d'après les raisons données plus haut, de produire en employant des réophores métalliques d'autres effets du courant constant que des effets excitants, il devient évident que pour en obtenir des effets déprimants ou paralysants, il faudra se placer dans les conditions que Matteucci tentait à remplir, lorsqu'il introduisait le courant dans le corps atteint de tétanos, au moyen de bandelettes humides.

En partant de ce point de vue, je pourrai peut-être arriver à faire mieux comprendre le résultat dont j'ai parlé plus haut (p. 66) à l'occasion de mes expériences sur les contractions galvano-toniques et que j'ai désignées comme paradoxales. Car, en faisant passer chez des individus de forts courants constants, lesquels, passant par le nerf médian, provoquaient des contractions toniques, antagonistiques dans le domaine du nerf radial, j'arrivai à produire subitement une flexion tonique, au lieu de l'extension tonique, lorsque je mis en communication, par une bande de linge humide, un des deux réophores avec le point du bras où le nerf radial devient superficiel. Le même effet se produisait lorsqu'on appliquait la bande humide au dos de l'avant-bras, de la main ou des doigts. L'effet se produit même sur chaque doigt, lorsqu'on met celui-ci en communication avec le réophore par la bandelette humide. On peut expliquer maintenant ces faits de la manière suivante : un *courant dérivé*, préservé de grandes oscillations, présente en effet, lorsque la résistance a une certaine force, les « effets nommés *paralysants* » qui appartiennent infailliblement aux courants constants dans de certaines conditions, lorsqu'on fait par exemple des expériences d'excitations sur la cuisse de grenouilles; et c'est pour cette raison, que les muscles animés par le nerf radial sont hors d'état de répondre comme à l'ordinaire, c'est-à-dire par une contraction tonique, à l'excitation qui a son point de départ sur le côté des fléchisseurs.

Si cette interprétation était juste, il en résulterait que tout effet du courant constant renfermerait en lui-même deux effets. Un premier effet, *effet excitant*, en tant que les plus fortes oscillations prévalent; un second effet, *effet déprimant*, en tant que le courant en se répandant dans les tissus humides, et ayant à surmonter une résistance d'une certaine force, subit des oscillations qui se réduisent à peu près à zéro. On serait alors en droit d'attendre que les effets excitants du courant ne se montrent de la manière la plus évidente que lorsqu'on a soin que ce courant, là où il doit exciter le plus, ait non-seulement la plus grande force possible, mais aussi qu'une oscillation de sa densité soit à son plus haut degré. Dans le cas où il s'agit de déprimer l'excitabilité dans un nerf, il faudra au contraire que la force du courant se trouve être le plus bas possible, et qu'on ait soin aussi d'éviter l'oscillation de ce courant. Il faut, en présence de ces conclusions si importantes, être on ne peut plus prudent dans l'explication de ce résultat. D'ailleurs on peut en donner encore deux autres interprétations : on peut admettre qu'en faisant passer le courant par la bandelette humide, au dos du bras ou de la main, on empêche les effets antagonistiques de ce courant, parce qu'il faut pour produire ces effets, que le courant frappe les nerfs en venant de l'axe du membre, et qu'en opérant ainsi on ne se place pas dans les conditions voulues.

Bien plus importante est la seconde explication; elle s'est déjà présentée à mon esprit dès les premiers mois de l'ancée 1856, quand j'interprétai comme mouvements reflexes les contractions galvano-toniques. Cette explication surgira de nouveau plus tard, en prenant naissance au milieu de mes expériences thérapeutiques sur le traitement des contractures paralytiques; je la formulerai ainsi :

Le détour ou renversement décrit de la contraction tonique provient d'influences reflexes, qui ont leur point de départ dans les fibres sensitives du nerf radial. On voit donc de quelle importance est ce dilemme, lorsqu'on considère que, dans le dernier cas, l'effet de la bandelette humide doit être regardé comme excitant, tandis que, dans la première interprétation, cet effet doit être déprimant ou paralysant. Nous arrêterons ici nos recherches sur la contraction galvano-tonique des muscles, nous réservant d'y revenir lorsque nous parlerons dans la partie thérapeutique du traitement des hémiplégies et des spasmes.

IIe SÉRIE. — EXPÉRIENCES PRÉLIMINAIRES MÉTHODOLOGIQUES.

§ 1. — De la résistance que le corps humain offre ou oppose au courant.

D'après Lenz et Ptschnelnikoff, la résistance du corps humain est égale à un fil de cuivre de 91762 mètres de long sur une épaisseur d'un millimètre. D'après Eckhard (1), la résistance des tissus animaux est en général proportionnelle à leur état d'imbibition par des liquides. On peut donc prévoir que la part la plus essentielle de la résistance que le corps humain oppose au courant, doit être mise sur le compte de l'épiderme. Lorsque l'épiderme a une certaine épaisseur, et se

(1) Comparez *Beiträge zur Anatomie und Physiologie*. Giessen, 1855, Ire partie, p. 45.

trouve dans un certain état de siccité, il est présumable que la résistance de toutes les parties humides du corps doit être à peine percevable, en comparaison avec la résistance de cette partie de l'épiderme par laquelle est obligé de passer le courant qu'on introduit dans le corps.

En effet, le résultat de mes expériences répond à cette conjecture. M. Siemens a eu l'obligeance de me construire à cet effet un galvanoscope, et de me céder un appareil à mesurer la résistance. Cet appareil est composé de rouleaux en cuivre blanc (métal anglais) et avait déjà servi à des expériences télégraphiques. Cet instrument est sensible à une résistance de 1 à 99 milles d'Allemagne de fil de cuivre (d'un millimètre d'épaisseur). On peut tout d'abord se convaincre que les déviations de l'aiguille du galvanoscope, la force électromotrice étant la même et les résistances intercalées étant les mêmes aussi, donnent à des moments différents de si petites oscillations qu'elles peuvent être négligées, vu la grandeur des différences à examiner.

On peut commencer à chercher après cette expérience préparatoire la grandeur de la résistance contenue dans l'enveloppe humide des réophores métalliques, et enfin à déterminer la résistance d'une partie quelconque du corps; il faudra seulement avoir soin de sécher la peau, afin que la transmission de courants entre les réophores ne puisse pas s'opérer. On trouvera de cette manière, sur différentes parties du corps d'un même individu, les différences de résistance les plus remarquables; différences qui se rapportent tout d'abord à l'épaisseur de l'épiderme, telles que les donnent les recherches anatomiques. Ces différences peuvent varier de 15 à 100 milles d'Allemagne et plus encore. La plus forte résistance se remarque aux ongles, aux parties calleuses de la paume de la main, de la plante des pieds et de ses parties couvertes de poils; la plus faible se voit à la peau de l'aisselle, du gland, du scrotum, de la figure, principalement à la région temporale et dans l'oreille externe.

La siccité de l'épiderme opposant une forte résistance, la force active d'un courant dans les parties humides dépendra donc du nombre des éléments employés, de la grandeur des réophores métalliques, de l'épaisseur et de la densité de l'enveloppe humide, et enfin du nombre et de la quantité des voies par le moyen desquelles l'humidité du réophore peut communiquer avec les parties humides du membre, c'est-à-dire, elle dépendra des parois des follicules pileux et des canaux excréteurs des glandes sudoripares. De plus, les canaux des glandes sudoripares se terminant au dehors en spirales, il est à présumer que la pénétration du liquide trouvera d'autant plus de difficulté que cette spirale sera plus élevée ; c'est ce qu'on remarque à la plante des pieds et à la paume de la main. En partant de ce point de vue, on verra que les parois molles de ces follicules pileux, surtout ceux qui donnent naissance à de petits poils, sont les voies d'entrées les plus favorables du courant. C'est ainsi que chez certains individus, la partie chevelue de la tête n'oppose pas cette résistance qu'on s'attendait à y rencontrer, en voyant l'épaisseur de l'épiderme de cette partie. Si nous faisons abstraction pour le moment des modifications produites dans l'épiderme par le courant lui-même, nous pourrons dire que la partie la plus essentielle de la résistance opposée par la peau sera vaincue, « dès que l'humidité du réophore s'est mise en contact avec celle du corps ; » (dans un équilibre endosmotique pourrait-on ajouter).

On serait ainsi fondé à regarder la résistance indiquée par le galvanoscope, comme une grandeur en apparence continue, se trouvant être l'expression de l'ensemble des forces de résistance de tous les tissus mous renfermés dans le circuit du courant, et on pourrait la comparer à la résistance d'une colonne de liquide quelconque, si toutefois la valeur de cette mesure n'était pas rendue trompeuse et hypothétique par la dispersion irrésistible du courant dans les tissus humides, par la formation de courants dérivés, formés en dehors des lignes de communication des réophores, et par l'état changeant des tissus eux-mêmes.

On pourra toujours prévoir, et ce fait est d'ailleurs confirmé par l'expérience, qu'en tenant compte de toutes les difficultés dont je viens de parler, et notamment déduction faite des variations provenant de l'état particulier de la peau, la résistance indiquée finalement par le galvanoscope augmentera en raison de l'éloignement réciproque des deux réophores. En raison de toutes ces considérations, des déterminations absolues de mesures doivent paraître presque sans valeur, quand bien même on ne les ferait entrer en ligne de compte, qu'examinées de la même manière sur le même individu et sur la même région du corps, mais à des époques différentes; les résistances ne sont pas toujours les mêmes, évidemment déjà à cause de l'imbibition variable des parties hygroscopiques de la peau, peut-être aussi à cause de la faculté changeante de conduction dans les tissus.

Malgré tous ces faits, l'intercalation du galvanoscope dans le circuit de la chaîne offre une certaine valeur physiologique et pratique. Ainsi, dans les cas où l'on introduit dans le corps des courants dont les effets sont en général peu apparents et peu sensibles, ou qui ne le deviennent qu'après une plus longue action, dans ces cas, la déviation de l'aiguille vous garantit d'erreurs dont les recherches vous absorberaient un temps précieux.

On peut encore ajouter aux appareils électriques qu'on emploie, un appareil à décomposer l'eau. Cependant, quoiqu'il donne une image instructive des modifications électrolytiques, on peut en général s'en passer, parce que les effets électrolytiques du courant sont proportionnels aux effets magnétiques, et que, dans des expériences délicates, ils peuvent troubler le travail, le liquide du voltamètre offrant une nouvelle résistance, et qu'il y a production d'un contre-courant par la polarisation qui a lieu aux plaques de platine. Veut-on renoncer aux indications quantitatives du galvanoscope? on peut le remplacer par l'appareil à décomposer l'eau. La déviation de l'aiguille du galvanoscope n'arrive pas à son maximum, immédiatement après qu'on ferme la chaîne sur le corps. Elle y arrive graduellement, et quelquefois même il faut plusieurs minutes, quand l'épiderme offre une certaine épaisseur et sécheresse, et qu'il est dépourvu de poils. Cette circonstance peut provenir, non-seulement de ce que le liquide contenu dans l'enveloppe des réophores se met, par les bulbes pileux et les canalicules sudoripares, peu à peu en communication avec beaucoup de points des parties profondes et humides du corps, mais bien encore de ce que le courant ramollit l'épiderme lui-même. En effet, on voit, quand on applique des réophores secs sur la peau sèche, l'action du courant s'opérer dans certains points isolés de l'épiderme, qui sont évidemment pourvus des orifices humides, des follicules pileux, ou des canalicules sudorifères.

Il est impossible, même au moyen de la loupe, d'observer après la fermeture de la chaîne et quand l'aiguille du galvanoscope est arrivée à son maximum de déviation, les réophores étant tenus immobiles, la moindre oscillation. Mais ces oscillations se développent en raison des résistances modifiées, dès qu'on remuera les réophores sur les parties du corps. En opérant ainsi avec eux des mouvements rapides, il se produit, au milieu des oscillations, une nouvelle augmentation de la déviation de l'aiguille, ce qui ne peut provenir que de la modification de la polarisation aux réophores eux-mêmes, à moins toutefois qu'on n'admette qu'elle provienne de la modification de la polarisation dans l'intérieur des tissus humides (1), ou bien encore que la force de la résistance des tissus animaux diminue par l'augmentation de l'électrolyse (2).

Il est inutile de mentionner ici que la force active du courant dépendra de la grandeur des plaques métalliques employées pour faire pénétrer le courant dans le corps, et qu'il faudra toujours, autant que le but physiologique ou thérapeutique le permet, choisir des réophores aussi larges que possible pour pousser à son maximum l'effet d'un certain nombre d'éléments. De plus, il faudra rechercher tout ce qui pourra diminuer la résistance de passage; ainsi il faudra imbiber les enveloppes humides des réophores de liquides bons conducteurs (acides dilués, eau salée), si toutefois certaines considérations pratiques, dont je parlerai dans la partie thérapeutique, ne s'y opposent.

§ 2. — De l'excitabilité variable des nerfs et des muscles.

Les résistances de l'épiderme sur différents points du corps présentent de si grandes différences entre elles, qu'on pourrait se demander si, en général, les nerfs et les muscles offrent dans leur excitabilité des conditions différentes. On est amené à cette demande, en voyant combien certaines parties du corps, qui sont en effet recouvertes par un plus mince épiderme, comme la figure, le cou, etc., sont cependant si excitables par le courant. Cette question, qui a une signification pratique évidente, se complique d'autant plus qu'en évaluant la résis-

(1) Comparez Dubois-Reymond sur la polarisation interne des corps poreux, dans *Monatsberichte der Berliner Academie der Wissenschaften.* 1856.

(2) D'après Maurice Benedict (*Sitz. Ber. der Ksl. Acad. der Wiss. in Wien*, t. XXV, p. 590. Juillet 1857), la résistance à la conduction dans les métaux dépendrait même de la grandeur et de la durée du courant.

tance, il faut, non-seulement considérer l'épaisseur de l'épiderme, mais encore sa richesse en follicules pileux, et son degré d'imbibition; et je n'oserais qu'à peine résoudre cette question, si je n'avais pour m'y appuyer que mes seules expériences sur l'homme, et si je ne me trouvais pas être en état de recourir à des observations citées plus haut, faites sur des muscles disséqués de mammifères (p. 60). D'après ces observations, on est en droit de ne pas mettre sur le compte de l'épiderme seul, les différences considérables qu'on observe chez l'homme vivant, non-seulement sur les nerfs moteurs, mais encore sur les nerfs sensitifs, différences qui se traduisent par le nombre des éléments nécessaires à employer pour produire une action galvanique sur les nerfs. On peut encore, par une autre voie, reconnaître, au moins approximativement, des différences plus délicates encore de l'excitabilité dans le cercle des différences provenant du nombre des éléments qu'on emploie. On trouvera, par exemple, par des observations répétées, qu'il faudra à peu près 10 à 15 éléments de Daniell, les conditions étant les mêmes (grandeur des réophores, direction du courant, choix des points d'application, épaisseur de l'enveloppe humide), pour provoquer aux tempes une sensation, dès que la résistance a été vaincue autant que possible, c'est-à-dire que l'aiguille du galvanoscope est arrivée au maximum de sa déviation. En observant attentivement, on trouvera que dans un cas, la sensation a lieu bien plus tôt, c'est-à-dire à un moment où cette déviation n'est pas encore à son maximum, tandis que dans un autre cas, l'aiguille déviée se trouvant au repos, il pourra s'écouler encore un assez long laps de temps avant que le courant ne soit senti. Dans différents cas morbides, ces exceptions seront encore plus frappantes, quand le courant, à son entrée et à sa sortie, produira, sans être senti par le patient, des contractions dans les muscles. Chez l'homme sain placé dans certaines conditions, ce phénomène remarquable a lieu, et chez certains individus sains et robustes, des courants peuvent frapper fortement des nerfs sensitifs, sans provoquer des contractions.

Il faudra donc bien se garder de conclure, en présence de pareils faits, de l'inefficacité du courant, et, sous ce rapport, l'adjonction du voltamètre et d'un galvanoscope offre une inestimable valeur. Il serait à peine possible de surmonter toutes les difficultés que présente l'emploi méthodique du courant continu constant, si on ne considérait pas les conséquences qui résultent de la formule de Ohm, et si on n'avait pas égard aux différences de forces de courants actifs provenant des résistances si facilement variables, la force électro-motrice restant toujours la même.

Différences de l'excitabilité dans le trajet des nerfs. — Lorsqu'on examine l'excitabilité d'un nerf dans son trajet, ce que des raisons anatomiques rendent plus facile pour les nerfs sensitifs que pour les nerfs moteurs, on trouvera que cette excitabilité n'est pas la même sur tout le parcours du nerf, mais qu'elle diminue quelquefois subitement dans de telles conditions, que cette diminution peut à peine uniquement être attribuée à une augmentation des résistances. En général, l'excitabilité d'une fibre nerveuse, se traduisant par la douleur et la contraction, paraît d'autant plus grande que le point excité se rapproche plus de l'encéphale. On peut appliquer cette règle, non-seulement à chaque nerf en particulier, mais bien encore à tous les nerfs du corps, de sorte qu'il faudra, pour exciter les nerfs des extrémités inférieures, des courants plus forts que pour les nerfs des extrémités supérieures, et que ce sont les nerfs des pieds qui présentent le plus bas degré d'excitabilité. Ces différences sont d'ailleurs si grandes, et ont été confirmées sur un si grand nombre d'individus, qu'on peut exclure toute éventualité de la différence des résistances. Il en est de même des nerfs moteurs; leur excitabilité est plus grande à leur bout central qu'à leur bout périphérique. C'est ainsi que, dans les muscles de la main, on peut provoquer des contractions toniques avec d'autant plus de facilité que la portion du nerf médian (au bras), comprise dans le circuit du courant constant excitateur, est plus rapprochée de l'encéphale.

§ 3. — Effets intrapolaires du courant.

Je nommerai ainsi les effets qui s'observent chez l'homme sain, sur les portions nerveuses comprises dans le circuit d'un courant, et qui se traduisent par de certaines modifications à l'égard de ce même courant.

Excitation des nerfs et modification de leur excitabilité par le courant. — Lorsqu'au moyen de réophores métalliques garnis d'enveloppes humides, on forme sur certains endroits sensibles de la peau une chaîne, dont on a essayé l'efficacité, la sensation augmente et devient même insupportable lorsqu'on emploie des forces de courants plus grandes, alors même qu'on ne peut plus observer sur le galvanoscope une diminution de la résistance. Volta connaissait déjà ce phénomène (1). Ce fait pourrait être interprété comme étant la conséquence d'une excitation se propageant aux organes centraux ; mais il découle d'expériences, que ce fait est lié à des causes très-compliquées. Si l'on attache l'un des électrodes d'une chaîne de 40 éléments et plus de Daniell, au milieu de la deuxième phalange du doigt, et que l'on plonge le bout de ce doigt dans une éprouvette, remplie d'eau acidulée, d'une hauteur de 10 centimètres et de 1 centimètre de diamètre, dans le fond de laquelle entre le deuxième électrode (de platine), on éprouvera à la fermeture de la chaîne

(1) V. plus haut, p. 14.

un choc ; et pendant la fermeture, un fourmillement, mais qui est loin d'augmenter et d'être aussi sensible que quand on opère sur le doigt avec deux réophores métalliques pourvus d'enveloppes minces et humides. On observe un état *stabile* semblable de l'action au courant quand on emploie, au lieu de réophores, de petits cylindres métalliques remplis d'éponges cylindriques, qui dépassent leurs orifices, et enveloppés de linges humides, qu'on applique sur la surface du corps. Cette différence frappante dans l'action du courant dépend ici de la quantité des résistances humides intercalées entre les réophores métalliques et l'épiderme, et ne peut provenir que de la circonstance suivante : L'enveloppe étant mince, la moindre compression exercée parfois déjà par la pesanteur du métal suffit pour comprimer l'enveloppe et raccourcir par conséquent la colonne d'eau. On peut prévoir que ce raccourcissement ne sera pas uniforme sur tous les points, et que de là il se formera une nouvelle source d'oscillations de l'action galvanique sur les différents points de l'épiderme touchés ou évités. On diminuera ces imperfections si on se sert, pour conduire le courant à la peau, de longs cylindres remplis d'eau, ou bien encore de très-longues éponges humides. Il est donc évident que les oscillations de la force de courant qui agissent dans les tissus, devront être en proportion inverse de la hauteur de la colonne d'eau, colonne qui, par son changement, les modifie à chaque instant.

On pourra produire à volonté, en comprimant et en dilatant alternativement par des mouvements brusques, les éponges cylindriques et humides des oscillations de courants, très-vides, très-sensibles et très-visibles au galvanoscope. Nous arrivons donc de nouveau à ce résultat, qui s'était déjà présenté à notre esprit (p. 74) : que, par des réophores métalliques, touchant immédiatement la peau, ou bien par l'intermédiaire de conducteurs minces et humides, on peut à peine produire une autre action du courant, qu'une qui oscille dans son intensité (*labile*). Ici se présente naturellement la question de savoir si l'excitation croissante qui est liée à cette action n'est qu'une conséquence de l'augmentation de l'excitabilité produite par le courant stabile, ou s'il faut, pour arriver à cette augmentation, les actions de courants *labiles*. Relevons d'abord la circonstance qu'un courant conduit à la peau au moyen d'un cylindre d'eau, et dont la force correspond à la résistance de l'épiderme, et ne donnant presque aucune sensation pendant que la chaîne est fermée, produit cependant dans la peau enfermée dans le circuit, et, lorsque le courant agit plus longtemps (quelques minutes), une sensation agaçante, quoique la sensibilité de la peau, à la chaleur, au froid ou à d'autres impressions douloureuses, ne présente pas de notables changements.

Un courant aussi stabile que possible peut donc modifier l'excitabilité d'un nerf sensitif, c'est-à-dire qu'il peut la diminuer, par rapport à de certaines sensations normales ; mais cette diminution ne se rapporte pas, comme je l'ai souvent observé sur des hommes sains et malades, à l'excitabilité pour le courant lui-même.

Du moins, lorsque pendant plusieurs minutes on fait passer par un muscle ou par un nerf un courant faible et à peine sensible, la faculté de ce muscle pour se contracter augmente à l'entrée et à la sortie de ce même courant. On pourrait donc dire qu'un courant, aussi stabile que possible, diminue d'une manière passagère les facultés normales d'un nerf, mais que par contre il augmente son excitabilité pour le courant. Lorsqu'on se sert de réophores métalliques pour faire passer le courant par des nerfs sensitifs, de manière à ce qu'on obtienne, comme nous l'avons vu plus haut, une action labile, autant qu'on pourra en juger, l'action stupéfiante et déprimante de ce courant sera moins apparente. En tout cas, cette action déprimante n'est pas, dans de certaines limites, en proportion avec l'excitation plus grande et plus croissante qui se produit pendant la fermeture de la chaîne ; parfois même, la sensibilité augmentée du nerf, c'est-à-dire une augmentation de la fonction normale du nerf apparaît. Ce résultat qui, sur l'homme sain, est très-difficile à obtenir avec certitude, s'obtient on ne peut plus facilement pendant qu'on opère thérapeutiquement sur des nerfs et des muscles, dont la faculté de fonctionner est au-dessous de la normale. Il forme donc une des bases de l'électro-thérapie physiologique des paralysies, en tant que, dans ce genre de maladies, les facultés de fonctions des nerfs et des muscles sont diminuées.

Il découle préalablement de ces observations, comme règle pratique, que, pour obtenir une action thérapeutique déprimante, il faudra se servir de résistances humides aussi grandes que possible, et que, pour obtenir une action excitante, il faudra employer les résistances les plus petites. De plus, il est encore de la plus grande nécessité d'établir une distinction très-sévère entre la faculté de fonctionner d'un nerf et son excitabilité. Enfin, on peut être convaincu qu'une action labile de courant peut produire, au delà de certaines limites, une diminution de l'excitabilité, que ce soit comme conséquence des oscillations mêmes ou des actions stabiles du courant qui accompagne ces oscillations. Malgré tous ces faits, cependant, il faudra bien se garder de conclure de prime abord de toutes ces observations (et on pourrait facilement être conduit à une semblable conclusion par les opinions électro-thérapiques qui ont cours dans la science depuis Nobili), *que dans toutes les conditions*, l'action de courants stabiles sur les nerfs, c'est-à-dire l'augmentation de leur force électrotonique, est le moyen de déprimer leurs facultés de fonctions. Bien plus, nous rencontrerons dans le domaine de la thérapie des faits qui nous forceront d'admettre que le rétablissement ou l'augmentation de l'*électrotonus* dans le nerf, par le courant stabile, est le moyen qui place ces nerfs dans un état approprié à la conduction normale d'influences centrales et périphériques.

Comme on peut supposer, par ce fait, que pendant l'*action labile du courant* augmente l'excitation du nerf, des oscillations de courant, même sous l'influence de la plus légère modification de la courbe de densité dans le nerf, sont de plus puissants moyens encore d'augmenter son excitabilité pour le courant que des actions stabiles du courant d'une force à peu près égale et de même durée. En rapport avec ce qui vient d'être dit, on peut ajouter que l'augmentation de l'excitabilité qui a eu lieu sous l'influence de courants labiles, se montre non-seulement à l'entrée et à la sortie du même courant, mais encore sous des courants plus faibles. Ainsi, un nerf qui est insensible, par exemple, à l'action de 10 éléments, y deviendra sensible parfois même déjà au bout de quelques secondes quand on aura fait agir sur lui un autre courant de 40, de 30 ou de 20 éléments. Ceci ne veut pas dire que l'excitation qui se produit après une excitabilité tellement augmentée, et qui a lieu au moyen de forces de courants plus faibles, ait, sous le rapport physiologique et thérapeutique, la même valeur que l'excitation qui provient de la force de courant supérieure primitivement employée.

On démontre très-facilement, sur les muscles de la face ou le biceps, l'augmentation de l'excitabilité par le courant. Un courant qui, en commençant, ne produit de contraction ni d'entrée ni de sortie (1), la donne après une action de 30 à 40

(1) Je distingue la contraction d'entrée et de sortie de la contraction d'ouverture et de fermeture de la manière suivante : la contraction d'entrée et de sortie a lieu lors de l'application et de l'enlèvement du réophore du corps ; la contraction d'ouverture et de fermeture a lieu par contre par l'ouverture et la fermeture métallique de la chaîne

secondes, et il la donne d'autant plus forte qu'il agit plus longtemps. Deux résultats analogues se montrent lorsqu'on se sert du courant induit pour éprouver l'excitabilité. Ainsi, qu'on introduise un courant induit faible par un nerf dans un muscle, le biceps, par exemple, dans une position telle que le soulèvement de l'avant-bras s'opère par le raccourcissement de ce muscle; si cette élévation n'a pas lieu dès l'action du courant induit, elle s'opérera un peu plus tard avec ce même courant, si dans un intervalle d'une minute on a fait passer par ce nerf un courant constant d'une minute, d'une force de 20 à 30 éléments. On peut suspecter que toute cette excitabilité augmentée n'a lieu qu'à la suite de l'électrolyse produite par le courant dans la peau, ou bien encore de la diminution continue des résistances s'opérant par une autre voie. Il faut cependant remarquer aussi que, d'après les recherches de Marianini et de Heidenhain sur les muscles mis à nu, le courant continu augmente aussi dans de certaines conditions leur excitabilité; et, comme l'irritabilité de Haller ne peut pas être prouvée, je crois même qu'on peut appliquer cette donnée aux nerfs. On peut aussi ajouter ici que, d'après de nombreuses observations faites par moi sur des sujets paralysés, l'introduction préalable d'un courant induit dans les muscles, et y produisant la contraction, quoique la puissance électrolytique de ce courant sur le voltamètre soit zéro, augmente l'excitabilité du muscle à l'égard du courant constant. Cette augmentation se révèle par une sensation douloureuse, par la rougeur de la peau, et par une contraction d'entrée et de sortie. Qu'il me soit encore permis de faire observer à cette occa-

(dans le commutateur du courant). Cette dernière contraction est bien plus forte évidemment, parce que la modification de l'état électrotonique a lieu plus subitement que cela n'est possible, vu la difficulté de mettre les électrodes dans un rapport convenable avec le nerf et de les éloigner.

sion, qu'autant qu'on peut en juger, l'excitabilité des muscles et des nerfs pour le courant induit, et pour l'entrée et la sortie de courants constants, est en général la même; mais que souvent on trouve des cas où l'excitabilité pour l'une ou pour l'autre espèce de courant prévaut sans aucun doute.

C'est ici le lieu de se faire une idée préalable sur l'action qu'a le courant sur les nerfs, idée qui revêt, sous un point de vue commun, les phénomènes dont il est question en ce moment. Il est certain que l'*électrotonus*, découvert par Dubois-Reymond (1), dans les nerfs disséqués, se produit aussi sur l'homme vivant, et que, sans aucun doute, il se prolonge tout le long du trajet de la fibre nerveuse, bien au delà de cette portion embrassée par le courant, et peut-être même qu'il ne se termine qu'à la cellule ganglionnaire centrale. Il faudra donc se représenter ces effets comme des modifications de l'état d'agrégation moléculaire des nerfs, et quoique nous soyons aujourd'hui hors d'état de porter un jugement sur la durée et la signification qu'ils ont sur l'homme sain, il n'en est pas moins vrai qu'en présence d'une foule d'observations thérapeutiques, et surtout en voyant les effets curatifs du courant constant, si prompts et si merveilleux dans les maladies des nerfs et des muscles, on sera bien forcé d'admettre que la modification de l'électrotonus y joue un rôle essentiel. Une opinion plus intelligible est celle qui admet que le courant produit des effets électrolytiques sur les nerfs et les muscles mêmes. Plus tard, dans la partie thérapeutique de cet ouvrage, nous aurons occasion d'examiner cette question, et nous aurons surtout à y prouver que les forces du courant constant agissantes dans les tissus humains contre les résistances dont nous avons parlé plus haut, ne développent pas des gaz libres qui résulteraient de la décomposition de l'eau

(1) V. plus haut, p. 28.

qui s'y trouve, ni que ces forces, en décomposant ces mêmes tissus, y troubleraient leur vitalité.

Les observations qu'a recueillies Kolbe, sur l'action oxydante de l'oxygène éliminé au pôle positif de la chaîne, jettent un peu de jour sur cette question. Kolbe a vu que cet oxygène ne forme pas des combinaisons analogues à celles de l'oxygène libre. Un courant constant, agissant sur une solution aqueuse et saturée de chlorure de potassium, décompose cette solution de manière à ce que du chlore gazeux se produise au pôle positif, que l'hydrogène se dégage au pôle négatif, et que le liquide présente par la potasse libre une réaction alcaline.

Dès que ce liquide ne contient qu'une faible proportion de chlorure de potassium, la décomposition s'étend à l'eau même, et à côté du chlorure au pôle positif, on voit se dégager l'oxygène, qui en partie se perd à l'état gazeux, tandis que l'autre se combine au chlore pour former de l'acide hypochlorique (ClO), enfin de l'acide chlorique (ClO^5), qui se trouve combiné dans la solution alcaline avec la potasse (1). Cette observation explique la manière dont les gaz qui se forment dans le vivant, par la décomposition de l'eau, forment immédiatement, à l'état naissant, de nouvelles combinaisons, qui, comme on avait été porté à l'admettre, produisent de nouvelles et importantes combinaisons chimiques des tissus, sans toutefois « les décomposer. » On comprendra donc maintenant *que la substance nerveuse ou musculaire, modifiée ainsi par une combinaison chimique*, réagira contre l'action continue du courant d'une autre manière. On peut, en se plaçant à ce point de vue, expliquer aussi l'action excitante de courants labiles, c'est-à-dire de ces courants dans lesquels

(1) Voyez Müller, *Bericht über die neuesten Fortschritte der Physik*. Brunswick, 1849, t. I, p. 443.

la grandeur de la résistance, la polarisation dans les tissus même, et l'accumulation de matières polarisées aux pôles, se trouvent être réduits à la plus basse mesure possible.

Le fait suivant, découvert par Dubois-Reymond (1), est très-important pour comprendre les actions chimiques dont nous venons de parler. Cet observateur a trouvé qu'en faisant passer un courant constant par une grenouille, la région d'entrée du courant réagit sur le papier tournesol d'une manière alcaline, et la région de sortie d'une manière acide.

2° *Alternatives de Volta.* — Les alternatives de Volta, dans la direction du courant, doivent encore être comptées comme des moyens puissants d'augmenter l'excitabilité (2). Le plus long espace de temps dont je me suis servi pour agir avec les courants constants sur les nerfs et les muscles de l'homme, a été de 10 à 15 minutes. Je n'ai jamais pu observer une diminution de l'excitabilité, en tant que cette excitabilité se traduisait, à l'entrée ou à la sortie de ce courant ou d'un autre, par de la douleur ou une contraction. J'ai plutôt remarqué dans tous les cas, au contraire, une augmentation de l'excitabilité, de manière qu'en général, à l'ouverture d'une chaîne qui embrasse un nerf moteur, il se produit une contraction qui ne se fût pas produite auparavant; ce qui prouve, comme le dit avec beaucoup de raison Marianini, une augmentation de l'excitabilité pour l'entrée de la direction opposée du courant (3).

Le changement de direction a, dans les limites qui sont possibles chez l'homme, une action augmentante tout aussi absolue, et d'autant plus encore, que le changement se fait plus subitement. Je n'ai jamais observé sur l'homme, après l'ouverture de la chaîne, le tétanos de Ritter, ni la faculté qu'a le

(1) *Untersuch. über thier. Elcot.*, t. I, p. 379.
(2) Voyez plus haut, p. 13.
(3) Voyez, pour ce point, ce que dit Rosenthal, p. 39.

courant constant de rendre un nerf ou un muscle insensible à l'entrée de ce même courant, et à la sortie du courant opposé. Comment se comportent les facultés fonctionnelles des nerfs à l'égard des alternatives de Volta? Il est à peine possible de pouvoir faire sur l'homme des observations sûres et certaines, pour répondre à cette question. Plus loin, nous verrons un cas morbide presque physiologique, dans lequel l'action prolongée d'un courant a évidemment déprimé la faculté fonctionnelle d'un nerf sensitif, et cette faculté a pu être rétablie par l'emploi de directions de courants opposés. Un grand nombre d'observations thérapeutiques se conforment à ce résultat, quoique, dans une question aussi difficile à résoudre, elles soient rarement à l'abri de tout reproche. Le seul point à faire ressortir ici est que l'action déprimante d'alternatives nombreuses, sur lesquelles Marianini s'attache tant, ne peut être véritablement reconnue chez l'homme que quand le changement de direction se fait au moyen d'un métal commutateur de courant ; de sorte qu'il se produit des contractions cloniques, dont nous démontrerons, dans la partie thérapeutique, les effets affaiblissants. Ces observations renferment en partie la clef qui nous servira pour comprendre les effets du courant induit, qui consistent dans des alternatives rapides et interruptions plus rapides encore, et qui par conséquent augmentent d'un côté l'excitabilité, de l'autre dépriment la faculté fonctionnelle du nerf, d'autant plus que ce nerf n'est pas en état de supporter l'action de ces interruptions subites du courant. Nous ne pourrons entrer plus avant dans ces questions que quand nous aborderons la question thérapeutique.

§ 4. — Effets extrapolaires du courant.

Je nomme ainsi les effets du courant qui se manifestent par la sensation ou le mouvement, en dehors des électrodes, dans le trajet des fibres nerveuses embrassées par le courant.

1° *Effets extrapolaires périphériques.* — On observe ces effets, sur l'homme sain, bien mieux sur les nerfs sensitifs que sur les nerfs moteurs. J'ai déjà dit (1) qu'en employant les courants induits sur les nerfs cutanés (sensitifs), la pression que les électrodes opèrent sur ces nerfs diminue la douleur, et la fait paraître plus profonde. Alors aussi j'ai fait remarquer que ce fait est plus énigmatique qu'il ne le paraît être au premier abord. En effet, d'après l'opinion qui a cours aujourd'hui sur l'apparition excentrique des sensations, on doit s'attendre à ce que, pour une fibre nerveuse frappée par une excitation douloureuse, il est tout à fait indifférent que le trajet nerveux situé au-dessous du point d'excitation soit ou non perméable à des influences excitantes centripètes.

En faisant passer un courant par un nerf cutané (2), on voit que l'apparition des phénomènes excentriques, sentis et désignés par les malades sous le nom de « *courants,* » sont influencés de deux manières. Ce phénomène n'apparaît pas quand, au moyen de l'électrode inférieur, on comprime fortement le nerf cutané : dans ce cas, la douleur n'est ressentie qu'aux deux électrodes, et entre eux. Si on opère ainsi avec l'électrode supérieur, la douleur n'apparaît qu'à cet électrode, et dans le nerf lui-même.

La deuxième circonstance, qu'on ne peut démontrer que sur des membres paralysés, doit pourtant être mentionnée ici. Lorsqu'on irrite un nerf cutané, la sensation excentrique (à l'expansion périphérique) n'a pas lieu avant que la partie

(1) *Ueber methodische Elektrisirung.* 2e édition, 1856, p. 25.

(2) Il faudra toujours admettre, là où je ne l'ai pas indiqué expressément, que le courant a été introduit dans le corps par des réophores métalliques enveloppés de bandes minces et humides, et imprégnés d'eau de puits. Les réophores ont, en général, un pouce à un pouce et demi. Le courant a donc été introduit dans le corps dans des circonstances qui n'excluent pas tout à fait les effets labiles du courant, quand bien même on ne les aurait pas voulu produire.

périphérique de ce nerf ne se trouve être dans un certain état excitable, et cet état ne peut être produit que par l'action locale du courant constant sur la ramification périphérique elle-même. Ce phénomène excentrique est donc lié à la condition d'un certain état moléculaire de la partie périphérique de la fibre nerveuse, état que le courant doit produire. Il n'est pas possible d'indiquer ici dans quel rapport se trouve être ce résultat avec celui qu'on rapporte aux sensations excentriques qui se développent dans des membres amputés, et on ne peut pas désirer que ces recherches soient de nouveau reprises aujourd'hui.

Lorsqu'un courant constant d'une force considérable (20 à 36 éléments de Daniell pour les membres) agit pendant un certain temps, plus d'une minute, soit sur un nerf cutané purement sensitif, ou sur un nerf complet, sans que la voie qui conduit ce courant à la périphérie ait été interrompue par une pression, la sensation de fourmillement dans la ramification périphérique, par exemple pour le nerf médian dans le bout des doigts, cesse immédiatement avec l'interruption du courant; et chez l'homme sain il ne reste plus, au bout d'une minute et plus, qu'une sensation émoussée. La direction du courant a certes une influence dans cette occasion, et sous ce rapport le courant descendant paraît être le plus efficace.

Il est à remarquer qu'il faut que, pour que cette sensation émoussée soit perçue, les fibres nerveuses soient complétement dans leur état normal; elle n'est pas perçue dans des membres paralysés, dans lesquels il n'est pas rare de voir, dans les mêmes conditions, se présenter une sensibilité augmentée (1). Quant à la manière dont les effets analogues

(1) Un jeune et robuste ouvrier, affecté de douleurs rhumatismales et chez lequel j'avais fait passer, par le nerf sciatique et ses branches, des courants descendants pendant plusieurs minutes, éprouve dans le domaine de tout le nerf, à la vérité plus fortement aux points tou-

extrapolaires se présentent dans les nerfs musculaires, je n'ai pas encore pu la trouver chez l'homme jusqu'ici, à moins toutefois qu'on ne range dans cette catégorie les augmentations de l'excitabilité que nous avons mentionnées plus haut. Je mentionnerai cependant ici, comme complément à ces faits, mon observation thérapeutique, de laquelle il ressort que des secousses (et des contractions galvano-toniques) ne peuvent parfois être développées par l'excitation d'un tronc nerveux, ou d'un nerf musculaire, que quand les branches nerveuses motrices ont réacquis à nouveau leur excitabilité au moyen du courant (1). Cela veut dire : l'action extrapolaire du courant dans les nerfs moteurs n'est possible que dans un état certain de l'expansion périphérique, qui peut être rétablie par l'action immédiate du courant continu. A cette sensation émoussée, observée dans les nerfs sensitifs, correspond, comme je l'ai souvent senti sur mon propre bras soumis longtemps à des courants constants, une sensation de lourdeur et de faiblesse, mais qui se dissipe dès que l'on fait quelques mouvements volontaires. Il est possible que la dilatation des vaisseaux sanguins musculaires, sur laquelle je reviendrai plus tard, et l'hypérémie passagère qui en est la conséquence, prennent dans la production de ces phénomènes une part essentielle.

chés par les réophores, mais aussi à la pointe des pieds, qui n'avaient pas été touchés, une disparition instantanée de la douleur, et une insensibilité qui persista pendant plusieurs jours. Cette insensibilité ne disparut que lorsqu'on employa le courant descendant pendant plusieurs minutes.

(1) Partout où il s'agit de l'irritabilité de Haller, j'ai continué, comme on a pu le voir, de supposer qu'elle n'existait pas, et je rapporte à l'expansion périphérique des fibres nerveuses ce qu'on a l'habitude d'attribuer aux muscles eux-mêmes. Cela n'empêche pas d'admettre que le courant puisse placer la substance même du muscle dans un état favorable à l'excitation de son nerf. Ce fait deviendra même probable dans la suite de ce travail.

2° *Effets extrapolaires centraux.* — Chez l'homme sain, nous ne connaissons rien de l'action de ces effets sur les nerfs moteurs; quant aux nerfs sensitifs, nos connaissances se bornent à la sensation douloureuse, pour le cas où les contractions antagonistiques décrites plus haut aient lieu en effet, sans que l'action du courant se transmette aux cellules nerveuses des organes centraux. Dans le chapitre de la thérapeutique, nous trouverons en effet bien des cas qui paraîtront rentrer dans ces faits. Plus haut (page 71), nous avons déjà cité un exemple de mouvements reflexes galvanotoniques, dans une paralysie hémiplégique.

Pour les nerfs sensitifs, j'observerai encore que souvent des individus paralysés, soit par une paralysie cérébrale ou spinale, m'ont assuré avoir perçu les courants, que je faisais passer par les nerfs de l'une ou de l'autre de leurs extrémités, dans d'autres membres, notamment dans les membres paralysés.

Un des cas les plus remarquables est celui du menuisier Till, affecté d'hémiplégie au côté gauche. En faisant passer un courant descendant dans la partie supérieure du nerf médian du bras gauche paralysé, le malade déclara en percevoir la sensation, comme un fourmillement, dans l'indicateur de la main droite. J'interrompis alors le courant pour examiner dans ce sens une autre portion du médian située plus bas; mais cette sensation reflexe n'eut pas lieu, et il ne produisit que des fourmillements dans le domaine du nerf frappé par le courant.

§ 5. — **Effets polaires du courant constant.**

On peut désigner par ce nom les effets qui ont lieu aux pôles, et qui proviennent de l'entrée et de la sortie du courant. Ce sont donc ces effets qu'on regarde communément comme dépendant de la loi des secousses et des douleurs, et les modifications que le séjour des pôles produit sur la peau.

1° *Prédominance du pôle zinc.* — Avant tout, il faut mentionner un fait sur lequel Grapengiesser a seul insisté (1). Dans toutes les conditions, aussi bien au moment que pendant la fermeture de la chaîne, le pôle zinc a une plus forte action, Grapengiesser cite à l'appui de son opinion les observations de Ritter. Mais ici le fait cité n'est pas applicable; car dans le mémoire de Ritter il s'agit de courants longitudinaux, ayant des directions différentes. Dans le livre de Grapengiesser, il n'y a de remarquable que cette observation, d'après laquelle il se produit toujours au pôle zinc, quand on fait passer un courant par les deux yeux ou les deux oreilles, une plus forte sensation de lumière ou de son. J'ai eu occasion de constater l'exactitude de ce fait expérimental sur plusieurs individus sains et malades; mais quand on considère les rapports anatomiques des nerfs de la vue et de l'ouïe, et leurs distributions périphériques, on pourra reconnaître qu'il pourrait bien s'agir ici d'effets provenant de courants ayant des directions différentes. La valeur de ces faits diminue encore plus, par les différences qu'on observe dans les effets transversaux, différences sur lesquelles nous reviendrons bientôt. D'après mes propres observations, je crois cependant pouvoir confirmer l'opinion de Grapengiesser, sur la prédominance du pôle zinc. Si l'on applique les deux électrodes sur deux points qu'on peut supposer égaux par rapport à l'épaisseur de l'épiderme et à l'excitabilité de l'expansion nerveuse, l'application des électrodes étant prolongée, les malades désignent le pôle zinc comme étant le plus douloureux ; et lorsqu'on enlève les électrodes, les altérations de la peau au pôle zinc, dont je parlerai plus loin, confirment pleinement ces

(1) *Versuche des Galvanismus zur Heilung einiger Krankheiten anzuwenden,* von C. J. C. Grapengiesser. Berlin, 1801, p. 47.

données. En un mot, les phénomènes (électrolytiques) sont plus prononcés au pôle zinc, ou du moins y sont plus perceptibles. Ce résultat est plus encore à l'abri des objections nombreuses qu'on peut faire aux expériences sur le vivant, lorsqu'on applique deux réophores, de grandeur et d'humidité égales, l'un à côté de l'autre, sur deux points du bras. (On fera pour le mieux, en les appliquant sur des nerfs cutanés parallèles.)

On sait que Porret en 1816 a découvert, et ce fait a été constaté depuis par Davy, que, dans l'électrolyse, des liquides peuvent être transportés d'un électrode à l'autre sans être décomposés. Ce physicien divisa un verre en deux, par un diaphragme de vessie animale; il remplit les deux compartiments avec de l'eau, et plongea dans chacun une plaque de platine, qu'il mit en communication avec une pile de 80 couples : presque tout le liquide fut poussé dans le compartiment négatif. Ce phénomène n'eut plus lieu dès que l'eau fut rendue plus conductible (et plus décomposable) par l'addition d'acide sulfurique. Daniell l'a même vu se transporter du pôle positif au pôle négatif de l'albumine récemment précipitée (1). Ces recherches ont été poussées plus loin par Wiedemann, qui les résume dans les propositions suivantes (2) :

1° *Les liquides se meuvent tous du pôle positif au pôle négatif de la pile galvanique ;*

2° *La quantité de liquide passant dans une unité de temps à travers une paroi poreuse, est en proportion directe avec l'intensité du courant employé ; elle est indépendante de la surface et de l'épaisseur de la paroi poreuse ;*

3° *La quantité de liquide qui passe, varie d'après la na-*

(1) Joh. Müller, *Berichte über die Fortschritte der Physik,* t. I, p. 433.

(2) Poggendorf, *Annalen der Physik,* t. LXXXVII, p. 321, et t. XCIX, p. 177 (1856, t. IX).

ture du liquide, et elle est d'autant plus grande que la conductibilité est plus petite ;

4° La force motrice du courant galvanique se mesure par une hauteur de pression qui tient en équilibre à la transportation du liquide par lui-même, et se trouve en proportion directe avec l'intensité du courant et l'épaisseur de la paroi, et en proportion inverse avec la surface de cette paroi ;

5° Toutes choses égales d'ailleurs, la hauteur de pression dans les différents liquides est en proportion directe avec la résistance qu'ils opposent à leur transmission.

Ces résultats montrent donc que l'intercalation d'une paroi poreuse, à laquelle les tissus animaux peuvent être comparés, favorise la transmission du liquide du pôle positif au pôle négatif, et que la conductibilité des tissus animaux favorise d'autant plus cette transmission que cette première est plus petite ; que cette transmission est plus énergique quand l'électrolyse est empêchée par la qualité des liquides ou des obstacles mécaniques, et que par conséquent, comme Wiedemann le soutenait contre Graham et d'autres physiciens, il était impossible de démontrer qu'il existait un effet mécanique particulier différent de l'effet électrolytique chimique, et que ces deux effets se trouvaient être en une certaine opposition. Je ne déciderai pas ici jusqu'à quel point on peut rapporter aux effets mécaniques du courant que je viens de décrire ici, les phénomènes électrotoniques découverts par Dubois-Reymond dans les nerfs. Je me contenterai seulement de faire observer que nous sommes libres d'expliquer les modifications plus visibles et plus périphériques du pôle zinc comme étant une conséquence des modifications qui ont lieu à ce pôle, ou bien comme une conséquence de la transmission des liquides concomitant à l'électrolyse. Les exceptions à cette règle pourraient être expliquées par les différences que présente, aux points d'entrée et de sortie, la résistance de transmission, d'après la qualité et les sécrétions chimiques de la peau. La probabilité d'un transport de liquides, dans les tissus animaux enfermés dans une chaîne galvanique, ne renferme pas, à cause des influences de la circulation, la nécessité que des solutions médicamenteuses introduites dans le corps par un courant doivent marcher d'un pôle à l'autre, comme Fabré Palaprat et un très-grand nombre d'observateurs l'ont cru et soutenu depuis cet expérimentateur.

Pelikan et Savelieff (1) nient cette transmission pour l'iodure de potassium et d'autres substances. Je n'ai pas réussi non plus, tout en prenant les plus grandes précautions pour me préserver d'erreur, je n'ai pas réussi, dis-je, à faire passer sur l'homme, d'un pôle à l'autre, une solution d'iodure de potassium. Une question bien plus difficile à résoudre est celle de savoir si le courant facilite le passage de substances médicamenteuses dans les liquides du corps. Il faut observer ici que, sous l'influence d'un courant, toutes les parties de la peau du corps ne se comportent pas d'une même manière envers ce courant. Ainsi je me souviens que dans mes expériences, faites à l'hôpital de la Charité, à Berlin, en 1846, j'arrivai, en badigeonnant la région inguinale avec de l'iode, à retrouver facilement cette substance dans l'urine, tandis qu'en opérant sur le genou, j'obtenais difficilement et même quelquefois aucun résultat. Je renvoie à ce que j'ai dit plus haut (page 77) sur l'entrée du courant galvanique dans le corps humain.

2° *Excitation transversale.* — Les observations sur l'excitation transversale des nerfs, dont j'ai déjà parlé plus haut,

(1) Desparquets, *Électricité médicale.* Février 1858. Dans ce travail on constate la différence que j'ai déjà notée plus haut (p. 92), c'est-à-dire, comment la peau humaine se comporte par rapport au papier-tournesol. Une confirmation analogue se trouve chez Hiffelsheim. (*Gaz. des hôpitaux*, 1858, n. 16.)

présentent encore bien des difficultés et des doutes. En faisant passer à travers les tempes de plusieurs individus un courant de 10 éléments de Daniell, j'observai, les réophores étant parfaitement égaux, en fermant régulièrement et alternativement des deux côtés la chaîne sur le nerf du muscle frontal, qu'à chaque changement de réophore du côté zinc, il se produisait non-seulement dans l'œil des phénomènes lumineux plus forts, mais encore une plus forte contraction dans le muscle. On peut chercher la cause de ce phénomène dans la prédominance du pôle zinc, dont nous venons de parler, ou bien encore dans la plus forte résistance de conduction de l'os frontal, résistance qui ferait dévier le courant le long de la peau du front, de manière à ce que le courant fût obligé de frapper dans une direction ascendante, c'est-à-dire plus excitante, le nerf qui fait contracter le muscle du côté zinc. Cette hypothèse prend plus de force et de consistance qu'elle n'en perd, par la circonstance suivante. Il se produit, lors de la fermeture de la chaîne, sur les muscles frontaux eux-mêmes, de semblables phénomènes décrits plus haut, mais à un degré plus faible après qu'un courant est entré et sorti plusieurs fois, et seulement dans cette région. Pour comprendre ce fait, il faut noter qu'il existe, comme je l'ai démontré pour les interruptions de courants constants, la même loi que pour les courants induits, à savoir, que le degré de la contraction est proportionnel à la somme des fibres qui sont embrassées par le courant. Mais en ne considérant que la direction du courant, la contraction devrait être tout aussi forte, si les deux réophores (la direction étant ascendante) sont appliqués sur le point d'entrée et sur l'expansion d'un nerf, d'un seul muscle frontal, que si ce courant passait transversalement à travers les tempes ; bien plus elle devrait être plus forte, puisque, dans ce cas, la résistance se trouve être plus faible. Cependant ce fait n'a pas lieu, et la contraction est beaucoup plus forte en faisant passer transversalement le courant par les deux tempes. On pourrait encore admettre que dans ce cas, le courant frappe toutes les fibres nerveuses avec une densité plus grande et plus uniforme, et que, lors de l'application des réophores sur la paroi extérieure du nerf, il se produit des courants dérivés, qui, avec une densité plus faible, frappent les fibres nerveuses. Les différences de densités du courant peuvent à peine être invoquées ici en présence, d'une part, du faible diamètre transversal du nerf, et de la résistance encore active provenant de la peau. Il vaut donc mieux se rapporter à l'explication suivante : que l'excitation transversale d'un nerf, toutes choses étant égales d'ailleurs, produit un effet autre, c'est-à-dire un effet plus grand que l'excitation longitudinale. On peut à peine récuser cette explication, en voyant ce qui se passe pour les phénomènes lumineux qu'on produit si facilement, en faisant passer par la tête un courant constant. Peut-on savoir actuellement quels sont ceux des phénomènes qui se rapportent à l'excitation de l'encéphale, ou quels sont ceux d'entre eux qui dépendent d'une excitation du nerf optique ou de la rétine? Il pourrait à peine s'élever un doute, dans les conditions données de l'expérience, que toutes les fibres nerveuses, qui peuvent être intéressées quand l'éclair se produit, ne soient frappées par une direction transversale du courant, à moins toutefois qu'on n'admette que les fibres du nerf optique dans l'intérieur de la base de l'encéphale, même n'ayant pas toutes une direction longitudinale, mais encore une direction rayonnante à l'extérieur, ne soient intéressées à ce phénomène. De semblables doutes pouvant être élevés par rapport au nerf acoustique, au sujet duquel Grapengiesser avait déjà mentionné la prédominance du pôle zinc, il serait nécessaire d'examiner le mode de réaction des nerfs des membres, mis en présence de ce pôle. Cet examen se complique déjà par la circonstance que le pôle zinc produit ordinairement des phénomènes locaux plus forts. En appliquant les réophores sur deux nerfs sensitifs, moteurs, ou mixtes, situés aux faces opposées d'un membre, et en examinant souvent les effets du courant et de ses interruptions, par rapport à la douleur et à la contraction, ce qu'on fait bien mieux en opérant sur soi-même, il ne sera pas bien difficile de distinguer entre eux les effets produits sur les branches nerveuses, de ceux produits sur la peau, et de se convaincre, la distance des réophores restant toujours la même, qu'ici comme aux tempes, l'excitation transversale agit plus fortement que l'excitation longitudinale sur les fibres nerveuses. On peut donc établir la règle suivante : la fibre nerveuse est plus fortement excitée, quand elle est frappée par le courant venant de l'axe longitudinal du membre, que quand elle est frappée par le courant transversal pénétrant ainsi du dehors vers ce même axe.

En présence de tous ces faits, il reste cependant douteux, s'il se produit, dans la coupe transversale des fibres nerveuses, des états de polarité, par rapport aux directions de courant, comme l'on sait que cela a lieu pour la direction longitudinale. Chez l'homme, on ne peut pas éviter complétement cette objection, qui ressort des faits cités plus haut, à savoir que l'excitation plus forte provient de ces courants dérivés qui, dans les conditions mentionnées, frappent dans une direction ascendante, les branches nerveuses terminales qui pénètrent dans la profondeur.

3° *Influence de l'angle d'incidence du courant dans l'excitation longitudinale.* — Nous sommes arrivés à l'endroit le plus favorable de notre ouvrage, pour dire quelques mots sur l'influence qu'a sur le degré d'excitation l'angle sous lequel un courant électrique tombe sur l'axe longitudinal d'un nerf.

Dubois-Reymond (1) a rassemblé ses expériences et celles faites sur ce sujet par Galvani, Humboldt, J. Müller (2), Nasse, Matteucci, Guérard. Comme on peut se l'imaginer, elles ont toutes rapport aux nerfs de la cuisse de grenouille coupée, et peuvent se résumer ainsi : « Qu'à la vérité, la direction la plus « défavorable à l'excitation des nerfs est la direction verti- « cale du courant, à tel point que quand le trajet nerveux n'a « qu'une certaine longueur, et qu'il est frappé verticalement, « la contraction disparaît quelquefois complétement. »

Dans un autre passage (3), Dubois-Reymond confirme, comme règle, la non-apparition de la polarisation dans l'excitation transversale ; il dit cependant un peu plus loin, page 359, que dans de certaines conditions, l'excitation transversale produit et des contractions et la polarisation.

On comprend facilement qu'on ne peut pas faire ces expériences sur l'homme comme sur des cuisses de grenouilles. Sur ces dernières, les fils humides conducteurs peuvent être appliqués dans n'importe quelle direction, sur les parois soit externes, internes, ou opposées du nerf. Par contre, sur l'homme, on a l'avantage d'avoir une paroi externe déterminée, et qui reste, pour ainsi dire, dans une position fixe, se trouvant ainsi être toujours accessible à l'action du courant (4). On devait à peine s'attendre que, chez l'homme, l'angle d'incidence présenterait une certaine signification ; dans mes premières recherches, j'ai à peine pris ce point en considération.

(1) *Untersuchungen über thierische Elektricität*, t. I, p. 296 à 301.

(2) *Manuel de Physiologie*, Paris, 1851, t. II. p. 572.

(3) *Untersuchungen über thierische Elektricität*, t. II, p. 354.

(4) Cette paroi externe n'est pas tout à fait aussi fixe qu'on pourrait le croire, par la circonstance que les fibres nerveuses, notamment dans les nerfs qu'on peut déplacer facilement, ont un cours tortueux, avec lequel il faut toujours compter aussi dans les expériences sur les nerfs préparés.

Le 2 mai 1856, je fis par hasard sur l'étudiant F..., âgé de 21 ans, l'observation suivante : un courant de 26 éléments de Daniell, frappant verticalement la partie du nerf médian qui se trouve au niveau de l'articulation radio-carpienne, au moyen du réophore inférieur, et le réophore supérieur fermant la chaîne sur le nerf médian, au niveau du coude; l'angle sous lequel cette fermeture avait lieu, la direction du courant étant descendante, était sans influence évidente sur la force de la contraction d'entrée. Au contraire, je vis, la direction du courant étant ascendante, c'est-à-dire placée dans la règle qui doit développer une plus forte contraction, je vis la contraction devenir d'autant plus forte que l'angle, formé par le réophore supérieur et le trajet du nerf, était plus aigu. Supposez ici que les deux réophores se trouvassent dans un même plan avec la prolongation du diamètre de la coupe transversale correspondante du bras. Ayant répété ces expériences sur moi-même et sur les bras d'autres personnes, j'ai toujours constaté le résultat mentionné plus haut, et je formulai alors la loi suivante :

En admettant que le parcours en ligne droite, c'est-à-dire l'application des deux réophores dans la ligne de prolongation du nerf, est le chemin qui présente au passage du courant la résistance la plus faible, *la force de la contraction d'entrée, l'angle d'incidence des deux réophores étant différent, dépend de la facilité avec laquelle le courant traverse le conducteur humide, et avec laquelle il surmonte la résistance qu'il lui faut vaincre pour arriver au deuxième réophore.*

Dans la suite de mes expériences thérapeutiques, je ne pus de longtemps trouver l'occasion d'étudier ce point. Il arriva enfin que, chez un malade affecté de *tabes dorsalis*, et qu'un autre médecin avait déjà traité par les courants induits, certains courants *stabiles*, dirigés à travers les muscles et les nerfs de la cuisse, qui avaient produit déjà de très-favorables effets, perdaient leur effet subitement, et l'état du malade empira même. Il résulta qu'à la reprise des expériences, je changeai l'angle d'incidence des réophores; dans ce cas, ce fut l'angle droit, et je réussis à faire revenir le malade à son état antérieur. Cette observation me suggéra l'idée, pendant l'hiver 1856-57, d'examiner, dans les maladies les plus diverses, la manière dont l'excitation se comporte avec l'angle d'incidence du courant. Dans tous les cas, je fis ces recherches sur les nerfs sensitifs, sur lesquels seuls on peut instituer cet examen sans difficulté aucune, et sans trop porter atteinte à l'état du malade.

Je dus bientôt renoncer à ces recherches, parce que, non-seulement sur les différents malades, mais encore sur différents nerfs d'un seul membre j'observai dans la réaction des nerfs, une telle variété et une telle irrégularité, que, pour le moment, ne pouvant tirer de ces remarques des conclusions thérapeutiques certaines, je vis qu'il était impossible d'arriver par cette voie à trouver une loi physiologique capable de régir ces phénomènes.

4° *Loi de la contraction dans un sens plus restreint.* — Nous parlerons, dans ce chapitre, de ce qu'on désigne, dans un sens plus restreint, comme loi de contraction, c'est-à-dire comment l'ouverture et la fermeture de la chaîne agissent dans les différentes directions de courant, par rapport aux effets perceptibles et visibles. Depuis Pfaff (1793), les physiciens se sont en vain efforcés de formuler cette loi. A cette occasion, on a constaté, notamment par les recherches de Ritter et de Nobili, que les animaux présentent dans leurs muscles, même immédiatement après la mort, différents degrés d'excitabilité, que ces degrés se succèdent pendant l'agonie, et qu'il existe pour chaque degré une règle particulière de contraction.

On pourrait donc croire qu'il serait essentiel, pour atteindre certain but thérapeutique, qu'il faille traiter plus à fond cette question, et qu'on pourrait arriver à quelque chose de nouveau en étudiant ces degrés d'excitabilité dans des muscles paralysés ou affaiblis. Cependant si, dans ce cas, je résume mes expériences personnelles, entreprises sur des hommes sains et malades, qu'il me soit permis, à ce sujet, de présenter l'observation suivante. Il se trouve à la vérité, dans les nerfs de l'homme comme dans ceux des grenouilles, de certains degrés d'excitabilité revenant régulièrement, et qui présentent, à l'égard de la direction des courants, des réactions différentes. Mais ces degrés d'excitabilité ne présentent pas chez l'homme une concordance puissante avec ceux qu'on distingue chez les grenouilles; ils se montrent déjà à l'état de santé normale, où ils n'offrent pas le moindre intérêt thérapeutique. De plus, les degrés de l'excitabilité ne sont pas répandus sur tous les nerfs et tous les muscles des membres affaiblis ou paralysés d'une manière uniforme; mais ils présentent les variétés les plus diverses, qui dépendent évidemment de l'interruption des voies centrales.

Ces variétés d'excitabilité se rencontrent encore très-souvent dans le cours de l'action répétée du courant constant sur les nerfs paralysés ou affaiblis; parfois même, elles vont si loin qu'on peut à peine les reconnaître. Cependant il faut, dans tous les cas, prendre en grande considération la loi de la contraction dans les membres malades, parce qu'il est à espérer que des recherches suivies sur ce sujet donneront un jour d'importants points d'appui thérapeutiques. Mais il faudra, avant d'arriver à ce point, une connaissance approfondie de la réaction normale des nerfs contre le courant.

Mentionnons ici les résultats obtenus jusqu'à ce jour sur la cuisse de grenouille. Dubois-Reymond, qui a rassemblé d'une manière très-lucide toutes les observations de Pfaff, Lehot, Ritter, Treviranus, Erman, Bellingeri, Marianini, Nobili,

Matteucci, Longet, en résume le résultat en ces paroles (1) :

« L'entrée du courant descendant, et la sortie du courant « ascendant, sont seules, dans un certain degré moindre d'ex« citabilité, capables de produire une contraction ; tandis que « la sortie du courant descendant et l'entrée du courant as« cendant ne semblent pas avoir d'action sur le nerf ; par « contre, dans les degrés plus élevés de l'excitabilité, cette « loi n'a plus de valeur. Dans les derniers cas, les cuisses se « contractent uniformément dans les quatre moments. »

Comme parfois on observe sur les troncs nerveux ce que Marianini et Longet notamment ont toujours observé sur les racines antérieures « *la loi inverse*, » c'est-à-dire que l'entrée du courant ascendant et la sortie du courant descendant produisent une contraction, Dubois se demande si cette inversion appartient au degré le plus élevé de l'excitabilité, à « *la vie intacte*, » comme l'admet Ritter.

Ce que j'ai dit plus haut (page 89) sur la différence qui existe entre la contraction d'entrée et de sortie d'un côté, et la contraction d'ouverture et de fermeture de l'autre côté, doit, dans les expériences de ce genre, et dans tous les cas douteux, être pris en principale considération. Les réophores étant égaux, on doit produire, au moyen d'un changement de direction de courant, l'ouverture et la fermeture de la chaîne.

Tous les muscles superficiels, entre autres le muscle frontal, et plus encore le biceps, se prêtent le mieux à ce genre d'expériences, ce dernier, à cause de son volume, de la faible résistance qu'oppose la peau même qui le recouvre, et de la facilité qu'on a de bien observer ses contractions. Si l'on veut bien observer les plus faibles contractions d'ouverture, il con-

(1) *Untersuchungen über thierische Elektricität*, t. I, p. 403.

vient d'établir l'expérience sur soi-même, et ici sur le biceps, on peut la faire sans aide. Pour cela, il suffit d'une petite table, sur laquelle se trouve fixée verticalement la poignée d'un réophore, terminé par un pas de vis, pas de vis qui reçoit des boutons métalliques de différentes dimensions.

La loi de Marianini servira toujours ici de règle : le courant descendant produit à la fermeture, après la fermeture, et à l'ouverture de la chaîne, une plus grande douleur ; le courant ascendant, à l'ouverture et à la fermeture, produit une plus forte contraction. Sur moi-même et sur plusieurs autres personnes, j'ai trouvé qu'avec une certaine force de courants, entre 20 et 30 éléments de Daniell, et en évitant les nerfs cutanés qui rampent sur le muscle biceps, il était possible de produire, avec le courant descendant, de la douleur seulement et une contraction avec le courant ascendant.

Je n'ai pu observer que très-rarement (sur des malades) que, dans ce cas, le courant descendant produisait immédiatement, c'est-à-dire sans agir plus longtemps, une contraction d'ouverture visible et notamment plus forte que le courant ascendant.

On ne peut observer ordinairement des contractions d'ouverture visibles, avec des courants de force normale, qu'après que l'action du courant se trouve avoir agi au moins pendant une minute, et qu'on se trouve placé dans des conditions normales (1). De faibles contractions d'ouverture se montrent

(1) Je trouve consigné dans mon journal du 27 mars 1856, l'observation suivante, faite sur un sain et fort ouvrier, âgé de 24 ans. (Emploi de 20 éléments.)

1° Un bouton métallique embrassait le nerf médian au carpe ; courant ascendant ; fermeture, au moyen de l'autre bouton, sur le nerf médian, au niveau du pli du coude. Durée du courant, une minute.

2° Après un pause d'une minute sans mouvement, courant descendant d'une demi-minute ; contraction d'ouverture très-forte.

3° Après une pause d'une minute sans mouvement, fermeture subite au coude par le nerf médian, flexion tonique permanente pendant une quart de minute.

uniformément, tant avec le courant ascendant qu'avec le courant descendant; mais elles ne sont perceptibles que quand la puissance du courant augmente.

Quand le courant est plus fort (40 éléments et plus même), on observe des contractions de fermeture, tant avec le courant ascendant qu'avec le courant descendant. Ces contractions sont cependant plus fortes avec le courant ascendant. On peut rendre ces différences presque insensibles, en changeant souvent les directions, et notamment en faisant agir alternativement des courants continus. La loi de contraction s'applique non-seulement aux nerfs musculaires qui ont leur trajet en dehors des fibres musculaires, mais encore comme on l'observe, surtout au biceps, *à la distribution des branches nerveuses dans l'intérieur des muscles.*

Lorsqu'on sera arrivé à avoir obtenu une force de courant convenable pour que *le courant descendant ne produise pas*

N. B. Il ressort maintenant, d'une manière constante, que le courant descendant ne provoque pas de flexion tonique durable, mais seulement une contraction d'ouverture.

Contrôle de cette expérience sur l'autre bras (bras droit), avec la différence qu'on commence avec le courant descendant.

1° Application du courant descendant pendant une minute.

2° La fermeture avec le courant ascendant produit immédiatement ce qui n'avait pas eu lieu auparavant, une flexion tonique; avec le courant descendant, il n'y a eu de produit qu'une contraction d'ouverture.

Une observation analogue est consignée dans mon journal du 31 janvier 1856; elle a été faite avec un emploi de 20 éléments, sur le nerf médian de l'avant-bras du très-excitable docteur E. W., âgé de 22 ans. Cette observation frise de bien près l'*inversion de la loi* découverte par Ritter.

1° Avec le courant ascendant la contraction de fermeture est plus forte; il n'y a pas de contraction d'ouverture, lorsqu'après un certain laps de temps (une minute) on enlève le réophore supérieur.

2° Avec le courant descendant la contraction de fermeture manque ou est très-faible; par contre, dans les mêmes conditions, la contraction d'ouverture est plus forte.

de contraction de fermeture, tandis que le courant ascendant développera une forte, on trouvera des points situés à la partie supérieure aussi bien qu'à la partie inférieure du biceps, qui ne donneront pas de contractions lorsque les réophores y sont appliqués dans une direction transversale, c'est-à-dire verticale quant aux fibres musculaires. Lorsque l'électrode positif se trouve sur le bord interne, l'électrode négatif sur le bord externe du muscle pendant la fermeture de la chaîne.

Mais, au contraire, il se développera une contraction très-forte en changeant la position des réophores, et dès qu'au moment de la fermeture de la chaîne, l'électrode négatif se trouvera au bord interne, et l'électrode positif au bord externe du muscle. Si l'on compare, comme je l'ai fait moi-même sur le cadavre, ces phénomènes avec le trajet du nerf dans l'intérieur du muscle, on trouvera que ces phénomènes correspondent à deux branches intramusculaires du nerf perforant de Casser, qui pénètrent le biceps dans une direction transversale, tandis que la troisième branche, la branche principale, a son trajet dans le voisinage du bord interne du muscle, parallèlement à ses fibres, et qu'elle s'étend jusqu'au bout inférieur du muscle.

On ne peut aujourd'hui rien constater ni sur l'homme vivant, ni sur des muscles disséqués d'animaux, quant à la manière dont la loi de contraction se comporte par rapport à l'expansion microscopique des fibres nerveuses entre les fibres musculaires.

La raison en est que le trajet microscopique des fibres nerveuses est, comme on le sait, obscurci par le passage, en forme d'anses, d'un faisceau dans un autre (fausses anses terminales), et parce que la manière d'être des fibres nerveuses dans chaque fibre musculaire est encore inconnue.

Quand plus loin nous parlerons des contractions terminales

labiles, nous verrons qu'un courant produisant une contraction, et dirigé selon la direction des fibres musculaires, ne permet pas de reconnaître une différence de la valeur de la direction du courant. Il n'est pas rare d'observer une inversion de la loi des contractions sur des membres malades ; il ne faut pas même une cause centrale pour produire cette inversion.

Je l'ai observée, il y a peu de temps, sur la cuisse d'un homme âgé de trente ans, fort et robuste, qui était affecté d'une inflammation chronique de l'articulation coxo-fémorale ; une seconde fois, sur la jambe atrophiée d'une femme âgée de trente-six ans, affectée depuis six années d'inflammation chronique et de carie de l'articulation tibio-tarsienne. Chez ces deux personnes, les membres correspondants, sains, se comportaient normalement. Dans ces deux cas, l'inversion était complète, et comprenait tous les nerfs de la face d'extension et de flexion, c'est-à-dire que le courant ascendant produisait une plus forte douleur ; le courant descendant, une plus forte contraction. On observe par contre une inversion irrégulière et incomplète sur les membres paralysés ou affectés de tremblement ; mais principalement les membres d'individus hémiplégiques présentent la plus grande variété d'inversion dans chacun de leurs muscles.

A différentes époques, sur le même individu, on peut observer l'inversion ou la déviation de la loi ; mais il est très-difficile de dire si cela est produit par l'action du courant ou par d'autres causes. L'exemple suivant éclaircira peut-être le fait. Le 18 octobre 1857, j'examinai la loi de la contraction sur les muscles de l'avant-bras d'un mécanicien (n° 475) affecté depuis longtemps de *tabes dorsalis incipiens*, et dont jusqu'alors les bras n'avaient pas été affectés. Le nombre des éléments employés est de 40. Avec le courant ascendant, il se produisit dans les fléchisseurs une plus forte contraction d'entrée qu'en employant le courant descendant. Ce fut l'inverse dans les extenseurs ; il n'y eut point de contraction de sortie. Dans le nerf médian, le courant descendant ne provoqua ni contraction de sortie, ni contraction d'entrée ; le courant ascendant produisit une forte contraction d'entrée avec flexion tonique.

Le 25 octobre (une semaine plus tard, pendant laquelle le malade avait travaillé), le courant descendant provoqua dans le nerf médian une flexion tonique, et le courant ascendant une extension tonique.

Le 1er novembre, le courant descendant provoqua dans le nerf médian une contraction d'ouverture seulement ; le courant ascendant ne provoqua qu'une contraction de fermeture, avec flexion tonique. Dans le nerf radial, il y eut une contraction de fermeture plus forte qu'avec le courant descendant.

Mais il arrive aussi que les troncs nerveux se comportent différemment des branches nerveuses.

En examinant, le 3 novembre 1857, au moyen de 40 éléments, les bras sains d'un malade affecté de *tabes dorsalis incipiens* (n° 590), je vis, en opérant sur le nerf médian, que le courant ascendant provoquait dans les muscles animés par ce nerf une forte contraction d'entrée, et que le courant descendant provoquait une forte contraction de sortie. Par contre, le biceps et les autres fléchisseurs se comportaient normalement, c'est-à-dire qu'il se développait avec le courant ascendant une contraction d'entrée plus forte qu'avec le courant descendant, et qu'il n'y eut aucune contraction de sortie. Si donc on admet, ce que les expériences de Marianini et les miennes ont toujours démontré, que le signe d'une excitabilité très-développée est fourni par la contraction de sortie, il faudra dire que, dans le cas dont il s'agit, l'excitabilité du tronc était plus développée que celle des branches.

5° *Alternatives de Ritter.* — Si deux électrodes égaux sont placés, l'un sur le nerf médian, l'autre sur le nerf radial, au voisinage du pli du coude, région dans laquelle ils se trouvent le plus près de la peau, et que l'on dirige à travers eux un courant, règle générale, il se produira une contraction dans le domaine des fléchisseurs, parfois aussi dans le domaine des extenseurs, et une contraction tonique durable, après la fermeture du courant.

Si maintenant on change le courant sans déplacer les électrodes, la contraction clonique et la contraction tonique peuvent se reproduire parfois plus fortes après la cessation de la contraction résultant de l'acte de changement du courant, ou bien cette contraction clonique et cette tonique antérieure peuvent ainsi apparaître dans le groupe des muscles antagonistes.

Si, dans ce dernier cas, on change subitement la direction du courant, la contraction qui s'était développée antérieurement se reproduit, et cette alternation se produit d'autant plus facilement qu'on change plus souvent et plus subitement la direction du courant, et parfois même elle ne se produit, après plusieurs changements de direction de courant, qu'avec le seul résultat d'augmenter la force des contractions dans le domaine du groupe du muscle qui a été frappé primitivement.

Depuis quelques années, j'ai appelé *alternatives de Ritter,* ces contractions alternatives des fléchisseurs et des extenseurs, ce physiologiste ayant le premier attiré l'attention sur ce que les fléchisseurs et les extenseurs se comportaient différemment à l'égard de directions différentes de courant (1).

En parcourant les communications de Ritter, on reconnaîtra bientôt qu'elles contiennent certaines exagérations dues au système de philosophie naturelle. Cependant on pourra aussi

(1) *Beiträge zur näheren Kenntniss des Galvanismus*, 1805 t. II, p. 93. L'histoire et la critique des données de Ritter se trouvent consignées dans Dubois-Reymond, t. I, p. 313-333.

se convaincre que cette multitude d'observations ne peut pas être fondée dans toutes ses parties sur des erreurs, sachant combien Ritter était plein d'ingéniosité et surtout animé d'un grand amour pour la vérité.

C'est pour cette raison que la faible et mesquine critique que Pfaff (1) a faite des données de Ritter vous impressionne peu ; critique qui évidemment ne porte que sur des observations isolées. Et je n'ai pu comprendre pourquoi Dubois-Reymond rejette avec un tel dédain une opinion en faveur de laquelle lui-même relève quelques points d'appui physiologiques. Entre autres points, je citerai celui-ci, que, sur des animaux tués, l'excitabilité des extenseurs a une plus grande durée que celle des fléchisseurs ; que la destruction de la moitié supérieure de la moelle, comme Engelhard l'a démontré le premier, provoque plutôt la flexion, tandis qu'en détruisant la moitié inférieure de ce même organe, l'extension se produit plutôt.

Dubois-Reymond ajoute (2) : « La doctrine de Ritter est « sans nul doute exacte pour ce qui concerne le fait suivant : « qu'à la limite de disparition de l'excitabilité, il n'y a que les « extenseurs qui se contractent, mais qu'il est très-douteux « qu'au commencement de l'action, le fait inverse ait lieu. » (Opinion que Ritter avait soutenue.)

Après avoir (en janvier 1856) trouvé sur l'homme les phénomènes énoncés plus haut, j'examinai de la manière suivante les données de Ritter sur des grenouilles qui avaient hiverné dans mon laboratoire.

Je faisais passer sur le réophore recouvert de plaques minces de platine, à l'instar d'un pont, tantôt les nerfs d'une ou des deux cuisses d'une grenouille ; et, me servant d'un commu-

(1) *Nordisches Archiv für Naturkunde*, de Pfaff, Scheel et Rudolphi. 1805, t. IV, stelk. 3, n. XII, p. 3.

(2) *Untersuchungen*, etc., t. I, p. 327.

tateur de courant en métal, je dirigeai à travers les nerfs, soit en direction ascendante ou descendante alternativement, le courant constant d'un faible élément de Daniell.

Ces expériences me parurent mettre hors de doute que, dans l'entrée ou la sortie d'une direction de courant, non pas dès le début de l'expérience, mais dans les degrés ultérieurs de l'excitabilité, tous les muscles ne se contractaient pas uniformément; que l'action portait tantôt sur les fléchisseurs, tantôt sur les extenseurs, tantôt sur les adducteurs.

Ce résultat m'engagea vivement à continuer. Quand je me fus procuré dans ce but un grand nombre de grenouilles qui avaient passé l'hiver à l'air libre, je fus très-étonné de rencontrer sur ces animaux, dont l'époque du rût était passée, à peine des traces du phénomène qui avait fixé mon attention chez celles qui avaient hiverné dans mon laboratoire.

Plus tard, je trouvai par hasard (1) que Ritter avait fait ses expériences, si vivement attaquées par ses adversaires, sur la différence de l'excitabilité des fléchisseurs et des extenseurs, en se servant des grenouilles qui avaient hiverné chez lui!

Cependant si l'observation de Ritter se constatait également, mais avec une certaine restriction, sur la cuisse de grenouille, il n'en résulterait pas que l'observation faite sur le bras de l'homme, et citée plus haut, doive être rangée parmi ces phénomènes. Car si l'on considère que les branches qui pénètrent dans les muscles, tant du nerf médian que celles du nerf radial, n'ont pas toujours un trajet parallèle et ne sont pas situées sur un même plan, on verra que dans les conditions admises plus haut, un changement de courant aura pour conséquence de frapper certaines branches de l'un ou de l'autre nerf alternativement dans la direction qui est la plus favorable à la production de la contraction. On concevra aussi qu'une certaine

(1) Dubois-Reymond, *Untersuchungen über thierische Electricität*, t. I, p. 389.

part peut être prise par la direction transverse du courant mentionnée (page 102). A cette explication vient s'opposer la circonstance, que j'ai également observé une alternative analogue dans le changement de courant, et je trouve cette observation consignée à plusieurs reprises dans mon journal, que, lorsqu'un des électrodes embrassait le nerf médian et le nerf cubital au niveau du coude, et que l'autre électrode embrassait les mêmes nerfs au niveau de l'articulation radio-carpienne, l'objection faite plus haut n'avait plus de valeur.

Il est vrai d'ajouter aussi qu'à cette époque je dirigeai mon attention vers ces points, et que depuis je n'ai pas cru devoir reprendre ces expériences, parce que la valeur *thérapeutique* des alternatives de Ritter me paraissait être très-restreinte.

Il y a peu de temps cependant que j'ai eu occasion d'observer les alternatives de Ritter d'une façon qui, je le crois, est à l'abri d'objections sérieuses. Ce fut sur un homme de cinquante ans, atteint de crampes opiniâtres (crampes d'écrivains).

Chez ce sujet, sur lequel existait une anomalie de l'artère brachiale, qui permettait à l'expérimentateur de couvrir avec un réophore d'un demi-pouce de longueur à la partie inférieure du bras, le nerf médian et le nerf cubital, à l'angle qu'ils forment en se séparant, tandis qu'un deuxième réophore reposait sur le nerf médian seul, à côté du tendon du biceps, au niveau du pli du coude. Dès qu'on faisait passer par les nerfs un courant de 30 éléments de Daniell, et qu'on changeait toutes les trois à quatre secondes la direction du courant dans le changeur métallique, il se produisait avec une remarquable constance, et sans aucune exception, avec le courant descendant une contraction momentanée et une sensation excentrique, exclusivement dans le domaine du nerf médian. Avec le courant ascendant, par contre, les mêmes phénomènes se produisirent exclusivement dans le domaine du nerf cubital. Le malade, sans être questionné, en faisait, à son grand étonnement, la remarque, en ce qui concernait la sensation perçue dans le bout des doigts. Sur l'homme sain, ces expériences physiologiques sont difficiles, et ne donnent pas lieu à des résultats bien précis. Des observations pathologiques et thérapeutiques nous donneront plus tard des résultats plus positifs, sur la manière dont les nerfs des fléchisseurs et des extenseurs se comportent à l'égard des deux directions de courants. On pourra, non-seulement étudier cette question sur les nerfs moteurs, mais encore sur les nerfs sensitifs. Les cas ne seront pas rares, où le courant descendant excitera plutôt les nerfs sensitifs ou moteurs des fléchisseurs, et que ceux des extenseurs seront plutôt excités par le courant ascendant. L'inverse de la règle pourra se produire, ou sur un seul, ou sur les deux ordres de nerfs à la fois; cette inversion même pourra être restreinte à quelques nerfs et à quelques muscles isolés.

6° *Différentes espèces de contractions.* — Sans faire d'efforts, on peut distinguer des contractions sensitives et des contractions motrices. Car ce que les malades désignent ordinairement sous le nom de contraction, est plutôt une sensation produite dans un nerf sensitif, par l'entrée, la sortie, ou une forte oscillation d'un courant, qu'une véritable contraction musculaire, qui provoque peu ou à peine une sensation.

J'ai déjà dit plus haut (page 87) qu'à l'ouverture de la chaîne, il y a une contraction musculaire d'autant plus facile, qu'un courant parcourt plus longtemps le muscle. On peut encore ajouter que cette augmentation de la contraction peut se faire sans que l'on touche le muscle, en faisant simplement passer le courant par le tronc nerveux, ce qu'on peut voir d'une manière évidente sur le nerf médian, lorsque les muscles de l'avant-bras sont dans leur état normal (1). On ob-

(1) Voyez plus haut, p. 95.

serve parfois, quand l'excitabilité est déprimée, que l'augmentation d'excitabilité produite par le courant continu n'est que locale.

La vivacité de la contraction momentanée, provenant de cette augmentation, dépend alors, comme l'électrolyse, de la durée et de la force du courant, et elle est évidemment proportionnelle au produit de ces deux facteurs. La circonstance que l'influence de la durée est plus évidente que l'influence de la force du courant, s'accorde avec cette manière de voir.

La contraction momentanée qui a lieu à l'entrée et à la sortie du courant, peut s'appeler *clonique*. Elle diffère dans son apparition, selon l'instantanéité de l'interruption (dans le commutateur de courant), et selon les oscillations que subit la densité du courant à son entrée et à sa sortie. Je me suis étendu plus haut (page 68) sur la manière dont une telle contraction, après et pendant la fermeture de la chaîne, peut passer à l'état de contraction *tonique*, et quelles sont les conditions dont ce phénomène dépend.

Il est très-important, sous le rapport thérapeutique, de connaître les contractions *labiles*, que le premier j'ai observées sur l'homme. Ces contractions sont provoquées dans le nerf musculaire ou dans le muscle, sans interruption du courant, par de simples oscillations de la densité de courants, d'après la loi formulée par Dubois-Reymond, selon laquelle le muscle répond par une contraction, non-seulement à l'interruption, mais encore à l'oscillation du courant (1).

Lorsque l'excitabilité est suffisante, ou qu'elle est augmentée artificiellement par le courant, on produit des contractions *labiles* en changeant de place, la chaîne fermée, l'un ou les deux réophores, sans interrompre la communication des enveloppes humides avec la peau. Les fibres du muscle,

(1) Voyez plus haut, p. 64.

touchées par le réophore en mouvement, se contractent, tandis que celles que le réophore abandonne se relâchent. Si le réophore en mouvement suit sur le muscle le trajet du nerf, toutes les fibres musculaires dépendantes du nerf sont mises en jeu, quand l'excitabilité est forte; celles qui se trouvent placées en dehors de la chaîne, le sont à un bien moindre degré; de sorte qu'il peut paraître que l'action locale sur les fibres musculaires est prédominante. Une excitation labile analogue dans le tronc nerveux, dans laquelle les fibres musculaires ne sont pas comprises, produit une contraction tonique indéterminée, selon que le réophore rencontre dans son parcours une plus ou moins grande résistance. Dans des cas qui s'y prêtent, on peut faire ces observations, non-seulement sur les extrémités, mais encore sur les muscles de la face et sur le nerf facial.

L'effet local du courant, sur des fibres musculaires isolées, se montre d'une manière frappante dans l'excitation labile terminale d'un muscle. J'appelle ainsi cette action labile du courant, dans laquelle les réophores ne sont en contact qu'avec les terminaisons des fibres musculaires qui s'insèrent aux tendons, et glissent sur elles.

C'est sur le muscle peaucier qu'on observe on ne peut mieux cette contraction. Pendant que les réophores glissent sur la clavicule, il semble parfois alors que les contractions sont d'autant plus vives, que les réophores agissent plus près de leurs terminaisons. J'ai fait une semblable observation sur le muscle frontal, dans un cas de paralysie faciale. L'excitation terminale des fibres musculaires, au moyen de courants labiles, provoque dans les muscles plus courts, par exemple le muscle frontal, le deltoïde antérieur (1) ou le rhomboïde,

(1) J'appelle ainsi la portion antérieure de ce muscle, qui, d'après les observations de Hyrtl's et les miennes (voyez, *Deutsche Klinik*,

une contraction qui frappe presque uniformément sur toute la longueur de la fibre; dans les muscles plus longs, comme dans le peaucier et le trapèze, la contraction visible ne s'étend pas jusqu'à l'autre bout du muscle; mais elle se perd au delà de la moitié. Vu le petit nombre de muscles et de cas qui se prêtent à ces expériences, je n'ose pas formuler une loi qui régit ces différences. Il est plus que présumable que dans ces cas, le point d'immergence du nerf, sa subdivision en branches dans le muscle, la conductibilité musculaire donne la règle : en d'autres termes, que l'effet se restreint sur la fibre nerveuse qui pénètre dans une fibre musculaire; que cet effet est incomplet dans les cas où le courant ne suffit pas pour exciter la fibre nerveuse dans toute sa longueur, ou bien encore dans les cas où une fibre musculaire reçoit deux ou plusieurs fibres nerveuses dont le trajet se fait en sens opposé (1).

La ligne d'insertion du deltoïde et du trapèze, à l'épine de l'omoplate, se prête le mieux à cette recherche; et de cette ligne on peut, au moyen des mêmes réophores, provoquer simultanément une contraction complète dans les fibres du deltoïde, et une contraction incomplète dans celles du trapèze. Il est donc évident que tous ces phénomènes peuvent

1856, ma réponse à Duchenne, de Boulogne), reçoit constamment une branche des nerfs thoraciques antérieurs.

(2) Les terminaisons libres de fibres musculaires qu'on trouve dans l'intérieur des muscles (Rollet), et qui ne sont que des représentations abortives des insertions tendineuses, doivent être prises ici à peine en considération. Mais nous ne pouvons pas passer sous silence que, jusqu'à ce moment, nous ignorons encore si chaque fibre musculaire reçoit une ou plusieurs fibres nerveuses. On peut à peine douter qu'une fibre nerveuse puisse animer plusieurs fibres musculaires, et ceci par subdivision en branches, par la raison que, dans quelques grands muscles, le nombre des fibres musculaires l'emporte de beaucoup sur les fibres nerveuses qui y pénètrent. Le cas le plus favorable, sous le rapport thérapeutique, serait si chaque fibre nerveuse se rendait par divisions progressives à toutes les fibres musculaires.

être envisagés comme une expression de l'irritabilité de Haller, si l'on admet que dans le cas donné, le courant frappe immédiatement la fibre musculaire, sans l'entremise de la fibre nerveuse.

L'effet mécanique de la contraction labile est plus grand que cela ne semble paraître au premier abord. Chez des personnes maigres, la peau du cou se soulève en saillies prononcées, lorsque les fibres du peaucier entrent l'une après l'autre en contraction labile, dès qu'on promène les réophores sur la clavicule, dans le sens transversal à la direction du muscle. Le raccourcissement est encore plus puissant lorsqu'on promène les réophores dans le sens longitudinal. L'effet mécanique est presque réduit à zéro sur des muscles qui s'insèrent aux os, lorsque le réophore glisse d'une fibre à l'autre dans le sens transverse par rapport au muscle. Mais on peut accroître l'intensité de cet effet, jusqu'à produire, par exemple, le soulèvement complet de la main, lorsque l'avant-bras étant convenablement soutenu, le réophore se meut sur les extenseurs de la main qui pend librement, longitudinalement sur le muscle, et que le réophore croise dans ce mouvement les faisceaux nerveux plus forts qui se trouvent dans le muscle, transformant ainsi la contraction labile en une contraction tonique augmentant par degrés.

Cette expérience anéantit d'un seul coup les espérances qu'auraient pu concevoir, en faveur de leur doctrine, ceux des physiologistes qui, encore aujourd'hui, défendent l'opinion de Haller. Ce que je viens de dire a également un certain poids par rapport au fait qu'il y a parfois des contractions labiles sous le réophore qui est en mouvement, et non sous celui qui est en repos, lorsque tous les deux réophores, placés l'un à côté de l'autre, touchent la terminaison du muscle, par exemple celle du peaucier.

En renversant l'expérience, c'est-à-dire en mettant en mouvement le réophore qui était au repos, et en mettant au repos celui qu'on mouvait, les mêmes fibres se contracteront ordinairement, c'est-à-dire celles qui, en apparence, possèdent un degré d'excitabilité plus élevé. On peut répéter cette expérience sur une plus grande échelle, sur des groupes entiers de nerfs et de muscles par exemple. Si l'on applique l'un des réophores sur un point quelconque du nerf médian, du côté de la flexion, du bras ou de l'avant-bras, et qu'on promène l'autre réophore sur le nerf radial ou sur ses branches musculaires motrices, les fléchisseurs resteront en repos, et les extenseurs seuls entreront en mouvement labile, si toutefois ces derniers possèdent une excitabilité plus élevée, ce qui est parfois le cas, et ce qu'on découvre facilement en renversant l'expérience.

Dans des cas pathologiques où les extenseurs manquent complétement d'excitabilité, leur excitation labile mettra cependant, dans les mêmes conditions, les fléchisseurs en mouvement.

Il peut se rencontrer des cas où l'excitabilité des deux groupes des nerfs et des muscles, par exemple des fléchisseurs et des extenseurs de l'avant-bras, n'offre pas de différence tranchée, en tant qu'on peut le constater par l'emploi de courants de force et de directions égales, à leur entrée et à leur sortie dans les muscles, prenant aussi en considération les différentes résistances présentées par la peau. Mais dans ces cas aussi, le courant, embrassant ces groupes nerveux et musculaires, ne contractera pas les parties touchées par le réophore qui se trouve au repos, si le deuxième réophore est en oscillation (unipolaire), le courant provoquera, par contre, des contractions labiles dans le domaine du réophore oscillant.

A première vue, ce phénomène surprend. Il faut en rapporter la cause à ce qu'évidemment le réophore en mouvement produit, non-seulement un continuel changement de la grandeur de la résistance pour les parties qui se trouvent dans la ligne de communication, circonstance qui est loin de laisser indifférents les nerfs et les muscles qui se trouvent dans le domaine du réophore au repos, mais encore que le réophore qui se meut expose, lui aussi, à la plus grande densité de courant, alternativement différentes fibres nerveuses ou motrices, nouvelle circonstance ne devant produire que des contractions labiles dans le domaine de ces fibres nerveuses.

On comprendra maintenant comment parfois, même dans l'intérieur d'un muscle, l'oscillation de l'un des réophores, ayant lieu avec ou sans interruption de la chaîne, et dans chaque direction de courant, puisse produire un effet local plus fort que l'oscillation de l'autre réophore, si tous les deux se meuvent toujours sur le même plan. Ce fait expliquera aussi le sens physiologique de ce que j'ai appelé antérieurement (1) *alternatives polaires*, c'est-à-dire alternatives dans lesquels on éloigne tantôt l'un, tantôt l'autre des pôles. On comprendra en même temps la possibilité d'exposer, par le fait d'une seule chaîne, deux groupes de nerfs ou de muscles, à une excitation labile *inégale*, excitation dont je ferai moi-même plus loin un usage très-étendu.

Il faudra rattacher aussi à des effets locaux d'oscillations de courants, des phénomènes qui se passent sur des membres très-excitables, et qui rappellent à l'esprit la distinction faite par Marianini, de la contraction idiopathique, et de la contraction sympathique (page 17). Je veux parler ici du cas où un courant traversant un nerf moteur, le nerf péronier par exemple, produirait, même à sa sortie, une contraction dans les muscles qui dépendent de ce nerf, tandis que des courants d'une égale ou d'une plus grande force, traversant les muscles mêmes, ne provoqueraient pas, dans les mêmes circonstances, de traces de contraction. Si maintenant on applique

(1) *Allg. medic. Central Zeitung*. 1857, 32e numéro.

le premier réophore sur le muscle, le deuxième sur le nerf, on produira une contraction en enlevant ce deuxième réophore, tandis que cet effet ne se produira pas en enlevant le premier.

Ces différences seront d'autant plus grandes qu'on aura eu plus de soin à provoquer des oscillations à la sortie du courant.

Si donc, ce qu'en tout cas l'expérience nous démontre, le degré de la contraction dépend de la somme des fibres nerveuses motrices, frappées par le courant, que cela soit par son oscillation ou son interruption, il pourra paraître indifférent par quelle voie une contraction puisse prendre naissance, qu'elle se produise par l'excitation immédiate du muscle, ou bien par l'excitation médiate, par l'entremise du nerf, en un mot.

Déjà dans mon travail sur « l'*Électrisation méthodique* » (p. 18), j'avais fait, en parlant de l'excitation des muscles par des courants induits, une distinction entre l'excitation intra et extra-musculaire, sans cependant rechercher si la valeur physiologico-thérapeutique de ces deux méthodes était la même. Cette même question se représente de nouveau aujourd'hui dans l'emploi physiologique du courant constant. Je puis y répondre d'une manière absolue par la négative, non-seulement à cause des effets locaux du courant sur l'excitabilité des nerfs, effets observés pour la première fois par Ritter (p. 10), et à cause des conditions d'effets extra-polaires dont j'ai parlé plus haut (p. 95), mais encore aussi à cause de l'influence électrolytique, exercée par le courant sur la substance de la fibre musculaire même. J'éclaircirai cette question plus tard, dans la partie thérapeutique de ce livre.

7° *Effets sur la peau.* — Selon le degré de force du courant, les électrodes humides produisent aux points de contact avec la peau, une sensation de chaleur, de rougeur et même un exanthème, lorsque ce contact est ou continu, ou qu'il n'a lieu que par de courtes interruptions. La sensation de chaleur et de brûlure se produit parfois sans traces de rougeur, de même aussi qu'il y a souvent rougeur, sans sensation de brûlure et de chaleur. Il est donc à peine permis de douter que la sensation de brûlure, de même que celle du fourmillement et de la douleur, naît de l'excitation des nerfs sensitifs et non d'une dilatation des vaisseaux sanguins, qui ne produit que la rougeur, comme une expérience sur la peau, semble le démontrer. Je n'ai pas encore eu occasion d'observer que la contraction précédât cette dilatation des vaisseaux.

Il faut seulement noter ici que la rougeur, c'est-à-dire la dilatation des vaisseaux chez l'homme, est d'autant plus forte, et se produit avec d'autant plus de rapidité, que le courant, sans être interrompu, subit des oscillations plus grandes et plus souvent répétées. On peut aussi au moyen du courant électro-magnétique la produire, mais à un degré inférieur ; avec le courant magnéto-électrique dont la puissance électrolytique est plus forte, on obtient cette rougeur plus facilement encore. En résumé : la rougeur de la peau ou la dilatation des vaisseaux sanguins est en général proportionnelle à la puissance électrolytique du courant employé, et dans les oscillations artificielles de courants, elle n'est probablement augmentée que par une modification de la polarisation.

Il faut, dans ces cas, prendre en considération la dilatation des vaisseaux sanguins qui, comme nous le verrons plus tard, a lieu jusque dans les parties profondes des tissus; et par ce fait, elle devient un puissant moyen de développer la mutation ou l'échange de la matière dans des membres malades.

Chez certaines personnes en apparence bien portantes, ou qui du moins n'ont pas d'affections des organes centraux ou du sang, il est remarquable de trouver que l'emploi des courants même les plus forts et les plus douloureux provoque à peine une rougeur à la peau.

Dans certaines affections des organes centraux, dans le *tabes dorsalis*, par exemple, le phénomène cité plus haut est très-fréquent. Tiendrait-il à ce que les nerfs sensitifs sont en général très-émoussés dans cette affection? La rougeur dépendrait aussi de la sensation, ce qui n'est pour le moment aucunement confirmé.

Communément la rougeur est circonscrite à la circonférence de la surface de contact; dans quelques cas, elle présente un cercle plus large, qui se perd uniformément en tout sens. Il est plus rare encore de voir apparaître des taches rouges isolées dans les parties de la peau qui avoisinent le cercle galvanique, pendant l'action du courant continu.

On voit se produire lorsque la rougeur n'apparaît pas, ou quelquefois simultanément avec elle, *la chair de poule,* c'est-à-dire la proéminence en forme de cônes des follicules pileux, qui se répand alors sur tout le membre frappé par le courant. Ce phénomène qui, chez certaines personnes, peut être provoqué par un léger contact ou une compression de la peau, ne mérite pas d'être cité comme étant un effet particulier du courant.

Après une action de quelques minutes par exemple, d'un courant sensible, on voit apparaître, au milieu de la rougeur, soit au pôle zinc ou aux deux pôles à la fois, une éruption passagère; les éruptions sont formées par des vésicules, papules, ou des plaques saillantes très-prononcées. Ce ne sont donc, à proprement parler, que des exagérations de la chair de poule, c'est-à-dire des modifications des follicules pileux tuméfiés, et parfois très-confluents comme dans l'urticaire. Ces éruptions ne se rassemblent jamais aux deux pôles.

Quand le courant a une action plus continue, les ouvertures des follicules pileux sont parfois tellement altérées, qu'elles apparaissent comme des trous, à l'œil nu.

Je ne saurais décider pour le moment, si ces diverses modifications se rapportent aux fibres musculaires, et quelle est la part que ces derniers y prennent. Il me paraît hors de doute cependant que cet épaississement de l'épiderme qu'on observe dans tous ces cas, provient du gonflement de ces cellules. Quelques auteurs ont observé des phlyctènes ; pour ma part je en n'ai jamais vu : cela tient peut-être à ce que je n'emploie pas des courants assez forts pour en produire.

J'ai, par contre, remarqué quelquefois de faibles ecchymoses, c'est-à-dire, une extravasation de corpuscules sanguins, de petits vaisseaux, et, quelquefois aussi, aux points où il s'était développé des éruptions passagères, une desquamation légère de l'épiderme.

L'augmentation locale de la température se montre dans les membres par lesquels on fait journellement passer des courants pendant un certain laps de temps. Cette augmentation est moins sensible dans les muscles actifs que dans les articulations, dans les cas où le courant frappe ces dernières seules, de sorte qu'il paraîtrait que l'activité musculaire compense la dilatation des vaisseaux, produite par le courant : ce fait se trouvera constaté plus loin par des expériences comparatives sur des grenouilles.

Un muscle, parcouru par de forts courants, reste plus chaud, pendant des jours entiers, qu'à l'état normal, quoiqu'on n'y découvre aucune trace de rougeur. Dans l'état actuel de la science, on ne saurait dire si c'est un effet chimique consécutif de l'électrolyse, ou bien une dilatation profonde des vaisseaux cutanés, qui joue le rôle principal dans ces phénomènes. La manière dont les parois musculaires se comportent envers le courant, semble régler l'augmentation ou la diminution de la température.

L'observation suivante peut en servir, pour ainsi dire, de preuve : Sur un de mes malades, l'emploi de forts courants sur l'articulation du genou, abaissait de quelques degrés la chaleur de cette région, et cet abaissement de température durait plusieurs heures. Je reviendrai d'ailleurs, en parlant du traitement des rhumatismes, sur cette question.

§ 6. — Effets du courant sur le volume et les fonctions des muscles et des nerfs.

Je ne ferai que toucher ici à cette importante question, résolu que je suis de la traiter à fond dans la partie thérapeutique de cet ouvrage. Nous trouvons comme résultat final que sur les muscles, le courant constant, dans son effet labile, a la propriété de dilater non-seulement les vaisseaux sanguins, qui y rampent, mais encore de produire un certain gonflement des fibres musculaires elles-mêmes et d'accroître ainsi leurs facultés endosmotiques. Il diffère en cela du courant induit, qui diminue la faculté endosmotique et les fonctions des fibres, lorsque son application a lieu sous une influence centrale anormale, et que le raccourcissement et la rigidité musculaire persistent.

Comme mes observations thérapeutiques apprennent que les fibres musculaires gonflées par des courants constants, labiles, gagnent simultanément en aptitude mécanique de fonctions, il paraît à peine douteux, que cette dernière faculté se trouve être dans un certain rapport avec les facultés endosmotiques des fibres musculaires. Il n'y a rien d'étonnant dans ce fait, puisqu'il faut, pour que le muscle puisse fonctionner d'une manière normale, qu'il se produise en lui une continuelle mutation de matière, mutation qui ne peut avoir lieu sans absorption de liquides. Nous voyons aussi, ce que Carlisle (1800) avait déjà découvert, que la faculté endosmotique des fibres musculaires disparaît avec la rigidité cadavérique. On ne peut encore décider si le courant agit d'une manière analogue sur le tissu des nerfs. Il faut seulement noter, que le cylindre qui est dans l'axe des fibres nerveuses et que j'ai découvert en 1837, se gonfle quand, à l'état frais, on le met dans un liquide aqueux. D'après mes nouvelles recherches (1), ce cylindre perd cette faculté quelque temps après la mort, où il est pris subitement, comme les fibres musculaires, d'une espèce de rigidité cadavérique. De plus, je sais par mes observations antérieures, qu'en tétanisant au moyen de courants induits une cuisse de grenouille, les fibres nerveuses comme les fibres musculaires, prennent une plus grande faculté de résistance, de sorte qu'elles ne se contractent pas si facilement qu'à l'ordinaire quand on les soumet à une traction ou à l'influence de l'eau.

Lorsqu'on poursuit par l'examen microscopique les fibres nerveuses dans l'intérieur du muscle tétanisé, on peut se convaincre aussi d'une manière surprenante, par leur netteté et l'intact de leur contour que l'on aperçoit très-bien alors, qu'elles ont gagné plus de dureté. D'un autre côté, je crois avoir vu, qu'en soumettant longtemps une cuisse de grenouille à l'action d'un fort courant constant, les fibres nerveuses, comme les fibres musculaires, deviennent plus molles, et plus sensibles à l'action de l'eau.

En tout cas, de nombreuses observations thérapeutiques ont constaté que le courant constant, même lorsqu'il agit sur les nerfs presque d'une manière continue, met ces nerfs dans un état propre à recevoir l'influence de la volonté; c'est-à-dire, *qu'il rétablit la faculté de fonctionner qui a été perdue*, et que chez bien des personnes dont les muscles ont, par des causes diverses, perdu leur volume normal, on peut

(1) *Amtlicher Bericht der Wiesbadener Versammlung der Naturforscher und Aertze*, 1852. (*Comptes rendus de l'Académie des sciences de Paris*, séance du 22 septembre 1856).

épaissir visiblement leurs muscles atrophiés, en les soumettant à des contractions labiles. Cette augmentation de volume se restreint aux fibres qui entrent en contraction labile : ce fait rend vraisemblable que l'épaississement a lieu par absorption de liquide de la part du muscle, dont le courant augmente alors les facultés endosmotiques, au moment de la modification de forme que la fibre musculaire subit en se raccourcissant. Une autre circonstance qui semble parler en faveur de cette opinion, est que déjà on observe, mais à un moindre degré, l'épaississement du muscle, après y avoir fait passer un courant presque stabile, et que le muscle se contracte sous l'influence de la volonté. J'ai eu occasion de faire cette observation notamment au commencement de mes expériences, époque à laquelle je n'employais pas encore les *courants labiles.*

Je renvoie pour de plus amples renseignements sur ce sujet, à la partie thérapeutique de cet ouvrage, dans laquelle je traite des paralysies et des atrophies, et où le lecteur trouvera les conséquences qui découlent de ces propositions, pour l'emploi méthodique du courant tant induit que constant dans l'atrophie ou la faiblesse des muscles.

§ 7. — Effets accessoires du courant.

Il est impossible de limiter d'une manière absolue l'effet d'un courant sur un nerf ou sur un muscle. En tout cas, une excitation de la peau, de ses nerfs et de ses vaisseaux sera inévitable. On verra aussi que plus le courant aura de durée, plus il se répandra en dehors de la ligne droite de communication des deux électrodes, au moyen des fermetures accessoires produites par les tissus. Il faudra toujours prendre ce fait en considération dans l'évaluation de la valeur thérapeutique des effets de courants stabiles sur les organes centraux ou sur d'autres organes plus éloignés. Il conviendra aussi de mettre en ligne de compte les inconstances du trajet et de la division des nerfs, qui d'après mes recherches sur l'homme sont bien plus fréquentes qu'on ne se l'imagine en lisant les traités didactiques d'anatomie.

Veut-on faire agir des courants sur les nerfs, et veut-on s'assurer que ces derniers sont en général en état d'atteindre le but proposé? pour les nerfs moteurs, il n'est qu'un moyen : c'est de s'assurer si l'interruption du courant provoque une contraction momentanée; dans bien des cas, au contraire, pour les nerfs sensitifs, la sensation excentrique, si l'action du courant est continue, servira pour connaître si toutes les fibres du nerf subissent d'une manière uniforme l'influence du courant. Il est bien entendu que pour les expériences physiologiques, bien plus encore pour les expériences thérapeutiques, il faudra une connaissance approfondie du trajet et de l'expansion périphérique des nerfs sensitifs, ou tout au moins de leurs principales branches.

Cependant, en voulant agir sur des nerfs sensitifs, on ne saurait éviter dans beaucoup de cas que les nerfs moteurs qui leur sont sous-jacents, ainsi que les muscles, ne soient simultanément frappés par le courant. Pour annihiler cette action simultanée, il faudrait se contenter de faire agir le courant sur les parties, à la vérité très-limitées des nerfs sensitifs, qui passent sur les articulations, ou bien encore sur leurs terminaisons, dans les dernières phalanges des extrémités. Une des méprises les plus étranges introduites par Duchenne dans la science, c'est d'admettre qu'un courant induit, en produisant une douleur ou une contraction localisée, n'agisse pas dans le même temps sur les autres tissus parcourus ou voisins. Seulement, puisque la *quantité* d'électricité n'est alors que très-petite, la valeur thérapeutique des fermetures accessoires (courants dérivés) du courant induit ne sera pas si importante que dans l'application d'un courant constant qui impressionne un nerf sensible ou moteur. En dehors des effets accessoires dont je viens de parler, il en existe d'autres encore qui se rattachent particulièrement aux nerfs des sens et à l'encéphale. Aussi, certains individus accusent déjà un goût métallique cuivreux, ou bien aigre ou amer, lorsqu'on soumet un de leurs bras ou une de leurs jambes à l'action d'un fort courant. Fait-on agir des courants d'une certaine force dans le voisinage de la tête et du cou, principalement à la nuque, ce goût se développe chez beaucoup de sujets. Il se produit d'autant plus facilement que le courant agit plus près des nerfs de la langue ; cependant, chez certains individus, il se produit plus difficilement que chez d'autres. Il existe des cas où des courants agissant sur la face, dans le voisinage de la parotide, provoquent une plus forte sensation de goût, que lorsqu'ils agissent sur le nerf glosso-pharyngien, soit même dans la bouche. A ces diverses sensations de goût, se joint souvent une plus forte salivation. Il est des malades qui prétendent que la salive a un certain goût, d'autres au contraire désignent la langue, parfois même des points déterminés du bord et du bout de cet organe, comme les points de départ de cette sensation de goût purement subjective.

La sensation de lumière se produit, non-seulement lorsque la tête ou la face sont frappées par le courant, ou, comme disent les plus anciens traités d'anatomie, lorsque la division du trijumeau est touchée, mais bien encore elle se produit très-facilement lorsqu'on excite la nuque chez certains individus. Je connais moi-même plusieurs malades affectés de *tabes dorsalis*, ou d'atrophie, chez lesquels un fort courant, frappant les premières vertèbres dorsales, développe de vifs éclairs dans les yeux. Chez d'autres individus, au contraire, on provoque à peine ces éclairs, en faisant même passer le courant dans le voisinage des yeux. Je n'ai pu développer ces éclairs en employant les plus forts courants sur les yeux mêmes, dans un seul cas d'amaurose centrale aiguë. Depuis, j'ai constaté dans plusieurs cas d'amaurose centrale que l'action du courant constant sur la sensation de lumière est en raison de l'étendue du champ de vision.

Il n'existe pas d'effets accessoires sur l'organe de l'ouïe. On produit avec difficulté des sensations de son, en dirigeant des courants forts d'une oreille à l'autre, ou d'une oreille à l'apophyse mastoïde, ou à l'occiput (1). Un effet accessoire qui a lieu fréquemment quand des courants frappent la tête, le cou ou la nuque, est le *vertige*. Il se produit plus rarement pendant la durée du courant continu qu'à l'ouverture de la chaîne. Ce vertige consiste dans une oscillation passagère de la tête vers le côté de l'électrode qu'on éloigne. On pourrait dire que ce vertige est une contraction momentanée d'ouverture de la substance nerveuse, qui, par son entremise amène l'équilibre du corps. Rarement j'ai observé le vertige à l'entrée du courant dans les tempes.

Il est cependant digne de remarque, qu'il existe à la partie supérieure du cou, au bord interne du muscle sterno-cléido-mastoïdien, là où, en y appliquant le doigt on perçoit les battements de la carotide, un point dont l'excitation, même par de faibles courants (dix éléments Dan. environ), provoque dans un grand nombre de cas, un très-violent vertige. Comme, chez les mêmes personnes, ce phénomène ne se produit pas facilement lorsqu'on fait passer même de très-forts courants, suivant le trajet de la carotide, du nerf vague, du nerf sympathique, ou par la nuque, il semblerait presque que la cause de ce singulier phénomène pourrait être rapportée au ganglion supérieur du nerf sympathique, ou au ganglion voisin du nerf vague. Il est vrai de dire aussi que, chez d'autres su-

(1) Voir plus haut, p. 41.

jets, le vertige se produit d'une façon plus violente, quand ces courants frappent ou l'apophyse mastoïde, ou la nuque jusqu'à la sixième vertèbre cervicale, de sorte qu'ici on pourrait invoquer une excitation passagère du cervelet, dont les lésions, comme chacun le sait, d'après la découverte de Flourens, provoquent des mouvements rotatoires.

Quoique ce vertige ne soit que passager, et qu'il ne laisse aucune trace, il est cependant utile, lorsque l'on veut employer des courants sur la tête et sur le cou, de connaître cette circonstance, et les conditions qui la provoquent. Des courants continus, même forts, de vingt à trente éléments, lorsqu'ils suivent le trajet du nerf vague, n'ont en général chez des individus sains ou malades, aucune influence sur les mouvements du cœur. Dans quelques cas cependant, j'ai observé sur des hommes et des femmes débiles, que des courants qui pouvaient intéresser les racines du pneumo-gastrique, produisaient, sans occasionner aux personnes des douleurs ou d'autres incommodités, un ralentissement du pouls de quelques secondes ou minutes, de la pâleur et même de la syncope. J'ai observé ce fait trois à quatre fois sur des individus amaigris, sur lesquels, pour différentes raisons, on faisait passer des courants à travers la partie supérieure du cou ou de la nuque, et toujours quand le courant agissait plus de trente secondes. Il faut ajouter aussi que ces individus étaient très-pusillanimes ou très-excitables, et qu'il pouvait ici très-bien se produire une action psychique concomitante.

Je vis un jour ce fait se produire chez un employé atteint de la crampe des écrivains : on ne lui faisait cependant passer par le bras qu'un faible courant de huit éléments. Dans la région du larynx, les courants continus produisent facilement des contractions toniques des muscles de cet organe, et la fermeture de la glotte. Dans le voisinage de l'os hyoïde, on produit facilement des contractions toniques du pharynx et de tous les muscles animés par l'anse du nerf du grand hypoglosse. En général au cou, il est difficile d'obtenir des influences isolées sur des nerfs déterminés, même lorsqu'on a préalablement examiné au moyen du courant le trajet de ces nerfs. Je n'ai jamais produit, en faisant passer au cou des courants par le nerf phrénique, des effets accessoires, c'est-à-dire une contraction du diaphragme.

Il est utile, ici, de mentionner que chez des individus maigres et dont la poitrine est aplatie, comme, par exemple, chez des jeunes gens et des filles dont la croissance n'est pas terminée, on peut produire, en faisant passer des courants continus labiles par les muscles de la poitrine, suivant le trajet des nerfs et muscles intercostaux, des inspirations plus profondes, pendant lesquelles on remarque visiblement une plus forte voussure de la partie supérieure du thorax.

Il est hors de doute que, dans ces cas, la faculté de fonctionner des muscles respiratoires est augmentée. Il est digne de remarque, que l'inspiration paraît être d'autant plus profonde, si l'un ou les deux électrodes touchent le point sous lequel passe au cou et à la poitrine le nerf phrénique. Je reviendrai, dans la partie thérapeutique, à la plus ou moins grande utilité qu'on peut retirer de ces observations dans le traitement de certaines scolioses, ou de certaines maladies du cœur. Je n'ai pas pu découvrir, sur un très-grand nombre de jeunes gens examinés, des effets accessoires physiologiques durables, de courants constants sur l'état général ou sur les organes centraux. Après avoir expérimenté plus longtemps sur mes propres bras, et au moyen de forts courants (de vingt à quarante éléments), j'ai presque toujours observé, comme effets accessoires, une plus forte tendance au sommeil.

Ce sommeil aussi paraissait être plus profond et plus bienfaisant. Plus loin, je reviendrai encore une fois sur cette action du courant qu'on observe très-fréquemment chez les malades. Je dois encore parler ici de certains effets consécutifs qui se produisent dans les membres de malades qui sont affectés de paralysie centrale, mais qu'on observe aussi chez des individus sains, comme sur des malades. Il se produit souvent, plusieurs heures après le traitement, ou quelquefois pendant le sommeil, dans la nuit seulement, dans le domaine des nerfs frappés par le courant, des sensations analogues à celles qui se produisent au moment de l'action du courant même. Cette sensation consécutive se manifeste non-seulement dans la journée pour le goût galvanique, mais encore, parfois, sur les articulations d'une façon si exacte, qu'elle imite le rhythme même des interruptions de courants. Dans des cas rares, on voit même les mouvements se répéter dans certains groupes isolés de muscles. Là donc où ces phénomènes se produisent, on peut être assuré d'avance que le degré d'excitabilité nécessaire aux nerfs ne fera pas défaut.

La sensation de chaleur produite dans les membres par l'action du courant, se répand parfois sur tout le corps, et comme je l'ai quelquefois par hasard observé sur moi-même, si après leur emploi on peut immédiatement se reposer, cette chaleur peut passer à l'état de transpiration légère.

Pour les expérimentateurs futurs, je dirai que je crois avoir observé ces effets sur moi et sur d'autres, lorsque avec intention j'avais fait passer des courants douloureux, par les nerfs cutanés. Des malades, soumis à l'action répétée de courants, sont venus souvent m'annoncer le retour de transpirations locales, disparues depuis de longues années. J'ai déjà mentionné plus haut (p. 137) l'augmentation de la sécrétion salivaire, quand un courant agit dans le voisinage des glandes de cette région. Jusqu'à présent je ne puis décider, si le courant est également capable d'augmenter la sécrétion des reins.

Remarque finale. — J'avais l'intention de connaître les

effets physiologiques du courant continu constant sur les nerfs et les muscles de l'homme sain, afin de pouvoir établir sur cette étude une nouvelle base préalable pour juger la question de la valeur thérapeutique du courant interrompu et du courant induit. Ni l'étude des expériences d'irritations faites sur la grenouille, ni mes propres recherches sur l'homme sain, ne m'ont procuré de renseignements satisfaisants. Même dans les résultats des expériences d'irritations faites sur la grenouille, l'accord est loin de s'y trouver. Toujours et partout l'opinion d'un effet paralysant ou hyposthénisant du courant constant y prédomine. Cette opinion se fonde :

1° Sur le fait constaté par Volta et Ritter, à savoir, qu'un courant constant de très-longue durée, traversant une cuisse de grenouille dans une seule direction, la rend incapable de répondre par une contraction momentanée à la sortie et à l'entrée *de ce même courant.*

Mais la désignation de cet effet, sous le nom « d'*effet paralysant,* » mériterait qu'on y réfléchisse mûrement; car il ne faut qu'un courant de même force et de même durée, et d'une direction opposée, pour rétablir l'état antérieur. D'après les expériences de Marianini même, on peut à peine, au moyen de courants allant dans une seule direction, produire sur des animaux vivants cette dépression de l'excitabilité.

On ne peut donc pas, de prime abord, s'attendre à ce que la perte de la faculté de répondre par une contraction momentanée à l'entrée et à la sortie d'un courant entraîne dans les nerfs de l'organisme intact une véritable paralysie ; d'autant moins, que, d'après les observations de Marianini et de Heidenhain, le courant constant possède même la faculté de rétablir l'excitabilité d'un muscle soumis à de certaines violences.

2° Sur le fait découvert par Eckard, à savoir, qu'une portion d'un nerf moteur embrassée par un courant constant, ne montre pas, pendant l'action de ce courant, la faculté de répondre par des contractions momentanées du muscle à des excitations d'une action éprouvée. Il est évident que, quand même cette observation pourrait être constatée sur l'organisme humain intact, elle ne justifierait pas encore, dans le véritable sens thérapeutique, la désignation du courant constant comme *courant paralysant*.

Déjà, en faveur de cette opinion, militent les observations d'Eckard et de Pflueger qui portent sur les modifications extrapolaires différentes, que présente l'excitabilité dans un nerf parcouru par un courant constant selon *la direction* du courant polarisant et excitant ; modifications qui, dans certaines circonstances, donnent lieu à une augmentation même de l'excitabilité. Comme jusqu'ici il n'a pas encore été possible de répéter sur l'homme les diverses expériences faites sur la grenouille, il faudra donc nous contenter d'avoir trouvé, pour le moment actuel, par nos recherches entreprises dans un autre sens sur l'homme sain, que l'introduction de courants constants, par lesquels on produit des effets locaux perceptibles ou visibles dans les nerfs et les muscles, que cette introduction fait reconnaître avant tout le courant constant comme étant un moyen d'exciter les nerfs sensitifs et moteurs, et d'en augmenter l'excitabilité dans les limites de la douleur causée par le passage de ces mêmes courants à travers l'organisme. Il est inutile de montrer combien ce résultat s'éloigne des hypothèses qui nous avaient servi de point de départ, et d'après lesquelles on considérait en géneral l'effet du courant comme *paralysant* ou du moins comme *hyposthénisant*.

Pour être vrai, j'avouerai qu'à l'époque où je fus obligé (juillet 1856) de cesser mes expériences sur l'homme sain, j'étais bien loin de regarder ce résultat dans le sens qui me fut bientôt imposé par une longue série d'observations thérapeutiques, et que je fis valoir dès lors dans ma communication faite à l'Académie des sciences de Paris, le 22 septembre 1856.

De même qu'alors, on ne pouvait penser à résoudre la question de la valeur thérapeutique de la modification produite dans le nerf par l'entrée ou la sortie du courant ; de même, il était encore moins possible d'expliquer la signification que j'ai trouvée depuis en suivant la voie thérapeutique ; signification de courants, dis-je, qui, en frappant avec une densité oscillante au nerf, provoquent dans les muscles une forme particulière de contractions momentanées.

On a dû voir que, dans le cours des expériences communiquées jusqu'ici, on trouve peu de traces certaines d'effets *paralysants* ou simplement *hyposthénisants* du courant. Ce fait pourrait peut-être à première vue jeter un semblant de défaveur sur les espérances qui de tout temps ont été fondées sur le courant galvanique continu pour le traitement des affections spasmodiques. Mais en m'appuyant sur des observations que je communiquerai dans un chapitre ultérieur de cet ouvrage, je puis en toute vérité assurer que les espérances thérapeutiques qu'on s'était formées du courant galvanique, se réalisent jusqu'à un certain point. Si ce fait existe, ce n'est pas en raison de ce que le courant constant *paralyse* les nerfs ; mais bien parce qu'il rend, dans certains cas, aux organes centraux la puissance qu'ils avaient perdue sur les nerfs et les muscles, et que cette perte donne naissance aux crampes ou au moins les entretient ; et enfin parce que, dans d'autres cas, le courant constant, par ses effets électrolytiques, éloigne de l'organisme les irritations périphériques ou centrales, qui provoquent et surexcitent les états spasmodiques. Si je continuais ici à relater plus au long, comme expériences physiologiques préparatoires, les résultats de mes observations thérapeutiques, cela serait une véritable injustice envers le domaine de l'observation, dans lequel la physiologie n'est pas habituée à chercher ses nouvelles manières de voir.

Outre cela, le présent chapitre est déjà tissé d'une foule d'anachronismes, non-seulement dans les faits particuliers, qui sont empruntés à la thérapeutique, mais plus encore dans sa partie la plus intime, en ce sens, que ce n'est qu'à la suite des observations et des difficultés thérapeutiques, qu'il m'a été donné de pouvoir coordonner tous les points de vue qui ont dû servir à examiner et à expliquer les différents problèmes physiologiques. Ce chapitre n'est donc pas, comme on pourrait le croire, la fin de nos études physiologiques; mais bien au contraire, tout notre travail doit tendre actuellement à éclairer les questions thérapeutiques avec la lumière physiologique, et de faire rentrer dès lors tous les faits obtenus dans le domaine de l'histoire naturelle.

Pour le moment, nous devons jeter encore un coup d'œil rétrospectif sur les commencements du galvanisme, et sur les premières expériences faites dans le but d'employer le courant galvanique constant dans le traitement des maladies des nerfs et des muscles. Depuis l'impression de mon livre, ont paru deux opuscules qui méritent d'être cités ici.

Un mémoire de Pflueger, « *sur la modification de l'excitabilité du nerf par un courant électrique constant*, » mémoire que Dubois-Reymond a communiqué à l'Académie des sciences de Berlin, le 1er mars 1859. Pflueger fait tout d'abord ressortir le résultat suivant obtenu sur le nerf sciatique de la grenouille.

« La même irritation qui frappe successivement deux points « différents du nerf, n'excite pas le muscle d'une manière « égale ; mais celle qui a lieu sur le point du nerf qui est plus « éloigné du muscle, agit plus fortement. »

Comme on le voit, ce résultat concorde pleinement avec les observations communiquées plus haut (p. 81, 84 et 114), faites sur le nerf médian de l'homme. Nous ne différons de l'auteur que par la désignation du phénomène. Pflueger attache plus d'importance, à ce qu'il paraît, à la circonstance que le point d'irritation est plus éloigné du muscle, tandis que moi je faisais ressortir le voisinage de l'organe central, prenant ainsi en considération la manière analogue de se comporter des fibres sensitives, qui évidemment sont plus excitables dans les troncs que dans leurs branches.

Toutes ces observations n'augmentent-elles pas l'espoir qu'un jour on arrivera à résoudre sur l'homme les questions les plus subtiles de l'électro-physiologie ?

Le reste du travail de Pflueger traite des modifications de l'excitabilité par des chaînes fermées. Je me réserve de discuter ces résultats dès que le mémoire sera livré à l'impression.

Wilhelm Wundt (1) traite également dans beaucoup d'endroits de l'effet du courant constant sur les nerfs et les muscles de la grenouille. Nous reviendrons à chaque occasion qui se présentera sur ce travail.

(1) *Doctrine du mouvement des muscles*. Brunswick, 1858.

DEUXIÈME PARTIE

HISTOIRE DES EXPÉRIENCES THÉRAPEUTIQUES ANTÉRIEURES.

Volta eut à soutenir, pour faire prévaloir son opinion sur la formation des contractions galvaniques, de longues et graves luttes avec Galvani et ses disciples (1). En Allemagne même, avant Pfaff, les opinions de Volta avaient été adoptées sans soulever aucune contradiction. Augustin (2) rapporte que « les expériences galvaniques, entreprises à Halle, en 1792, par MM. Reil, Forster, Klügel et Weber, » avaient si peu engagé ces expérimentateurs à conclure à l'existence d'une électricité animale particulière, qu'ils regardaient l'électricité provenant du contact de métaux différents, comme un agent excitateur auquel les muscles étaient très-sensibles.

Se basant sur ces expériences, Crève, Klein, Sœmmering et Behrends (1792) recommandèrent l'emploi du galvanisme dans la mort apparente, Hufeland et Reil (1793), dans

(1) Dubois-Reymond donne de cette lutte une description pleine d'intérêt dans ses *Recherches sur l'électricité animale*. Berlin, 1848, t. I, p. 31-87.

(2) Dr Fr. Ludov. Augustin, *Versuch einer vollständigen systematischen Geschichte der galvanischen Electricität und ihrer medicinischen Anwendung*. Berlin, 1803, p. 23.

les paralysies, et plus tard (1796) Pfaff dans l'amaurose. Toutes ces recommandations ne se fondaient sur aucune expérience thérapeutique personnelle, car à cette époque les médecins illustres avaient pris l'habitude, sans toutefois l'avoir expérimenté par eux-mêmes, d'indiquer le galvanisme, comme un nouveau moyen de traiter certaines maladies.

Ce fut Alexandre de Humboldt, en 1795, qui le premier prépara pour ainsi dire, l'introduction de l'emploi des courants galvaniques dans la thérapeutique, par une très-douloureuse expérience faite sur lui-même. « Pour obtenir « une grande surface dénudée de l'épiderme, dit ce vénérable et très-regretté grand maître des sciences naturelles, « je me fis appliquer deux vésicatoires de la grandeur d'un « écu de six francs dans la région des deux omoplates. « *Ils couvraient exactement le trapèze et le deltoïde.* « La plaie du côté droit reposait plus sur le deltoïde, car, « lors de la galvanisation, les contractions momentanées « se produisirent presque exclusivement dans ce muscle. « En perçant les deux phlyctènes, le liquide séreux qui « s'en écoula était incolore. Il ne laissa qu'un faible brillant « dans les endroits de la peau où il s'était répandu. Une « faible lotion suffisait pour le faire disparaître. Je fis recouvrir la plaie droite d'une plaque mince d'argent. Dès que « le conducteur du pôle zinc fut mis au contact avec cette « plaque, je ressentis une cuisson très-douloureuse, qui fut « suivie d'un nouvel écoulement de liquide. Au grand étonnement des assistants, ce liquide présenta au bout de quelques secondes une coloration rougeâtre, et dans les endroits « du dos où il s'écoulait, il se formait sous son passage des « raies bleues rougeâtres. L'ulcère le plus malin ne fournit « certes pas un liquide plus âcre. La plaie du côté gauche, « contenait par contre, encore un liquide tout à fait inco-

« lore. M. de Schallern voulut bien prendre la peine de « galvaniser la plaie gauche. Au bout de quatre minutes il « se produisit également une vive douleur, une inflamma- « tion violente et de nouvelles raies se formèrent. Quoique « je me fisse laver avec soin les plaies, j'eus cependant l'air « pendant quelques heures d'un homme qu'on avait fait « passer par les verges (1). »

Ces remarquables expériences avaient été entreprises pour la première fois au printemps, 1795. Alexandre de Humboldt se les fit répéter de nouveau, et avec les mêmes résultats, pendant l'automne de la même année, à la suite d'un entretien avec Scarpa. Alexandre de Humbolt, revient encore sur ces expériences (2), il recommande d'employer de cette manière, l'*irritation métallique*, dans le traitement des maladies des yeux, dans la paralysie des extrémités et dans les douleurs rhumatismales.

En 1797, à l'époque à laquelle Alexandre de Humboldt passa quelques mois à Iéna auprès de Loder, « pour suivre sous ce « dernier un cours complet d'anatomie et principalement de « névrologie (3), » le professeur Loder engagea ce savant à lui soumettre quelques propositions au sujet de l'emploi médical du galvanisme. Il se rendit à ce vœu et en quittant cette université, il lui laissa une lettre qui a paru dans le premier volume de Loder. Les premiers essais entrepris par Loder avec un seul couple, ne furent pas heureux.

Volta, pendant ce temps, avait découvert sa pile ; ce qui ranima beaucoup les espérances conçues par Loder, les premiers essais sur les malades « *ayant répondu préalable-*

(1) *Versuche über die gereiste Muskel- und Nerven faser.* Posen et Berlin, 1797, t. I, p. 324.

(2) T. II, p. 22 à 24.

(3) Loder le raconte lui-même dans son *Journal für chirurgie*, t. III, no 3, p. 496.

ment » à son attente, il chargea, empêché qu'il était alors par d'autres travaux, d'abord le docteur Lichtenstein, puis Bischoff (de Hanovre), de continuer les recherches sur le galvanisme. Loder publia les résultats obtenus par ses élèves, et y ajouta ces paroles : « Je puis certifier que tout ce que ces « messieurs ont observé et écrit *est la pure vérité*. Non-« seulement je me suis fait rendre compte de leurs malades « qui se trouvaient dans la clinique que je dirigeais alors con-« jointement avec les docteurs Succow et Bertnstein, mais « bien encore parce que moi-même j'ai souvent visité ces pa-« tients, et que très-souvent encore j'ai assisté aux expé-« riences desquelles ils parlent (1). »

Les relations de Lichtenstein (2) et de Bischoff, se rapportent en premier lieu à deux individus affectés d'amaurose. Je ne veux point discuter ici ces deux faits, parce que des observations personnelles sur ce sujet me font défaut, que pour en pouvoir juger d'une manière certaine aussi, il est permis d'avoir des doutes sur la valeur du diagnostic porté à cette époque. On n'a même indiqué le nombre de couples voltaïques employés pour faire ces expériences. Bischoff, dit seulement (3), qu'il donnait à chaque séance de « cent à deux cent cinquante chocs, » autour de l'œil, et douze à vingt-quatre chocs dans l'œil lui-même.

Je citerai cependant un cas relaté par Bischoff, à la fin de

(1) Ouv. cité, p. 503-535.

(2) Ce Lichtenstein n'est évidemment que mon premier et très-honoré maître, mort il y a quelque temps. Martin-Charles Lichtenstein, célèbre zoologiste, a étudié en effet à Iéna. (Voyez sa biographie dans *Allgem. Medizin centr. Zeitung*, 1857, nº 82 (sous la direction de Loder, de Pâques 1799 au mois de septembre 1801). Sa dissertation inaugurale, *De agendi modo irritantium externorum*, que je n'ai pu me procurer, doit certes renfermer des observations relatives au sujet qui nous occupe aujourd'hui.

(3) *Loc. cit.*, p. 522.

son travail (1), où le traitement par la pile de Volta a été efficace pour une hémiplégie. « Une paysanne fut atteinte « vers la Noël (1800) d'une paralysie hémiplégique. Le bras « droit et toute la jambe droite étaient « complétement « paralysés » de manière à ce que le bras pendait le long « du corps, et que la marche était très-oscillante (2). La « chaleur du bras se trouvait diminuée, et le pouls était « à peine sensible. La parole était abolie par la paralysie de « la langue et le goût perdu en majeure partie. Il existait « de la stupidité et des envies continuelles de pleurer. » Les moyens internes ayant échoué, on employa le 3 avril l'*électricité* (ici, je crois que cette électricité a dû être celle de frottement), en trois semaines la malade put exécuter une faible rotation du bras et une légère flexion du coude. Le 11 mai 1801, la malade passa chez le docteur Bischoff pour être *galvanisée*. « Au début, dit Bischoff, je ne fis entrer la ma- « lade dans la chaîne que par les mains. Je faisais plonger « d'abord le bras sain dans le liquide du pôle cuivre, et je « fermais la chaîne au pôle zinc par le bras paralysé, en fai- « sant plonger et retirer le bras malade alternativement dans « le liquide du pôle zinc; ou bien encore je faisais plonger le « bras paralysé dans le liquide du pôle cuivre, et je fermais « la chaîne au pôle cuivre, avec le bras sain de la même ma- « nière que je l'avais fait auparavant au pôle zinc avec le bras « paralysé. »

Dès le commencement, il y eut à la vérité dans le bras des contractions *qui persistèrent*, *la chaîne étant fermée* (3), mais qui n'augmentèrent dans le bras paralysé qu'après

(1) P. 520.

(2) Cette donnée contient, comme on peut le voir, une contradiction, ou du moins elle est très-peu claire.

(3) On ne peut pas, d'après une pareille description, se rendre compte si ces contractions devaient leur persistance, soit à l'incon-

l'emploi du galvanisme durant trois à quatre semaines.

Bischoff fit entrer la langue sans aucun intermédiaire dans la chaîne galvanique, et remarqua que les contractions du bras paralysé étaient bien plus fortes quand le pôle cuivre se trouvait placé sous la langue, que quand il était en contact avec le bras gauche. Le pôle cuivre fut aussi appliqué à la région du vague et de ses branches, au pharynx et au larynx.

Déjà le 20 mai (après neuf jours), le bras avait acquis plus de force et de motilité, en sorte que la malade put porter l'avant-bras en angle droit avec le bras. Le pouls et la chaleur du bras s'étaient relevés, et la gaîté paraissait revenue.

En formant la chaîne en dehors du corps par le moyen de fils de fer, l'amélioration fit encore des progrès plus rapides (1); de sorte que la malade put élever le bras jusqu'à la tête, et prononcer quelques mots, etc. Il doit y avoir eu une amélioration simultanée de la jambe. Bischoff ajoute qu'il ne doute pas du complet rétablissement de la malade, en continuant ce traitement, mais pour ce qui a trait à la parole, il paraît avoir moins d'espoir.

Quoique ce résultat ne soit pas très-brillant, et qu'à l'époque où fut entrepris le traitement galvanique, l'hémiplégie pouvait se guérir encore spontanément, je suis pourtant convaincu qu'il faut mettre sur le compte de l'influence galvanique une grande partie de l'amélioration obtenue. Mais je voudrais pouvoir aussi faire ressentir la façon brutale dont les premières applications galvaniques ont été l'objet, et certes cette manière d'agir a peu engagé les médecins à des applications ultérieures. Jamais on ne s'est informé de l'état consé-

stance de la pile, soit à des actions oscillantes des courants provenant du déplacement des pôles.

(1) Selon toute apparence, par suite d'oscillations du courant provenant de cette fermeture.

cutif des malades, et Loder n'ayant pas eu le temps de faire lui-même de semblables expériences, eût bien mieux fait *de ne pas en faire*, plutôt que de s'en remettre aussi complétement à *ses élèves*.

Les efforts que fit A. de Humboldt à la même époque dans un autre sens eurent plus de succès (1). Il donne les plus grands éloges au docteur Grapengiesser, simple praticien à Berlin, pour certaines expériences entreprises par ce dernier à Dresde, sur les intestins d'un individu, dont une inflammation suppurative d'une hernie scrotale, après avoir détruit les testicules, avait mis à nu l'intestin, et permis ainsi d'instituer sur cet organe des recherches galvaniques.

Grapengiesser, appelé à traiter, au mois de novembre 1800, une jeune fille atteinte d'aphonie depuis des années, eut l'idée d'appliquer deux vésicatoires de la grandeur d'une pièce d'un franc, de chaque côté du larynx, et d'armer les deux plaies de plaques de zinc et d'argent.

La durée de l'expérience fut d'un quart d'heure, pendant lequel il se produisit alternativement, dans toute la région laryngo-pharyngienne un soulèvement et un abaissement.

La plaie donna issue à une forte quantité de liquide aqueux, sur lequel Grapengiesser n'a pas pu constater cette âcreté que de Humboldt avait observée quand il avait opéré sur lui-même.

Un spasme de la déglutition se continua lorsqu'on eut enlevé les métaux, la malade expectora une grande quantité de mucosités, et deux heures après la voix avait repris un timbre plus clair et plus sonore. Ce traitement fut continué, la voix se rétablit complétement, mais six mois plus tard, à la suite d'un refroidissement, elle se perdit de nouveau, et quoiqu'on reprît le même traitement, l'aphonie persista (2).

(1) *Loc. cit.*, t. I, p. 325.

(2) C. J. C. Grapengiesser, *Versuche des Galvanismus zur Heilung einiger Krankheiten anzuwenden*. Berlin, 1801, p. 6-15.

Grapengiesser fit sur lui-même avec la pile de Volta qui venait d'être découverte quelques expériences physiques et physiologiques; il les répéta avec et sur d'autres physiciens; entre autres il cite Erman. Il laisse à ceux-ci le soin de décider l'identité de l'électricité (du frottement) et du galvanisme. Mais quant à leurs effets sur l'homme, il fait ressortir des différences qui lui font admettre que l'électricité a plutôt une action générale et le galvanisme une action restreinte locale sur l'organisme. Quant à la chaîne galvanique simple, de même que pour la batterie, il constate par ses propres expériences sur l'œil et sur la langue, l'observation de Ritter, d'après laquelle la plus forte secousse a lieu au pôle *zinc* « au commencement et pendant la durée de la fermeture, » tandis qu'au pôle *cuivre ou argent* elle a lieu « à l'ouverture de la chaîne (1). »

Se basant sur les expériences faites sur l'œil, l'oreille et la langue, il mentionne des différences qualitatives entre les effets des deux pôles, et combat l'opinion de Ritter qui veut que le pôle argent doit avoir une action « déprimante » le pôle zinc, une action « excitante. »

Car, dans deux cas d'ouïe dure, affectant les deux oreilles d'une manière inégale, il avait toujours appliqué le pôle zinc sur l'oreille moins malade, et le pôle argent sur celle qui était le plus affectée, et qu'agissant ainsi, il avait obtenu la guérison de l'oreille moins malade, tandis que l'autre restait dans son état stationnaire ; cependant il ajoute avoir observé que la surdité ne s'était pas aggravée dans cette dernière oreille (2).

Grapengiesser déclare (3) que le galvanisme est une *puis-*

(1) Voyez *loc. cit.*, p. 55.
(2) Ouv. cité, p. 86.
(3) P. 88.

sance irritante au plus haut degré et une force *animant les nerfs* (1).

En appliquant le galvanisme sur des plaies, « il faut ajouter au premier effet un effet dérivatif, » à cause de l'augmentation des sécrétions. Que jusqu'alors il ne lui a pas encore été possible de traiter des maladies locales provenant de faiblesse ou de manque d'irritabilité, c'est-à-dire des paralysies, en un mot. Qu'il n'a jamais observé un effet nuisible sur l'état général, tandis qu'au contraire il a observé dans certains malades des effets très-salutaires (2).

Que dans les affections spasmodiques, dans la migraine, dans la douleur faciale de Fothergill (tic douloureux), il n'a jamais observé d'effets favorables, ainsi que dans tous les cas où il existait un état congestif. Cependant il recommande le galvanisme dans les cas suivants :

1° Dans la paralysie des extrémités, et dans l'*hémiplégie*, car, dit-il, *la paralysie peut persister alors même qu'une compression de l'encéphale n'agit plus,* en tout cas l'expérience est sans danger ; dans les paralysies consécutives à la goutte et au rhumatisme, là il faut l'employer sur l'épiderme dénudé par des vésicatoires ;

2° Dans la faiblesse de la vue et dans l'amaurose ;

3° Dans l'ouïe dure et la surdité ;

4° Dans la paralysie de la vessie et du rectum ;

5° Dans la mort apparente ;

6° Dans la tumeur blanche du genou et dans le goître ;

7° Dans l'aphonie et l'enrouement chronique ;

8° Dans quelques espèces de rhumatismes chroniques ;

9° Dans la sciatique.

Dans la paralysie des extrémités, Grapengiesser applique

(1) P. 103.
(2) P. 92.

le pôle zinc toujours sur un tronc nerveux, et le pôle argent (ou cuivre) toujours au-dessus, quelquefois il fait entrer ce pôle dans un vase rempli d'eau dans lequel il fait plonger la main ou le pied (1). Il faut pour produire un effet d'irritation sensible, employer souvent 150 couches, c'est-à-dire couples de la pile de Volta et, ajoute-t-il, *il est non-seulement très-difficultueux et très-laborieux, mais encore pour établir journellement une semblable pile et la tenir en état, il en coûte très-cher* (2). C'est pour cette raison qu'il employait pour introduire les courants galvaniques dans le corps les vésicatoires qui lui permettaient d'obtenir avec la moitié ou le tiers des couples la même irritation que quand il était forcé d'agir avec 150. Il agissait ainsi dans les paralysies consécutives à des rhumatismes qui avaient eu une longue persistance, et dans les cas où la cause de la paralysie lui paraissait d'après sa nature pouvoir être détruite par l'emploi du galvanisme,

Il est permis de douter des résultats que Grapengiesser annonce avoir obtenus par le galvanisme dans l'amaurose, sachant, comme je l'ai déjà dit plus haut, combien les erreurs de diagnostic étaient faciles à l'époque où vivait ce praticien ; de plus je ferai remarquer qu'il applique cet agent nouveau dans presque toutes les maladies que je viens de citer sur les parties de l'épiderme dénudées par des vésicatoires. Presque toutes les observations données par Grapengiesser se rapportent à l'amaurose et à la cécité, il ne parle que de deux hémiplégies. L'une (femme âgée de 26 ans, paralysée depuis quatre années), est très-curieuse en ce qu'elle est le premier cas dans lequel on ait employé le courant continu pour résoudre, quoique d'une manière très-incomplète, des

(1) P. 150.
(2) P. 153.

contractures paralytiques. Au sujet de cette observation, Grapengiesser s'exprime ainsi (1) :

« L'articulation du coude était courbée par un certain raccourcissement tétanique des membres, les doigts étaient « fléchis dans la main, et il fallait employer une très « grande force pour parvenir à l'ouvrir. Cette raideur de l'ar- « ticulation ainsi que les contractures des doigts disparaissent « à chaque application du galvanisme et permettent facile- « ment à la malade l'extension du bras et des doigts. »

Finalement, il relate encore quelques cas de rhumatisme, d'hémiplégie, et d'*amaurosis incipiens*, dans lesquels d'heureux résultats avaient été obtenus par MM. les docteurs Vœlcker et Flies. Il est à remarquer que Vœlcker ne se servait plus de vésicatoires pour introduire le courant dans l'organisme, mais bien « *d'éponges humides* (238). » Cependant il s'est trouvé de nos jours un électrisateur qui revendique leur emploi comme étant une invention personnelle! Toutes ces observations qui se rapportent principalement à des états morbides sur lesquels j'ai moi-même beaucoup expérimenté (le rhumatisme et l'hémiplégie), portent en elles le cachet d'une grande vérité, et surtout d'une grande bonne foi. Je ne puis décider encore pour le moment si cette exactitude expérimentale existe, pour tout ce qui a trait aux maladies des organes des sens.

Le travail de Grapengiesser fut immédiatement suivi par celui du docteur Maximilien Jacobi d'Eutin (2). Cet auteur fait l'éloge de Loder et de Grapengiesser en tant qu'ils ont introduit le galvanisme dans la pratique médicale, il rapporte une série d'observations dans lesquelles il avait été employé tant avec que sans succès.

(1) P. 193.

(2) *Erfahrungen über die Heilkraefte des Galvanismus*. Hambourg, 1802.

Dans un chapitre très-curieux, il parle (1) de certains physiciens de Iéna et de Paris, qui engageaient les praticiens de cette époque à ne pas entreprendre des expériences imprudentes avec le galvanisme, et ne conseillaient son emploi sur le corps humain que d'une manière « *très-modérée.* »

Malheureusement presque toutes les données thérapeutiques de cet auteur ont exclusivement trait à la cécité et la surdi-mutité. Au dire de Sprenger, pharmacien à Jever, cette dernière affection était dans tous les cas toujours curable. Volta même avait appliqué le galvanisme dans la surdité. Dans une lettre à Brugnatelli (2), ce célèbre physicien parle des cures obtenues par le pharmacien Sprenger; il dit qu'il venait d'expérimenter lui-même pendant quinze jours sur une jeune fille sourde et muette; que dans ce cas le succès n'avait pas répondu à son attente, mais qu'il espérait être plus heureux sur un autre de ses malades. Cependant on n'a jamais plus rien appris que Volta ait entrepris des expériences ultérieures sur ce point. En Allemagne, on exploita pendant un certain temps cet art de rendre l'ouïe à Kiel même, sous les yeux de Pfaff; enfin ce physicien put se convaincre qu'il était le jouet d'une illusion, même pis encore.

Au rapport d'Augustin (3), dès que la pile ou l'électromoteur de Volta fut connue, Gahn et Wenner, à Stockholm, la société philomatique, à Paris (4), l'employèrent simultanément dans le traitement des maladies. Comme je n'ai pu me procurer ce volume, j'ignore quels ont été la méthode et le but de ces expériences. Tout ce que je puis dire, c'est qu'on voit

(1) P. 6-9.

(2) *Collevione dell' opere del Cad.* Conte Alessandro Volta, patrizio Comasco, t. II, 282. « Sopra l'applicazione dell elettricità ai sordimuti della nascita. »

(3) *Versuch einer vollstaendigen system. Geschichte*, p. 218.

(4) Von Halle, *Bulletin des sciences de la Société philomatique*, n° 52, IX, p. 31.

par le livre d'Augustin que toutes les expériences galvaniques du professeur Weber trouvèrent un ennemi acharné, dans un journal spécial sur le galvanisme, journal que malheureusement je n'ai pu non plus me procurer. Il paraît que cet ennemi s'était beaucoup occupé du traitement des paralysies et d'autres affections nerveuses par l'électricité de frottement ; certes il n'était diatribes qu'il ne dirigeât contre le galvanisme.

En effet, Weber dit comme on le lit dans Augustin (1) : « Dans presque tous les cas, le galvanisme agit d'une manière « efficace sur des organes affaiblis, de sorte que le malade « se trouve soulagé instantanément ; mais dans la plupart « des cas, cette amélioration n'est que passagère. La guérison « a parfois été obtenue frappante et complète, mais ces cas « sont très-rares. »

Toutes ces données, qui avaient la prétention d'annihiler d'un trait de plume le galvanisme, et qui, favorisées à cette époque par certaines autres circonstances, y sont toutefois parvenues ; toutes ces données, dis-je, deviennent très-suspectes quand on voit le même auteur soutenir d'après Augustin (2) : que l'agent galvanique agirait d'une manière plus salutaire et souvent plus rapide sur les organes d'un premier ordre, que l'agent électrique. Mais que dans les organes secondaires, tels que les bras, les jambes, les pieds, etc., l'agent galvanique *ne surpassait pas ou seulement de peu en efficacité,* l'agent électrique. Quelle confiance pouvons-nous avoir dans la valeur de toutes ces critiques et opinions, quand nous voyons Augustin faire suivre la proposition que nous venons de citer par les remarques suivantes :

« Faut-il laisser le malade continuellement en union avec « l'électromoteur, ou bien faut-il souvent interrompre cette

(1) P. 222.
(2) Ouv. cité, p. 231.

« union en appliquant et en enlevant alternativement les con-« ducteurs ? Des raisons et des expériences militent en faveur « de cette dernière manière d'agir, *car il est hors de doute « que l'électromoteur s'arrête pour quelques instants, que « son action reprend avec une force nouvelle, qu'il s'arrête « de nouveau, et alors plus longtemps encore*, etc. . . . . . . « *que les secousses qu'il produit sont très-inégales, et qu'il « ne paraît pas avoir en général une action régulière et « uniforme.* » Il ajoute encore, que la fermeture et l'ouverture, répétées dans des intervalles égaux, est moins douloureuse, et jouit d'une action plus uniforme.

Augustin rejette donc par conséquent les bandages appliqués à la tête, et tous les autres moyens contentifs des deux conducteurs. Il croit préférable de fixer l'un des conducteurs, celui du cuivre, sur le malade, et de mettre le second, celui du zinc, en rapport avec les points affaiblis du corps, en employant dans cette application des intervalles de temps égaux. On peut encore, pour bien faire, humecter ces points avec une solution saline, ou bien encore y fixer des éponges imbibées de cette même solution. Tous les cas dans lesquels l'électricité galvanique a été efficace, que cela soit dans les accidents généraux ou bien dans les accidents locaux de l'organisme, tous, selon Augustin, sont de *nature asthénique*. Parmi ces maladies générales, il range tout d'abord la mort apparente, une série de maladies nerveuses générales, et l'aménorrhée. Dans les maladies locales, il met au premier rang l'hémiplégie et la paralysie d'extrémités isolées. Parmi un grand nombre de maladies dans lesquelles la galvanisation ne produit aucun effet, Augustin rapporte cependant deux observations dans lesquelles son application rendit de bons services, quoique bien encore, dans ces deux cas, l'amélioration restât subitement stationnaire.

Le premier cas a rapport à une femme de soixante ans, paralysée, à la suite d'une attaque d'apoplexie, du bras et du pied gauches, de l'œil et de tous les muscles de la face du même côté. Elle recouvra la vue de l'œil gauche, l'action uniforme des muscles de la face, l'usage du bras et du pied, en trois applications. On avait, pendant ces expériences, porté la force de l'électromoteur jusqu'à 60 couples. Mais Augustin ne put continuer la galvanisation, la malade s'y refusant, on ne sait pourquoi. Cet auteur continua alors, mais sans succès ultérieurs, le traitement par la machine électrique.

Le second cas est celui d'un garçon âgé de 10 ans, qui, souffrant depuis longtemps d'une fièvre intermittente, fut pris d'un accès de catalepsie, dont la dernière attaque avait entraîné, depuis une année, une paralysie du bras et de la jambe; en même temps on s'apercevait qu'il existait une faiblesse intellectuelle très-prononcée. Une certaine amélioration s'était déjà produite du côté de la jambe, mais il pouvait à peine mouvoir le bras, et il ne pouvait rien saisir avec les doigts. Augustin fit passer l'électricité galvanique d'un point excorié dans la région du nerf axillaire jusqu'au bout des doigts, et, employant pendant trois semaines ce traitement journellement, et en augmentant graduellement la force, il eut la joie de voir la main redevenir de plus en plus mobile, et le malade put s'en servir dans l'acte de la préhension. Il pouvait *étendre les doigts*, auparavant courbés dans la paume de la main, et *mouvoir le bras à volonté;* « bien plus encore, *il était devenu plus gai et plus éveillé.* »

Augustin ajoute (1) qu'ici il doit dire avoir guéri, par l'emploi de l'électricité provenant d'une machine électrique, bien avant ces faits, des hémiplégies du bras, principalement en donnant de légères commotions, souvent répétées, avec la

(1) P. 248.

bouteille de Kleist, de sorte que, sous ce rapport, il ne reconnaissait aucun avantage notable à l'électricité galvanique.

Cet auteur cite ensuite les expériences de Lichtenstein, Bischoff, Grapengiesser, etc., etc., en faisant toutefois ressortir quelques autres cas de paralysies guéries ou améliorées par l'emploi du galvanisme, à savoir : un cas de paralysie faciale (Halle), un cas de paralysie et de sclérose d'un bras (Schaub), un cas d'hémiplégie après quatorze applications, et de paralysie rhumatismale après six applications (Marcus), des cas de paralysies semblables (Ramm, Martens, Weber, Geiger, Frischeisen), un cas de paralysie de la langue (Treviranus).

D'après Augustin, le mode d'emploi du galvanisme est très-simple (!). On n'a qu'à humecter deux points sur le trajet du nerf du membre paralysé, y appliquer des conducteurs, et l'effet se produira ! Augustin croit avoir observé que les meilleurs effets s'obtiennent en appliquant le conducteur du pôle zinc sur le bout cérébral du nerf, et le pôle argent sur le bout organique. Les contractions qui se développent lorsqu'on agit ainsi ont lieu en « *soubresauts,* » et, entre les deux conducteurs, il se produit le long du trajet du nerf une sensation assez forte de chaleur. Quand il existe une torpeur dans les organes frappés de paralysie, on doit appliquer des vésicatoires sur quelques points ; dans ces cas, la sécrétion de la lymphe, au lieu d'être utile, comme on l'a cru, est quelquefois *nuisible*. On peut encore employer de larges plaques métalliques, comme dans la *mort apparente*. Toutefois, il est bien entendu qu'il n'y a espoir de guérison que pour les cas de paralysies qui ne proviennent pas de causes mécaniques, comme seraient celles qui reconnaîtraient pour cause une compression continue de l'encéphale et des nerfs.

Quelque incomplètes et inexactes que puissent être toutes

ces données d'Augustin, je dois pourtant dire que, dans leurs particularités, elles ne contiennent rien qui soit en pleine contradiction avec les faits observés par moi-même. C'est pour cette raison que j'ai accordé à ses recherches une si large part dans mon travail (1).

Il n'en est pas de même pour les chapitres suivants, dans lesquels Augustin parle avec la même conviction des effets curatifs du galvanisme, et de leurs succès dans la faiblesse de la vue, dans l'amaurose, dans la perte de l'odorat et du goût, dans l'ouïe dure et la surdité. En parlant du rhumatisme et de la goutte, il renvoie à Geiger et Marcus, pour l'aphonie à Grapengiesser, pour les tumeurs asthéniques à Helwag et Weber. Il dit encore qu'un physicien a observé de lui-même que, à la suite de l'emploi du galvanisme, l'écoulement blennorrhagique augmentait. Quant à son emploi pour obtenir la dissolution de calculs vésicaux, il n'en est rien, attendu qu'il n'avait jamais obtenu leur dissolution en faisant passer de forts courants à travers une éprouvette contenant des calculs pulvérisés. Le livre d'Augustin clôt, pour ainsi dire, pour un certain nombre d'années, l'histoire de l'emploi médical du galvanisme en Allemagne; et il se passera une longue période avant qu'on reprenne à nouveau l'étude des courants galvaniques.

L'ouvrage de Struve (2), qui n'est qu'une compilation faite sans goût et sans esprit, ne mérite de mention que parce qu'il range très-sérieusement, dans la série des phénomènes élec-

(1) Je ne comprends pourtant pas Augustin quand il affirme que, dans le cas d'hémiplégie dont avait été atteinte la femme âgée de 60 ans (observation citée plus haut), *la vue* était revenue, parce que, autant que je crois le savoir, la paralysie de la rétine n'existe pas dans l'hémiplégie.

(2) *System der medicinischen Electricität Lehre mit Rücksicht auf den Galvanismus*. Breslau et Leipzig, 1802.

triques, le magnétisme dit animal, et parce qu'il croit que toutes les maladies connues peuvent se prêter à un traitement électrique. Je ne citerai ici que comme originalité les titres des différentes maladies. Ces maladies sont : amaigrissement, phthisie de la moelle, phthisie, aménorrhée, hémorrhagies, affections de l'estomac, diarrhée, scrofules, rhumatismes, goutte, paralysies saturnines, contractures, apoplexies, catalepsie, chorée, vertiges, fièvre, typhus, scarlatine, mort apparente, maladies des oreilles, de la tête, etc., etc., etc. Ce qu'il y a de plus étonnant, c'est que Struve pouvait se fonder sur l'autorité des plus hautes sommités médicales de son époque, qui, toutes, se trouvaient alors entraînées par un vertige électrique. Aussi, tandis que, en France et en Italie, l'emploi médical du galvanisme resta, pour ainsi dire, stationnaire, il prit en Allemagne, pendant quelques années, une très-grande extension, qui, cependant, n'avança en rien son histoire thérapeutique.

L'ouvrage de Jean Aldini, neveu de Galvani, dédié au premier consul Bonaparte, ne contient que de rares observations thérapeutiques (1). On y trouve plutôt un grand nombre d'expériences physiques et physiologiques, sur la valeur desquelles Dubois-Reymond, par une savante et rigoureuse critique, a laissé subsister peu de doutes.

Le seul auteur allemand cité par Aldini est Grapengiesser, qu'il désigne comme collaborateur de Humboldt, et dont il ne paraît connaître les travaux que par ce qu'en dit Sue dans son *Histoire sur le galvanisme*. Il préfère la pile galvanique à la machine électrique, parce que son emploi est plus facile, plus sûr, et surtout à cause des actions chimiques qu'il en attend sur le sang, la bile et les urines. Les quelques observations

(1) *Essai théorique et expérimental sur le galvanisme*. Paris, 1804.

physiologico-thérapeutiques qu'il donne se rapportent principalement aux organes de la vue, de l'ouïe et de l'asphyxie par submersion ; ils sont sans aucune valeur. Il engage cependant les médecins à faire des essais avec le galvanisme dans le traitement des maladies mentales. Ayant appliqué sur lui-même le courant galvanique dans le voisinage de l'oreille, Aldini observa qu'il agissait comme un puissant « *stimulus*, » stimulus qui procurait à l'expérimentateur une insomnie de quelques jours (1). Ce fait lui suggéra l'idée d'appliquer le galvanisme à certaines maladies mentales (la mélancolie), et il ajoute en avoir guéri deux cas, pour lesquels il invoque le témoignage des professeurs Gentilli, Palazzi, Brugnatelli et Lola (2). Je ne puis parler davantage du sort ultérieur du galvanisme en Italie, manquant de données littéraires à ce sujet, à l'exception pourtant des faits que j'ai communiqués plus haut (3). D'après ce que je viens de lire dans l'ouvrage de A. Becquerel (4), il paraîtrait qu'en France, ainsi qu'en Allemagne, l'emploi médical des courants galvaniques y avait été complétement abandonné et oublié même jusqu'à l'époque où, par mes recherches, je repris leur étude. MM. Andral et Rayer sont les seuls praticiens actuels qui

(1) Cet effet est très-rare. Le plus souvent, comme Grapengiesser et moi-même l'avons observé, il ne se produit généralement aucune influence sur le sommeil, ou, s'il s'en produit une, elle paraît avoir une action tendant à l'augmenter.

(2) Si les faits indiqués sont vrais, il faut supposer qu'il existait alors une inflammation chronique des enveloppes de l'encéphale, ou bien de la substance corticale. Les observations que je rapporterai plus tard feront voir que, dans certains états pathologiques de l'encéphale, des courants, conduits à travers le cerveau, peuvent avoir une influence salutaire. Je renvoie au chapitre où je traiterai des effets catalytiques du courant.

(3) P. 29.

(4) *Traité des applications de l'électricité à la thérapeutique médicale et chirurgicale.* Paris, 1857, p. 14.

ont fait, dans quelques cas pathologiques qui ne sont pas désignés d'une façon très-précise, il y a de longues années déjà, des expériences galvano-thérapeutiques, en employant des appareils inconstants à auges.

Les raisons de cet abandon ne sont pas difficiles à découvrir ; elles consistent :

1° Dans l'inégalité et le manque de précision de la pile de Volta, et dans les grandes difficultés que la composition et l'entretien de cet instrument présentent. Il n'est pas possible à un simple praticien, même en choisissant les cas à traiter avec la plus grande sagacité, ainsi que les méthodes à employer, de pouvoir consigner dans son journal une série d'observations suivies sur un moyen curatif qu'il faut renouveler à grands frais chaque jour, et qui ne peut être appliqué d'une manière uniforme que pendant quelques heures.

2° La facilité avec laquelle le courant galvanique provoque des sensations subjectives de lumière, de sons et de goût, a dû faire naître de grands espoirs aux premiers expérimentateurs pour son emploi dans le traitement des maladies des organes des sens. Mais quand bien même le courant galvanique produisait de tels effets, ce dont je doute encore pour le moment, le diagnostic, si imparfait d'alors, devait rendre difficile, sinon même impossible, le choix convenable des états pathologiques à traiter. Bien plus encore, les illusions souvent si trompeuses de la part du malade, ainsi que du médecin, ont aussi dû concourir à jeter une grande défaveur sur la valeur thérapeutique des courants galvaniques (1).

(1) Le seul rétablissement d'une sensation abolie d'un sens, dont je puisse parler pour le moment, se rapporte à un cas de *paralysis agitans* que je communiquerai dans le cours de ce travail. Je l'ai observé sur un homme de 50 ans, chez lequel l'odorat était complétement aboli depuis 5 ans, et chez lequel ce sens se rétablit, pour ainsi

3° Depuis de longues années, on connaissait comme moyen thérapeutique, pour les paralysies, l'emploi de la machine électrique. Comme aucun médecin n'avait encore prouvé, par une série d'expériences et de faits, que le courant galvanique pouvait être employé d'une manière plus certaine à ce même genre d'affections; que, de plus, il n'existait presque aucune donnée scientifique sur son emploi, il en résulta que de longtemps encore on préféra l'électricité par frottement au courant galvanique. J'ai déjà montré plus haut (1) qu'on n'était pas même encore parvenu à être parfaitement fixé sur la valeur thérapeutique qu'il fallait accorder pour le traitement des paralysies, soit au courant constant continu, ou bien s'il fallait s'en tenir aux interruptions de courants. Comment aussi pouvait-on arriver à un exposé clair et net d'un traitement pour les paralysies, à une époque où l'on ignorait encore les propositions de Bell et le mouvement reflexe.

4° Comme on employait de préférence à l'électricité de frottement le galvanisme pour les maladies des organes des sens, et qu'on faisait parvenir distinctement des courants à travers les oreilles et les yeux, on a dû fréquemment ob-

dire accidentellement, sous l'influence de courants qui, dans un autre but thérapeutique, avaient été dirigés d'une tempe à l'autre. Il est vrai de dire que l'on guérit souvent des anesthésies de la peau. Peut-être faudrait-il ranger dans la catégorie de ces phénomènes l'augmentation de l'appétit et du goût dont beaucoup de mes malades m'entretiennent; surtout pour la sensation du goût, dont me parlent ceux chez lesquels je fais passer des courants par la tête ou la nuque. Toujours est-il que, pour le moment, je n'ai à ma disposition aucune observation claire et précise d'une action thérapeutique du courant sur le nerf optique ou sur le nerf auditif; les deux principaux nerfs sur lesquels, au commencement de ce siècle, on avait prétendu avoir principalement observé ces influences. (Voyez pourtant les remarques à la fin de ce livre.)

(1) P. 161.

server des accès de vertige, des syncopes et de l'insomnie. Ces effets étaient eux-mêmes très-inconstants, parce qu'ils étaient souvent obtenus, ou nuls, soit qu'on employât une pile formée d'un plus ou moins grand *nombre d'éléments* (p. 161). Ainsi, les médecins électrisateurs qui employaient la machine étaient arrivés non-seulement à prouver l'inutilité, mais encore un certain danger qui résultait de l'emploi du galvanisme (1). Vingt années plus tard on fit une nouvelle tentative pour introduire le galvanisme dans la pratique médicale.

« *Des grandes vertus curatives du galvanisme, négligé « à tort de nos jours*, avec quelques renseignements précis « *sur mon nouveau remède de l'épilepsie constaté par de « nombreuses observations sur l'homme sain et malade*, « pendant une série de plusieurs années, par *George Frie- « drich Most, à Stadthagen.* » (Lueneburg, 1823.)

Dans la préface, l'auteur désigne le galvanisme comme étant un des plus grands et des plus efficaces remèdes de la médecine. Son action sur l'organisme vivant est irritante, il donne lieu à des secousses vivifiantes ; qu'il irritait non-seulement le système musculaire et nerveux, *mais encore la fibre organique en général ;* qu'il activait la force de production dans l'homme, qu'il ranimait la vie déjà assoupie, qu'il plaçait le système nerveux dans un état salutaire, qu'agissant même sur le moral, il pouvait servir à soigner les maladies psychiques.

Les effets vivifiants du galvanisme se traduisaient par l'augmentation de la chaleur du corps animal, par une

(1) Une remarque d'Augustin me fait supposer qu'à la suite de quelques accès de syncopes qui s'étaient produits dans le traitement de certaines maladies de l'ouïe, « le *conseiller Heim* » s'était rangé du côté des ennemis de la pile.

transpiration légère, et une sorte « d'*inflammation locale*, » quand le courant employé était faible ; quand l'influence de la pile de Volta était plus forte et plus générale, les effets se traduisaient par la *fièvre* et l'*exanthème galvanique* (1) ; à chaque *secousse* ou *courant isolé*, il se produisait une contraction des muscles par l'excitation des organes des sens, etc., etc....

L'auteur dit qu'il va créer un journal pour l'emploi thérapeutique du galvanisme, et il engage les praticiens à employer de leur côté ce merveilleux agent dans des cas opiniâtres d'hystérie, d'épilepsie, de catalepsie, de chorée, de paralysies de toutes espèces, dans la sciatique, le tic douloureux, le fongus des membres, dans le goître, les scrofules, la goutte, le rhumatisme, etc., etc....

Ni cette forme d'invitation, ni les expositions théoriques, à la vérité un peu embrouillées, contenues dans son titre, ni enfin même les observations que cet auteur y rapportait, n'ont engagé à son époque beaucoup de médecins praticiens, non-seulement à l'imiter, mais encore à avoir une certaine confiance dans l'emploi du galvanisme. Citons une observation de ce livre.

Un voiturier, âgé de 70 ans, est atteint le 5 novembre 1820 d'une attaque d'apoplexie cérébrale. L'hémiplégie de la cuisse va en s'améliorant jusqu'au 27 novembre, de sorte que le malade peut recommencer à marcher ; mais il ne peut encore ni mouvoir le bras, ni parler, il ne peut dire que : Oui et non.

La médication interne fut suspendue et l'on commença un traitement galvanique.

Dans l'espace de trois heures, on donna au malade trois cents

(1) Most est le seul auteur qui fasse mention d'une sorte de fièvre galvanique. Je n'ai rien pu observer de semblable.

coups + G provenant de 40 couches doubles, pendant qu'il tenait — G dans la main gauche et pendant qu'il touchait alternativement avec la main paralysée le pôle + G au moyen d'un fil conducteur. Most lui administra alternativement sur le bout de la langue deux cents coups — G dans des intervalles de vingt à vingt coups, provenant de 40 plaques doubles, pendant que le conducteur du pôle + G fut appliqué sur le larynx du malade.

Le jour suivant, la joie du malade est immodérée, depuis la séance d'hier il a appris à prononcer quarante mots d'une syllabe, et déjà il essaye de mettre de l'ensemble dans ses paroles. Aujourd'hui, il reçoit à travers les membres paralysés quatre cents coups provenant de 50 paires de plaques, et sur l'organe de la voix deux cent cinquante coups provenant de 40 paires de plaques. Le lendemain, l'état du malade s'améliora à vue d'œil; la lettre R fut la seule qu'il prononça difficilement. Il fut galvanisé ensuite presque pendant six semaines, d'abord tous les jours, puis tous les trois jours et finalement complétement guéri (1).

Le deuxième cas cité (p. 20), se rapporte à une aphonie complète, datant de sept ans et demi, et heureusement guérie par un traitement galvanique d'une durée de trois mois. Ce ne fut pas Most qui dirigea ce traitement, mais bien le pharmacien Fischer de Hagenberg. Le troisième cas (2) traite d'une mélancolie guérie par l'emploi du galvanisme. On n'obtint aucun succès dans trois cas de bégaiement. Par contre, son emploi dans la goutte, et notamment dans les tophus goutteux, eut d'heureux résultats. Une femme, âgée de 47 ans,

(1) Quoique cette observation ne contienne rien qui ne soit croyable, il est à remarquer que le traitement a eu lieu dans une période de la maladie où la paralysie était encore susceptible d'une amélioration spontanée.

(2) P. 22.

atteinte d'un goître de la grosseur d'une tête d'enfant, vit au bout d'un mois de traitement sa tumeur diminuer de moitié, etc., etc.

La partie la plus curieuse de l'ouvrage de Most est, sans contredit, le chapitre dans lequel il traite de sa nouvelle méthode de guérir l'épilepsie par le galvanisme, l'électricité et le magnétisme (1). Most affirme (2), qu'il emploie pour guérir l'épilepsie trois puissants principes qui sont peut-être tous fils d'une même mère.

L'électricité, le galvanisme, le magnétisme métallique et *dans des cas rares le magnétisme animal*, mélangés dans de certaines proportions, sont le remède le plus efficace contre l'épilepsie !

L'auteur oublie seulement ici de nous indiquer de quelle manière il effectuait ce mélange électrique ; cependant il nous semble résulter d'une exposition ultérieure, ayant trait à la découverte des courants magnéto-électriques d'Œrstedt, qu'il existe chez lui des idées physiques très-confuses plutôt que du charlatanisme. Most, du reste, prétend avoir fait disparaître « déjà » de légères attaques d'épilepsie en appliquant journellement au malade pendant deux à trois heures six cents chocs (3), provenant d'une pile de 70 à 100 doubles couches. Mais le retour des accès s'opère souvent, surtout si l'on termine la cure avant la quatrième ou la sixième semaine !

Il ajoute que l'épilepsie invétérée *demande encore l'emploi des courants galvaniques de dix à vingt minutes, pendant lesquels on peut donner au malade de petites secousses électriques provenant d'un électrophore !!!.....*

Il est donc inutile d'ajouter que de semblables observations

(1) P. 153-295.
(2) P. 250.
(3) Ouvrage cité, p. 252.

et expériences étaient peu faites pour engager les médecins à employer le courant galvanique. Et aujourd'hui il est permis de s'étonner que dès l'invention des chaînes constantes par M. Becquerel, les praticiens n'aient pas repris la question. Leur attention, certes, avait été non-seulement détournée mais captivée, dans les dix années suivantes, par les courants magnético-électriques découverts par Œrstedt, et par les courants électro-magnétiques, découverts par Faraday. Les médecins ont peut-être été conduits, en voyant les efforts des physiciens pour vouloir démontrer que ces courants divers étaient des modes d'apparitions différents d'un fluide électrique ou de l'électricité, à l'opinion qu'il était en général indifférent par quelle voie et par quels moyens on se procurait l'électricité, pour l'emploi médical, et que l'appareil le plus commode était aussi celui qui était le plus utile. Ainsi, nous avons vu par une citation de Matteucci plus haut (1), que Magendie s'était immédiatement servi de l'appareil de rotation de Clarke.

Le docteur Neef de Francfort-sur-le-Mein, après l'invention de son marteau, se servait pour l'application médicale d'un petit appareil d'induction comme je l'ai appris verbalement par MM. Riess et Magnus. Cet appareil se trouve conservé dans le cabinet des collections d'instruments de Berlin (2).

Cette invention de Neef passa inaperçue en Allemagne, tandis que ce fut M. Rognetta qui l'importa à Paris. Au contraire, les appareils à rotation magnéto-électriques se soutinrent longtemps en Allemagne, et l'on peut citer l'ouvrage non

(1) P. 26.

(2) Je n'ai pas réussi à me procurer un travail thérapeutique de Neef sur ce point. Les médecins de Francfort trouveront peut-être une occasion de remplir cette lacune.

terminé de Robert Froriep, comme renfermant l'expression des résultats obtenus par leur emploi (1).

Il s'en faut de beaucoup que ce travail ait obtenu l'attention qu'il mérite; par contre, tous les appareils à induction électro-magnétiques automatiques, tant vantés par M. Duchenne (de Boulogne), se sont acquis non-seulement droit de domicile en France, mais encore en Allemagne, principalement depuis que (l'appareil à traîneau) indiqué par Dubois-Reymond, au moyen duquel on peut graduer à volonté le courant en a tant facilité l'emploi. D'après Duchenne, cet appareil à traîneau avait été déjà inventé par Rognetta et exécuté par les frères Breton, en 1840 (2).

Dans ces essais empiriques on n'avait expressément en vue que la commodité, c'est-à-dire, qu'on cherchait à produire de la manière la plus facile « l'*électricité.* » Les différents ouvrages publiés à cette époque ne renferment aucune notion des actions physiologiques ou thérapeutiques du courant. On ne se livre à aucune étude comparée des différences thérapeutiques ou physiologiques qui peuvent résulter de l'emploi de courants électriques obtenus par des voies physiques différentes.

Cependant l'*emploi de l'électricité localisée à la partie malade, telle que Froriep et Duchenne l'ont appliquée*, présente un contraste important et digne de remarque avec les essais faits dans le siècle dernier avec les courants obtenus par frottement, et dans le commencement du nôtre avec les courants galvaniques.

(1) *Beobachtungen über die Heilwirkung der Electricität bei Anwendung des magneto-elektrischen Apparates.* Erstes heft. *Die rheumatische Schwiele.* Weimar, 1843.

(2) Duchenne (de Boulogne), *De l'électrisation localisée et de son application à la physiologie, à la pathologie et à la thérapeutique.* Paris, 1855, p. 231.

Car, l'application de l'électrisation localisée aux points malades, produit par les chocs d'inductions se succédant rapidement dans les affections des nerfs sensitifs une sensation dans ces mêmes nerfs, et dans la faiblesse ou l'amaigrissement des muscles elle produit la contraction de ces organes. Il est curieux de voir que la proposition suivante émise par Duchenne ait été approuvée et imitée par tous les médecins électrisateurs. A savoir : que dans les maladies des muscles, soit paralysie, atrophie ou spasme; ces organes doivent être amenés à se contracter isolément, sans intéresser en quoi que que ce soit les nerfs.

Cette proposition n'était évidemment que l'expression de l'expérience confirmée par beaucoup d'essais infructueux. En effet, si le courant induit était efficace dans les maladies citées plus haut, ce qui n'a lieu que dans les cas les plus rares, il ne l'était qu'à la condition que son action se restreindrait aux muscles. Cette proposition n'était soutenable qu'en supposant ce qui de prime abord paraît déjà si invraisemblable qu'il était en général possible de faire agir des courants électriques sur des muscles, sans intéresser les nerfs.

En présence d'une semblable proposition, Duchenne et ses adhérents renoncent à toute prétention d'agir efficacement au moyen du courant induit sur des paralysies, des atrophies ou des spasmes, dont la cause ne réside pas exclusivement dans les muscles, mais bien dans les nerfs et les organes centraux. On a à peine examiné les différentes modifications qu'un courant induit produisait dans un muscle, et à quelle cause il fallait rapporter l'insuccès, quand on n'atteignait pas le but qu'on s'était proposé. Duchenne semble même croire que la rigidité électrique ou contractive, sur laquelle je reviendrai plus tard, produite dans les muscles par le courant induit, est identique avec le tonus de ces mêmes muscles! Ce praticien et ses adhérents n'ont pas mieux compris les effets que le courant induit provoquait sur les nerfs sensitifs, quand on l'appliquait sur ces nerfs, au moyen de pinceaux métalliques. Duchenne désigne successivement l'hyperesthésie et l'anesthésie de la peau, l'hyperesthésie hystérique, le rhumatisme musculaire, la paralysie rhumatismale de l'épaule, la contracture et l'arthralgie rhumatismale, comme des « *troubles de la sensibilité*, » et comme des états pathologiques dans lesquels le pinceau métallique fait passer avec avantage dans le corps humain le courant induit (1). Par conséquent toute la méthode de Duchenne semble résider dans ce qu'il faut, lors de troubles existants dans le domaine des nerfs sensitifs, exciter ces nerfs par le pinceau métallique, et, quand ces troubles se montrent dans les muscles, faire contracter ces derniers, au moyen d'éponges humides. On ne s'est nulle part rendu compte que d'autres tissus, œuvre de l'économie, peuvent être intéressés dans ces maladies, et qu'ainsi le courant électrique présente des actions très-complexes sur les différents tissus qu'il parcourt, autres que les nerfs et les muscles. Jamais aucune espèce d'électro-thérapie ne fut si dénuée d'idées, et n'a ouvert dans la médecine pratique une si large voie à la routine.

Pendant mon séjour à Paris, en 1852, j'ai vu par moi-même opérer Duchenne (de Boulogne), et faire contracter, au moyen de son appareil d'induction, les grands muscles du corps de l'homme sain. Je ne saurais nier qu'alors ces fortes contractions me surprirent, car nos électrisateurs de Berlin, en employant des appareils de rotation, n'en avaient jamais pu provoquer de semblables; cela dépendait de leurs appareils, qui, produisant des secousses plus rares, ne permettaient pas d'effectuer une action tétanisante aussi forte, qu'il était possible en employant les interruptions rapides des appa-

(1) *De l'électrisation localisée*, p. 872 à 912.

reils à induction. Croyant de bonne foi à l'utilité de ces fortes contractions dans le traitement des paralysies, je recommandais à mon retour de Paris, à la Société de médecine scientifique de Berlin, d'imiter les procédés de Duchenne. Je possédais déjà alors un appareil à traîneau de Dubois-Reymond, qui me servait à des expériences physiologiques sur la contraction de la fibre musculaire dont j'ai entretenu le lecteur dans l'introduction. Plusieurs praticiens, qui avaient vu fonctionner cet appareil dans mon laboratoire, l'employaient, au lieu de l'appareil de rotation, dans des buts thérapeutiques. L'automatie de l'appareil, joint au beau jeu de muscles que son application provoquait, l'avait fait adopter dans la pratique médicale; de plus, l'efficacité réelle, dans certains cas nosologiques, avait peut-être fortifié les praticiens dans l'opinion que cette manière de produire et d'employer l'électricité rendait à peu près tous les services qu'on pourrait, en général, attendre d'un semblable moyen.

Ce ne fut donc que depuis l'apparition du livre de Duchenne, en 1855, que j'ai eu occasion, comme je l'ai dit plus haut, de soumettre à un examen critique les différents procédés de ce praticien (1). J'ai aussi indiqué (2) de quelle manière prirent naissance nos nombreuses expériences sur l'action du courant galvanique sur les muscles et les nerfs de l'homme sain.

Pour compléter ces études préparatoires qui, je crois, familiariseront peu à peu le lecteur avec un sujet si difficile et si complexe, il me reste encore à dire, dans un très-court résumé, comment se sont développées mes propres expériences thérapeutiques.

(1) *Ueber method. Elektrisirung,* 1 ste und 2 te Aufl. 1855 et 1856.
(2) P. 2 à 8.

HISTOIRE DE MES PROPRES EXPÉRIENCES THÉRAPEUTIQUES.

Non-seulement les expériences que j'avais faites sur l'homme sain, m'avaient amené à douter de la vérité des opinions admises sous le rapport des effets paralysants du courant continu constant, mais encore elles m'avaient singulièrement familiarisé avec les moyens d'introduire dans les muscles et les nerfs les courants galvaniques, de manière à leur faire jouer le rôle d'agents excitateurs. De plus, ces expériences m'avaient encore procuré la mesure des forces de courant à employer, sans en incommoder le corps vivant. J'appris aussi à connaître l'innocuité de semblables influences, dans les limites tracées par la douleur même qui résultait de ces courants. J'arrivai à l'habitude de spécifier la série successive des courants employés dans les expériences sur l'homme, à noter leur effet visible ou sensible, et à réunir ainsi, comme résultat général, des matériaux capables de servir de base à une plus large expérimentation future.

La connaissance exacte du fait que les nerfs et les muscles de l'homme vivant répondaient presque avec la même exactitude aux questions les plus délicates de la physiologie et de la physique, question qui, depuis près de soixante-dix ans, avait toujours été adressée aux nerfs et aux muscles de la grenouille, par tous les expérimentateurs; cette connaissance, dis-je, promettait beaucoup pour l'avenir de l'électro-thérapie.

Il est vrai de dire que ce qui m'engageait le plus à continuer de semblables expériences, était l'opinion que j'avais été, pour ainsi dire, forcé de subir en poursuivant mes recherches *sur les contractions galvano-toniques* sur l'homme sain : à savoir, que le courant continu, dans un certain degré facilement supportable, agit sur les organes centraux, et provoque, ou du moins entretient de là, par mouvements reflexes, des contractions, même dans des groupes de muscles antagonistiques.

Cette manière de voir qui, comme me l'ont démontré mes expériences et mes observations ultérieures, n'était pas fondée en tout point, en tant qu'elle s'appuyait sur les contractions galvano-toniques chez l'homme sain, ne m'engagea nullement à employer sans réflexion le courant constant dans des buts thérapeutiques; au contraire, cette opinion m'en faisait craindre jusqu'à un certain point son emploi, et affermissait de plus en plus mon intention de ne pas entreprendre de suite des expériences thérapeutiques, mais à n'avancer que pas à pas dans la voie de l'expérimentation dans laquelle je me trouvais être engagé. De là vint que du mois de décembre 1855 à juillet 1856, je restreignis mes expériences à l'application du courant induit sur des malades, tout en continuant mes essais, sur l'homme sain, des effets produits par le courant constant. J'agissais ainsi pour arriver, autant que possible, à résoudre les problèmes que déjà présentaient, à l'état normal, les effets visibles et perceptibles du courant constant.

Deux voies contribuèrent pour ainsi dire, contre ma volonté, à faire faire de très-rapides progrès à l'application thérapeutique du courant constant.

D'un côté, j'étais arrivé, par mes expériences physiologiques sur l'homme sain, à reconnaître que le courant constant, loin d'*affaiblir* l'excitabilité du nerf, l'*augmentait* au contraire dans de certaines limites. Ce fait se traduisait dans les nerfs sensitifs par l'augmentation de la sensibilité, même pour de moindres forces de courants, et dans les nerfs moteurs par la force des contractions momentanées, qui se produisaient à l'interruption du courant excitateur lorsque son action avait eu une certaine durée. D'un autre côté, j'avais trouvé que la faculté d'un muscle de se contracter à l'instigation d'un courant induit faible était augmentée par un courant constant parcourant, pendant un certain laps de temps, le nerf de ce muscle. Ces deux découvertes ne se rattachaient évidemment qu'à l'excitabilité électrique des nerfs et des muscles.

Comme conséquences de ces deux faits énoncés ci-dessus, il était naturel de rechercher comment se comporterait, pendant et après l'action d'un courant tant induit que constant, *la faculté de fonctions d'un muscle.* Mes essais sur le biceps d'individus sains me firent admettre, comme à peine douteux, que, sous l'influence d'un courant induit modéré, la force de l'homme de surmonter une traction diminue, et que cette diminution se produit d'une manière plus évidente sous l'action du courant induit primaire que sous celle d'un courant induit secondaire ; tandis que, sous l'influence d'un courant continu encore supportable, cette diminution de la traction n'a pas lieu (1).

Vu la grande inconstance que les fonctions des muscles de l'homme montrent au dynamomètre, l'examen sur l'homme sain me parut donner à peine un faible espoir de réussir dans

(1) On soutient le coude d'un homme comme dans l'expérience rapportée (p. 69), et on lui dit alors de résister par la contraction du biceps à une traction qu'on exercera sur l'avant-bras en saisissant la main.

Si maintenant on fait passer par le muscle, dans ce moment, un courant induit, on trouve que la faculté de pouvoir résister à cette traction diminue plus rapidement que si un courant constant, aussi douloureux que le courant induit, vient à passer quelque temps après. Il est plus facile d'abaisser le bras quand les chocs d'inductions sont plus rares que quand ils se succèdent plus rapidement. Depuis lors je n'ai pas eu le temps de répéter ces expériences. Weber a prouvé que l'extensibilité des muscles de la cuisse de grenouille augmentait par les secousses d'inductions. Ce fait ne paraît donc pas non-seulement se produire sur l'homme, mais, comme je le démontrai ailleurs, les chocs d'induction forment encore un obstacle à l'empire de la volonté.

les difficiles recherches pour trouver si la faculté de fonctions d'un muscle éprouvait, par l'action du courant induit, une perte durable, ou bien si elle gagnait une augmentation durable par l'action d'un courant continu constant. Je déclarai donc aux étudiants qui avaient eu l'obligeance de me livrer leurs bras pour ces essais en partie douloureux, et auxquels j'avais l'habitude de faire connaître à l'avance les idées qui présidaient à ces expériences, que l'époque me paraissait être arrivée où il fallait examiner cette question physiologique par la voie thérapeutique, c'est-à-dire, en cherchant à agir sur des muscles paralysés ou affaiblis.

Cependant il n'était pas encore réservé à cette série d'expériences de donner naissance à l'emploi thérapeutique du courant constant. J'ai déjà mentionné plus haut (p. 5) un homme affecté d'hémiplégie, chez lequel, par l'emploi de courants induits, j'avais réussi à résoudre les contractions des fléchisseurs de l'avant-bras.

J'y étais arrivé en intercalant à la place du marteau de Neef, qui dans l'appareil de Dubois-Reymond produit l'interruption, un interrupteur particulier (que je nomme *compteur de courant*). Cet appareil a, sur mes indications, été fabriqué par MM. Siemens et Halske sur le modèle d'un cadran télégraphique. Il me permet, par la plus ou moins forte tension d'un ressort, de produire à volonté, dans une seconde, de 4 à 60 interruptions, qu'il est alors possible de compter sur le cadran (1). Je donnais au ressort de l'appareil une tension telle que j'obtenais dans une seconde 15 interruptions (par conséquent 15 chocs d'ouverture et 15 chocs de fermeture). J'y intercalais encore un changeur de courants, au moyen

(1) M. Siemens a décrit et représenté un appareil analogue servant de bascule ou de balance. (Poggendorf, *Annales*, 1857, t. CII, n 1, pl. I, *fig.* 1 a.)

duquel, à chaque seconde, je changeais la direction du courant. J'appliquais l'un des réophores sur les muscles fléchisseurs de l'avant-bras, et l'autre sur les muscles extenseurs, ou bien sur le nerf médian et radial, au niveau du pli du coude.

Quoique ces secousses d'inductions, qu'on pouvait compter et changer de direction, eussent agi peu de temps, la flexion et l'extension de la main se produisirent bientôt alternativement, et, au bout de huit jours de ce traitement, les contractures rigides des fléchisseurs avaient disparu. La main, détendue, relâchée et flasque, pendait cependant sans que les muscles relâchés fussent soumis, en quoi que ce fût, à la volonté du malade. Déjà, à l'occasion de cette observation faite au mois de mars 1856, il m'avait paru vraisemblable que l'effet obtenu dans sa partie essentielle dépendait d'une paralysie ou d'un relâchement des muscles contracturés produits par les secousses d'inductions, relâchement ou paralysie qui permettait aux muscles antagonistes se contractant régulièrement et alternativement de surmonter la résistance que leur opposaient les fléchisseurs (1). Ce point ne pouvait être examiné que sur un nouveau cas de contracture paralytique. Ce fut seulement le 13 juin 1856 que j'en trouvai l'occasion, M. le docteur Bergson m'ayant amené une malade affectée depuis deux ans d'hémiplégie avec contracture. Sur cette malade, ma supposition se confirma complétement. En faisant passer un courant induit, c'était un extra-courant, par les fléchisseurs contracturés de la main et des doigts, je pus facilement ouvrir la main et l'étendre, mais ce relâchement des muscles ne persistait pas ; et, quant à la malade, elle n'en

(1) Je renvoie aux explications physiologiques (p. 118), où l'on trouvera indiquée la cause en vertu de laquelle, lorsqu'on change la direction du courant, les fléchisseurs et les extenseurs se contractent alternativement.

avait retiré aucun avantage, n'ayant aucune influence volontaire directe, ni sur les muscles relâchés, ni sur leurs antagonistes. Il était donc naturel maintenant d'examiner de quelle manière se comporterait, à l'égard des contractures paralytiques, le courant continu constant.

Le 22 juin, j'essayai pour la première fois, en présence de plusieurs médecins et d'étudiants, sur la malade indiquée ci-dessus, de résoudre les contractures au moyen de courants constants descendants (16 à 20 éléments de Daniell), introduits dans les nerfs des fléchisseurs contracturés pendant environ une minute. L'effet en fut surprenant et entièrement opposé à celui produit par le courant induit. On n'eut pas besoin d'exercer une extension en sens opposé pour effectuer le relâchement du muscle frappé par le courant. Le ramollissement du muscle, par exemple du grand pectoral, put déjà être aperçu au toucher pendant l'action du courant; et, après que l'on eut enlevé les réophores, la malade put élever le bras autant que le relâchement du grand pectoral le lui permettait. En même temps apparut l'influence de la volonté sur les muscles délivrés de la contracture, Ce dernier fait pouvait être expliqué par une action locale du courant sur les nerfs et les muscles, sans avoir besoin de recourir à l'action des centres nerveux. Mais cependant, comme la malade avait en même temps recouvert plus d'empire sur les muscles antagonistes, je crus devoir rapporter ce deuxième fait à une action des centres nerveux, parce que le relâchement d'un muscle contracturé, produit d'une part par le courant induit et par une traction, n'avait pas procuré à son muscle antagoniste une telle augmentation de mouvement volontaire (1). Cependant mon

(1) J'avoue qu'alors je n'avais pas encore porté mon attention sur les effets qui proviennent de l'introduction d'un courant par le côté opposé d'un membre dans les nerfs et les muscles de ce membre, et

attention fut détournée alors, pour le moment, de cette circonstance importante par la difficulté de ramollir et de soumettre à la volonté, par de semblables courants, les muscles extenseurs antagonistes aussi, qui se trouvaient à leur tour dans une sorte de tension outrée (contracture), comme d'ailleurs on pouvait facilement le faire voir par la courbure passive de l'avant-bras et de la main paralysés.

Après bien des tâtonnements, je finis par reconnaître que, dans ce sens, la direction du courant jouait un grand rôle, pour arriver au but indiqué ci-dessus ; que les muscles de l'épaule, par exemple, qui se trouvaient du côté de la flexion étaient délivrés plus facilement de la contracture, et soumis ainsi plus vite à la volonté par l'influence de courants descendants. Je publiais bientôt ce résultat dans un travail : *De la résolution de contractures paralytiques au moyen du courant galvanique constant* (1), travail qui représente la première étude physiologico-thérapeutique faite dans ce domaine.

Celui qui lira ce travail verra avec quelle timidité ce sujet a été traité. Si le courant constant a la puissance de résoudre les contractures hémiplégiques et de soumettre les muscles à la volonté, il est évident qu'il est le moyen qui, dans des circonstances favorables, guérit ces mêmes paralysies, pour le traitement desquelles, de l'aveu même de M. Duchenne, le courant induit est non-seulement inutile, mais même préjudiciable (2).

Mais j'évitais alors à dessein de faire entrevoir à mes lecteurs cette perspective, parce que je ne voulais pas m'engager dans des travaux que cette indication m'eût, pour ainsi dire,

dont j'ai parlé à la suite des expériences thérapeutiques ultérieures, dans la partie physiologique de ce livre (p. 71, 79).

(1) *Deutsche Klinik*, 1857, nº 28.

(2) *De l'électrisation localisée*, p. 721.

imposés. Je fus cependant bientôt entraîné plus loin que je ne l'eusse voulu. J'étais curieux de voir d'abord comment se comporteraient, à l'égard des extenseurs et des fléchisseurs, les observations que je viens de rapporter sur l'action thérapeutique différente de la direction des courants, observations qui rappelaient celles de Ritter, si combattues de son temps par d'autres physiciens, et que j'eusse vivement désiré voir se reproduire dans d'autres maladies analogues. Je n'eus pas le bonheur d'avoir à traiter, aussi promptement que je l'eusse désiré, des malades de ce genre. Le 13 juillet 1856, M. Romberg eut l'obligeance de m'amener une fille de vingt-sept ans, affectée depuis son enfance d'un *spasme des muscles* du bras droit, forme de maladie que je décrirai plus loin, en ayant observé plusieurs cas, et qu'on nomme communément *chorée partielle* (chorea partialis) (1).

L'extension et le soulèvement du bras malade, notamment aussi la main, étaient difficiles et restreints; les doigts de la main s'agitaient continuellement, et ce mouvement semblait en tous points pareil à celui qu'on exécute avec les doigts quand on compte de l'argent. Ces symptômes me parurent différencier essentiellement les contractures que j'avais sous les yeux de celles que l'on observe d'ordinaire dans les hémiplégies, et me firent à peine espérer un résultat favorable de l'action qu'on pouvait en attendre en les soumettant aux effets d'un courant constant. Je déclarai immédiatement mes doutes à M. Romberg lui-même et à d'autres praticiens présents à l'expérience. Qu'on juge donc de combien ma confiance dans les actions du courant constant a dû croître, quand je vis de nouveau le résultat plus que favorable que j'obtins

(1) J'espère pouvoir démontrer plus loin que cet état est la conséquence d'une hémiplégie cérébrale double, frappant la même moitié du corps, et je désignerai donc cette maladie sous le nom d'*hémiplégie double spasmodique* (*hemiplegia duplicata spastica*).

dans cette nouvelle circonstance. En peu de jours, et par l'emploi analogue chez cette malade de courants constants sur les nerfs et les muscles, je pus observer une rémission visible du spasme et se développer des mouvements volontiers plus libres du bras et de la main. A cette occasion encore je fortifiais à nouveau ma conviction, déjà acquise, d'une certaine influence du courant sur les organes centraux ; que ce courant avait la faculté d'augmenter l'influence de la volonté sur les muscles paralysés et de résoudre les contractures des muscles antagonistiques, c'est-à-dire que, en un mot, le courant rendait aux voies nerveuses leur propriété normale de recevoir les impressions de la volonté. Je commençais à dessein, chez cette malade, le traitement, en faisant passer des courants continus ascendants par le bras et l'épaule du côté de l'extension; j'eus le bonheur de voir bientôt que cette fille pouvait soulever avec une certaine énergie le bras, et que les muscles antagonistes qui, antérieurement, étaient si durs et si résistants, qu'ils rendaient impossible le soulèvement du bras, et que l'extension, même en employant de fortes tractions, ne pouvait avoir lieu; que ces muscles cédaient maintenant à l'influence de la volonté et qu'ils se ramollissaient.

Il est vrai qu'il était permis de supposer que l'excitation pouvait être communiquée aux fléchisseurs du bras par des *courants dérivés ;* mais cette supposition tomba d'elle-même, quand je vis que la direction de courants qui augmentait l'empire de la volonté sur les muscles de l'épaule du côté de l'extension, restait presque sans aucun effet sur les nerfs du côté de la flexion.

Ce fait, à la vérité, ne réfutait aucunement le soupçon qu'on pouvait avoir à l'égard des effets que produisent les courants dérivés quand ils frappent les troncs nerveux qui passent entre les muscles de l'épaule. Contre mon attente, je me trouvais ainsi de nouveau transporté sur le terrain des mêmes expériences physiologiques que j'avais entreprises peu de temps auparavant sur l'homme sain, et que j'avais discontinuées sans oser en faire un emploi thérapeutique; je veux parler des contractions galvano-toniques des muscles, décrites plus haut. On se rappelle que j'avais interprété ces contractions comme devant être des phénomènes reflexes. Comme dans ces expériences thérapeutiques j'observais des phénomènes qui ne me paraissaient pouvoir être expliqués aussi que par une action reflexe des organes centraux, il en résulta que je rattachais ensemble ces deux séries de faits observés, sans pourtant ne pas me cacher qu'il était possible qu'ils prissent naissance de deux causes différentes. Avant tout, il me restait l'obligation d'examiner jusqu'à quel point s'étendaient maintenant ces supposés effets centraux du courant constant. Cet examen ne pouvait se faire qu'en agissant sur un très-grand nombre de malades; et comme mes honorables confrères étaient à peine en état de m'en procurer quelques-uns, cette catégorie de malades, ne cherchant aucun secours dans l'art, je résolus, un peu contre moi-même, de recourir à la voie des journaux, ce que je fis dans les derniers jours de juillet.

Parmi les premiers malades qui répondirent à cet appel, il s'en trouva plusieurs qui, depuis de longues années, souffraient de faiblesse invétérée, par cause ou rhumatismale ou goutteuse des muscles de l'épaule, avec contraction des antagonistes de ces mêmes muscles, et qui, par cette raison, se trouvaient hors d'état de pouvoir soulever le bras. Comme je l'ai appris par des recherches comparatives ultérieures, ces états pathologiques ne sont autre chose que des restes de douleurs rhumatismales antérieures, ou des restes de pseudo-ankyloses, qui se guérissent peu à peu, par la *seule force de la nature*, laissant à tout jamais les muscles, devenus atrophiques par leur inactivité, dans un état croissant de faiblesse.

Dans des cas de ce genre, je réussis quelquefois à rendre libres les mouvements du bras d'une manière si complète, que cet effet si prompt se soutenait toujours, et qu'une seule séance de cinq minutes, pendant lesquelles je faisais passer, suivant l'indication donnée plus haut, des courants provenant de 20 ou 30 éléments, par les muscles de l'épaule, guérissait instantanément le malade. Ce sont là des « *contractures rhumatismales,* » desquelles j'ai déjà parlé dans un travail, et dont la résolution appartenait déjà alors aux résultats que j'obtenais journellement (1).

Je ne relèverai ici qu'un cas de ce genre de mon journal :

Henriette Paul (n° 19), âgée de quarante-neuf ans, femme d'un tisserand, mère de sept enfants, actuellement très-maigre, et d'une constitution étiolée, paraît avoir plus que son âge. Depuis dix-sept ans elle souffre de vives douleurs dans les pieds et dans les bras; articulations tuméfiées, principalement aux doigts ; amaigrissement, tremblement des membres, faiblesse des reins; en la déshabillant, on constate un tremblement et une atrophie des muscles des deux bras et des deux mains ; il existe des contractures des fléchisseurs depuis l'épaule jusqu'à la main ; les bras ne peuvent être soulevés qu'à la hauteur horizontale ; l'extension est très-limitée, par suite de la contracture des biceps. Elle nous assure que, dans cet état, elle ne peut se livrer à aucun travail dans son ménage, qu'elle a besoin d'une personne pour se vêtir et lui donner à manger.

Le 25 juillet, en présence de plusieurs praticiens, je fis passer de la manière suivante un courant de 15 à 18 éléments par les muscles de l'épaule et du bras :

1° *Des nerfs thoraciques au nerf circonflexe de l'épaule ;*

(1) *Deutsche Klinik,* 1856, n° 35.

2° *Des nerfs thoraciques au muscle deltoïde antérieur ;*

3° *Du deltoïde postérieur au nerf circonflexe, dans la fosse sus-épineuse.*

Tous ces courants étaient ascendants.

4° Le soulèvement du bras est déjà plus facile et s'opère avec moins de tremblement.

Je fis alors passer :

5° Un courant ascendant par le muscle *triceps;*

Et 6° un courant descendant par le *biceps*. Après ces diverses épreuves, la malade put élever son bras à une hauteur telle qu'elle nous assura n'avoir pu atteindre depuis dix-sept ans.

Le lendemain, Henriette Paul vint nous revoir, et nous affirma qu'elle avait pu se coiffer de la main droite elle-même, ce qui ne lui était pas arrivé depuis dix ans, et qu'elle pouvait porter à sa bouche une cuiller sans trembler.

J'institue le même traitement aux muscles de l'avant-bras et de la main, ce qui procura entre autres à la malade, la faculté de pouvoir écarter les doigts, qui jusqu'alors étaient restés immobiles et presque soudés les uns aux autres, par suite d'un état de contracture des interosseux.

Le 27 juillet, le mouvement du bras droit est libre comme hier, et le bras gauche se trouve dans son état antérieur, c'est-à-dire que son élévation n'est possible que jusqu'à la ligne horizontale, et que l'extension de l'avant-bras et de la main est très-limitée (1).

J'entreprends le bras gauche (en présence de M. le docteur Bergson, Galewski, Klaatsch, Wolff, etc.) de la même manière et avec *le même succès.* Le 25 juillet j'avais attaqué le

(1) M. Rasche, dessinateur très-habile, a relevé par un dessin l'état remarquable de cette femme. Ce dessin la représente pendant que le bras droit est soulevé très-haut, tandis que le bras gauche, par suite des contractures, se trouve dans une position très-caractéristique.

bras droit. Actuellement la malade peut porter ses deux bras sur sa tête.

A cette occasion, je remarquai pour la première fois alors, que la partie supérieure au thorax, aplatie et très-amaigrie, ne changeait pas de forme au moment des mouvements inspiratoires, et comme je supposai que cette immobilité pouvait bien reconnaître pour cause une rigidité et une contracture des muscles pectoraux et intercostaux, je fis passer de chaque côté, à gauche et à droite, environ à la hauteur de la troisième et de la quatrième côte, un courant de 12 éléments de Daniell, *des nerfs thoraciques* (fosse sous-claviculaire) *au muscle grand pectoral*. Ce procédé rendit l'inspiration profonde et libre, de sorte qu'on put voir se vousser la partie supérieure de la poitrine (1).

Je continuai à traiter aussi les muscles de l'avant-bras et de la main du côté gauche, et le 18 août après huit séances, j'eus la satisfaction de voir l'état de la malade amélioré à un tel point qu'elle put reprendre ses travaux de ménagère. Je suspendis cependant alors le traitement en présence des tuméfactions goutteuses des articulations, parce qu'à cette époque je n'étais pas encore arrivé à appliquer le courant galvanique à de semblables affections.

De si rapides guérisons de paralysies invétérées amenèrent à ma clinique un grand concours de malades atteints d'affections diverses. Dans beaucoup de ces cas je ne pus cependant que leur attribuer une valeur thérapeutique restreinte, car je n'avais en somme soumis à la volonté que des muscles qui par des causes périphériques avaient perdu quelques-unes de leurs facultés de fonctions. Peut-être même dans beaucoup de ces cas serait-on arrivé aux mêmes résultats, en employant le chloroforme pour ramener la contracture des muscles, ou

(1) Voir plus haut, p. 138.

bien encore par l'emploi de courants induits, quoique plus lentement, à réveiller l'activité des antagonistes.

Cependant le 25 juillet 1856, j'eus à traiter un malade dont l'observation certes avait droit à une plus grande signification, car un médecin très-habile dans l'application de l'électricité avait échoué complétement sur ce malade en employant les courants induits. C'était le nommé Friedrich Specht, fendeur de bois, âgé de 49 ans (n. 18) (1).

Il y a un an, pendant qu'il aiguisait sa scie, il fut pris d'une crampe et d'une courbure persistante (contracture) du médius de la main gauche. De ce doigt, la crampe et la contracture s'étendirent aux autres fléchisseurs du bras gauche jusqu'à l'épaule. Il éprouva en même temps dans toutes les fibres musculaires du bras gauche des contractions ou plutôt des mouvements ondulatoires. Depuis la Noël un semblable état s'était développé peu à peu sur le bras droit, toutefois avec cette différence qu'ici la maladie débutait par l'épaule et allait en progressant vers les doigts. A partir du mois de février ou de mars le malade observa sur le côté gauche un amaigrissement notable des chairs de la main, s'étendant de la région hypothénaire jusque vers l'épaule, et depuis environ quatre semaines un semblable travail s'effectue sur la main et le bras du côté droit. La sensation est normale dans les deux bras, ils n'ont aucune force et le malade ne peut s'en servir. Il lui faut un aide pour s'habiller ou se déshabiller. En le déshabillant, je vis se produire dans tous les muscles du cou, des bras, de la poitrine et du dos, un mouvement fibrillaire alternant et changeant si rapidement, qu'il m'était impossible d'en constater une certaine loi de régularité, quoique quelquefois une telle loi puisse se présenter.

(1) Pour ce malade déjà traité dans la clinique du professeur Romberg (de Berlin), comparez la thèse inaugurale de Marcuse : *De atrophia progressiva*. Berolini, 1856.

Ce mouvement fibrillaire est plus rare et plus faible dans les muscles de l'abdomen et des cuisses. L'atrophie des muscles du bras confirme pleinement les dire du malade, le long *supinateur seul* est fortement développé, se trouvant être moins frappé par l'atrophie que les fléchisseurs et les extenseurs de l'avant-bras, qui tous présentent cet aplatissement caractéristique des muscles affectés d'atrophie musculaire progressive. Le soulèvement ainsi que le mouvement en avant et en arrière du bras gauche est très-restreint, à cause de la faiblesse du *deltoïde* et de la contracture des antagonistes qui ne cèdent à aucune traction. A droite, il existe un état semblable, mais bien moins prononcé. En présence de plusieurs praticiens, de MM. Bergson, Eulenburg, Klaatsch et autres, je fis d'abord passer à droite, selon la manière ordinaire, à travers les muscles de l'épàule un courant de 15 éléments de Daniell; pendant cette manipulation les courants ascendants développèrent des contractions d'ouverture (signes d'une excitabilité augmentée d'une manière anormale), et l'on remarque que les mouvements en tout sens du bras sont devenus plus faciles. L'effet produit par de semblables courants est rendu encore bien plus visible, en faisant passer un courant à travers le grand pectoral (en suivant le trajet du nerf musculaire). Le malade soulève ses deux bras et les croise sur sa tête, ce qu'il nous dit n'avoir pas exécuté depuis plus d'une année; il peut cependant lever plus haut le bras droit que le bras gauche. Ce n'est que le jour suivant qu'une semblable application du courant continu rétablit entre les deux côtés une parfaite égalité.

Le 28 juillet, je fais passer encore des courants par les muscles pectoraux, et dans le procès-verbal du 31 juillet se trouve la note suivante (écrite par le docteur d'Orelli) : « Le « soulèvement du bras s'opère mieux, avant-hier le malade

« a fendu une voie de bois, ce qui depuis longtemps lui était « impossible, la hache lui tombant à chaque instant des « mains. » Je fis passer alors le courant par les muscles de la main et des doigts ; ce qui facilita de beaucoup leur extension. Le 2 août : « Hier le malade a fendu tout seul deux « voies de bois, le mouvement fibrillaire n'est plus si pro- « noncé. »

Pendant plusieurs mois le malade ne se présenta plus à ma consultation, voulant et pouvant jouir actuellement de sa journée de travail ! Je reviendrai plus tard encore sur la marche ultérieure de cette maladie. Si j'ai cité ce fait, j'ai voulu dire qu'il engagea à des expériences ultérieures dans ce sens et montrer que ce beau résultat confirmait suffisamment la puissance qu'a le courant continu d'augmenter les fonctions des muscles atrophiés et paralysés, même dans des paralysies et atrophies pour lesquelles une origine centrale peut à peine être mise en doute. Déjà pendant le traitement de ce dernier malade j'avais cru observer que les contractions d'entrée et de sortie, qu'on peut à peine éviter à cause de la grande excitabilité des muscles, *affaiblissaient* leurs fonctions musculaires ; et que l'effet du courant continu était d'autant plus favorable que l'on cherchait autant que possible à éviter la contraction, ce qu'on pouvait obtenir en choisissant un courant convenable qu'on faisait entrer et sortir de la partie affectée en employant une extrême prudence et une grande douceur. Je fis bientôt cette même remarque sur d'autres malades affectés des paralysies les plus diverses. Comme aussi à cette époque je réussis en employant exclusivement les courants continus, et évitant les contractions momentanées, à faire disparaître en *dix séances* un reste de faiblesse dans le bras et la jambe d'un individu affecté depuis quatre ans d'hémiplégie, j'eus la profonde conviction que le courant continu était appelé à prendre une large part, et à acquérir une valeur thérapeutique certaine dans le traitement des paralysies en général.

Dès-lors je portai toute mon attention et mes soins à la résolution des questions suivantes :

1° Quelles sont les paralysies qui sont en général susceptibles d'un tel traitement?

2° Quels sont, dans les différentes paralysies, les nerfs qu'il faut exciter par le courant continu? Sont-ce les nerfs musculaires ou nerfs sensitifs (dans le dessein de provoquer une action reflexe), ou les troncs nerveux mixtes eux-mêmes?

3° Quelle force et quelle durée doit-on accorder à l'excitation?

4° Quelle est, selon les différents buts qu'on se propose, la direction des courants la plus convenable?

5° La direction de courant dans un sens, ou celle dans deux sens (alternatives de Volta) est-elle plus efficace dans tous ou seulement dans quelques cas?

Toutes ces questions se compliquèrent encore par l'occasion que j'eus, en quelques semaines, d'observer, de la manière la plus évidente, que, dans de certaines conditions, les courants continus guérissaient aussi des névralgies, des anesthésies, certains spasmes, comme les mouvements choréiques, par exemple le tremblement des muscles, même certains états de *tabes dorsalis*, et certains cas d'atrophies musculaires. De même qu'il est difficile ou plutôt impossible de raconter, après une bataille, ce qui est arrivé de particulier à chaque combattant, et de rattacher ensuite tous ces faits épars à l'issue générale du combat, de même il m'est complétement impossible aujourd'hui, pour pouvoir répondre aux questions que je m'étais posées plus haut, de tracer un historique des mille expériences que j'ai instituées sur plus de deux cents malades atteints d'affections les plus diverses, depuis le 25 juillet jusqu'à la fin d'août 1856. Tout ce que je puis dire, c'est qu'au milieu des effets curatifs les plus divergents en apparence, je ne perdais jamais de vue la pensée conductrice qui animait ces travaux presqu'au-dessus de mes forces, à savoir : l'examen de l'hypothèse physiologique ; jusqu'à quel point s'étendaient les effets curatifs sur les centres nerveux du courant continu. Au commencement du mois de septembre, je quittai Berlin pour un voyage d'agrément. D'Ostende je me rendis à Paris, où, le 22 septembre, je fis une communication à l'Académie des sciences, sur l'action physiologique et thérapeutique des courants continus dans le traitement des maladies des nerfs et des muscles (1).

Cette communication faisait entrevoir les expériences dont je m'étais occupé, les résultats obtenus, et surtout les points de vue qui me guidaient dans ces recherches. On peut voir, dans ce travail, que je n'indiquais pas les différentes particularités de *ma méthode*, pour l'application du courant continu, afin d'obtenir les résultats décrits plus haut. Je prévoyais qu'il était impossible que l'action *continue* fût le dernier et le seul mot du courant constant, et, dès lors aussi, je regardais comme très-osé de livrer à la publicité une méthode aussi imparfaite, surtout quand je savais que toutes mes expériences devaient être en partie reproduites par d'autres médecins. C'est aussi pour cette raison que je choisis devant la commission nommée par l'Académie, et composée de MM. Andral, Rayer et Velpeau, d'entreprendre pour la démonstration des faits énoncés dans ma communication, la résolution de contractures rhumatismales, sur lesquelles je possédais déjà alors une plus grande expérience. Il me fut très-difficile d'établir d'une manière convenable la préparation de ces expériences. M. Rayer eût désiré me les voir en-

(1) *Sur l'action physiologique et thérapeutique du courant*, etc. (*Comptes rendus de l'Académie des sciences*. Septembre 1856.)

treprendre dans les salles de la Charité. Mais là se présenta la grande difficulté pour établir une pile dans les salles, et d'y trouver un nombre suffisant de malades. Je dus à l'obligeance de MM. Despretz et Rayer, la facilité de me servir de trente éléments de Daniel, parfaitement conservés et entretenus, du laboratoire galvano-plastique de M. Hulot, employé supérieur de la *Monnaie impériale*, et, de plus encore, il me fut accordé une pièce dans cet hôtel, qui, quoique petite, pouvait toutefois servir à recevoir des malades. Restait la difficulté de me procurer des malades. MM. Cazalès et Moissenet eurent l'extrême obligeance de passer en revue toute la Salpêtrière, hospice qui, comme chacun le sait, est spécialement réservé aux femmes. Mais ils rencontrèrent parmi ces dames une violente opposition, et même quelques-unes crièrent au blasphème quand on voulut les engager à se laisser guérir des différentes contractures qui les affligeaient depuis de si longues années, et pour lesquelles elles paraissaient avoir acquis un véritable amour. Je pus à peine engager deux jeunes personnes à venir se faire soigner à l'hôtel de la Monnaie. Je n'oublierai jamais, et je les en remercie ici, l'extrême bienveillance que me montrèrent M. Davenne, directeur général de l'assistance publique, et M. Blot, directeur de la Salpêtrière, présents tous deux à cette visite, et qui me permirent de faire transporter à la Monnaie les malades que j'avais choisies. Malheureusement, un examen plus approfondi fit voir que chez l'une de ces deux malades, les contractures de la cuisse provenaient d'un foyer purulent existant dans le bassin, et que, chez la seconde, il y avait encore dans la cavité de la moelle un exsudat non encore résorbé. Ces deux cas étaient donc complétement impropres à servir à une démonstration des effets rapides du courant. Je m'adressai alors au Bureau central des hôpitaux, dont les services étaient dirigés à cette époque par MM. Broca et Follin. Ces confrères me permirent d'examiner les malades qui passaient dans ce service hospitalier, avant d'être dirigés, chacun selon l'affection dont il était atteint, dans les différents hôpitaux de la ville. Ce ne fut qu'à la consultation gratuite de l'hôpital Saint-Louis que je pus trouver une douzaine de malades affectés de contractures ou de douleurs rhumatismales.

Le premier cas était un homme affecté, depuis de longues années, de douleurs rhumatismales, et qui était incapable d'élever le bras jusqu'à la ligne horizontale.

Je commençai mes expériences, le lundi 25 septembre, devant M. Rayer seul. M. Andral étant malade, et M. Velpeau ayant été obligé de quitter Paris, M. Rayer, représentant la commission, pria MM. Brown-Sequard et Pasquier, présents tous deux, de vouloir bien y assister.

Je fis passer alors, de la manière ordinaire et pendant environ 5 minutes en tout, un courant de 15 à 20 éléments de Daniel, à travers les muscles de l'épaule; et, comme je l'avais prédit, le malade put immédiatement lever son bras et le placer sur la tête. M. Rayer déclara en ma présence que, pour lui, l'effet du courant continu était indubitable; et M. Brown-Sequard me répéta plus tard que M. Rayer lui avait dit avoir été très-satisfait du résultat de l'expérience. Le même jour, M. Pasquier m'adressa une malade atteinte de contracture, m'assurant dans sa lettre que, d'après les effets dont il avait été témoin, le courant continu ne pourrait qu'être favorable dans le cas qu'il m'envoyait.

Le jour suivant, je continuai mes expériences sur mes malades, en présence de plusieurs praticiens, à l'effet de les mettre à même de juger, et de leur donner une idée du mode d'emploi du courant constant. Je les prévins que pour quelques-uns de ces cas, l'effet ne serait pas si immédiat, et qu'ils étaient peu propres à servir à la démonstration des actions si rapides dont j'avais été si souvent témoin. J'ai le regret de le dire ici, la critique un peu amère, et peut-être peu courtoise, dont j'ai été le sujet dans la *Gazette hebdomadaire* dirigée par M. Dechambre (1), a eu une très-grande influence sur les essais ultérieurs, qui eussent certes été entrepris en France. De plus, cette critique fournit aussi d'excellents chapitres de diatribes à mes ennemis de Berlin, et surtout à la *Gazette hebdomadaire de Vienne*.

J'acquis tout d'abord, à mon retour en octobre, à Berlin, la profonde conviction que les différents résultats que j'avais obtenus sur mes malades, en juillet et août, ne s'étaient nullement démentis dans les cas où le succès avait été complet, et que même des résultats incomplets, comme ceux que j'avais obtenus dans les hémiplégies ne s'étaient pas dissipés.

Dès lors, je reconnus que le courant continu n'était pas seulement, comme on pouvait le craindre, un *excitateur passager*, mais que dans de certaines conditions et dans de certains cas il imprimait aux nerfs, aux muscles et en apparence aux organes centraux eux-mêmes, un effet durable et persistant, qui plaçait ces organes dans un état tel, qu'ils étaient obligés d'obéir à la volonté, d'une manière à la vérité toujours encore anormale, mais qui déjà cependant tendait à se rapprocher de plus en plus de l'état normal lui-même.

Cette découverte était d'une valeur inappréciable, par la raison qu'il m'était de toute impossibilité de traiter chaque jour tous les malades, dont le nombre allait en croissant. Ajoutez à cela que le développement des méthodes à employer offrait encore de très-grandes difficultés. Il régnait une certaine inquiétude au sujet des effets nuisibles que produisait le courant galvanique. Au commencement de ce siècle, dès les premiers temps de la pile de Volta, où l'on faisait

(1) *Gazette hebdomadaire de médecine*. Paris, 1856, n° 40, avril et mai 1857.

passer *à travers le corps* de très-forts courants, les praticiens d'abord s'étaient formé les idées les plus confuses et les plus erronées sur les dangers que présentaient de forts courants. Quoique souvent sur moi-même j'eusse occasion de reconnaître combien peu cette opinion était fondée, on doit pourtant s'imaginer que dès le début de mes expériences thérapeutiques j'étais très-craintif dans l'emploi de courants d'une certaine force. Cette crainte ne devait pas échapper à certains malades très-observateurs et contribuer ainsi à les éloigner. D'autres circonstances vinrent encore entraîner le progrès de l'application des courants continus. La première observation que j'avais faite et qui portait sur la résolution de contractures paralytiques, m'avait montré que les effets du courant continu, quoique ne dépassant pas une certaine mesure, pouvaient cependant se manifester assez subitement, dans leur juste et rationnel emploi même.

Tout d'abord je partis de ce point de vue, que dans toutes les expériences ultérieures, le résultat devait toujours être un résultat immédiat quoique restreint, et je résolus de ne pas abandonner cette série d'expériences avant d'être arrivé à les avoir complétement développées.

Dès qu'un malade entrait en traitement, j'employais sur lui les forces et les directions de courants qui s'étaient déjà montrées utiles dans des cas analogues et que je trouvais toujours consignées dans mon journal. Si au bout de quelques séances j'avais acquis la certitude de l'inutilité de cette manière d'agir, j'examinais alors comment les nerfs et les muscles de la partie affectée se comportaient à l'égard du courant, et je cherchais d'autres combinaisons.

Obtenais-je la moindre amélioration, par cette voie nouvelle, quelque légère qu'elle fût, je cessais tout traitement, pour voir si le mieux se soutenait; si l'inverse avait lieu, ce qui parfois arrivait, c'est-à-dire si les courants employés avaient aggravé l'état du malade, je cherchais à rétablir le *statu quo*, ou bien encore j'attendais alors, pour m'assurer si l'aggravation continuait à persister. En tout cas, il sera facile de comprendre qu'alors que ma méthode se trouvait encore être à son début; les raisons les plus diverses m'engageaient à ne continuer le traitement que quelques minutes et à le disposer de manière que plus tard, en comparant l'action à l'effet, je pouvais arriver à obtenir un résultat aussi clair que possible, et qui fût à même de faire progresser la méthode.

Il fallut pour arriver à ce but, que je constatasse avec une craintive exactitude l'état actuel du malade tant avant qu'après le traitement, et sauf erreur, le résultat n'avait une valeur réelle que lorsqu'il se reproduisait très-souvent dans des conditions analogues ou à peu près semblables. Comme on peut le concevoir, je ne manquais pas de recourir aux contre-épreuves, afin de m'assurer si dans certains cas, où l'on avait appliqué méthodiquement le courant continu et où l'on avait réussi, on aurait pu arriver à ce même résultat en employant le courant sans aucune méthode. Jamais cette dernière supposition n'a pu être confirmée.

De même une personne, en parcourant journellement sans méthode et sans ordre les touches d'un piano, ne peut devenir pianiste, quoique par hasard il lui arrive de produire quelques sons harmonieux ; de même aussi, on ne peut obtenir aucun résultat thérapeutique dans les maladies des nerfs et des muscles, si l'on n'examine pas graduellement et méthodiquement les effets du courant, et si, réunissant ces effets isolément obtenus en un faisceau, on ne les approprie pas à une action d'ensemble thérapeutique.

J'acquis bientôt la conviction que la méthode expérimentale était absolument nécessaire, non-seulement pour le développement de la méthode elle-même, mais encore pour le résultat thérapeutique de chaque cas en particulier. Car dès que je quittais cette voie, soit à cause du trop grand nombre de malades, ou bien par la présence de médecins désireux de voir et de s'instruire, et que je ne consignais plus sur mon journal le mode d'emploi et l'effet correspondant (car mon journal contient non-seulement l'historique de toutes les maladies, mais aussi celui de tous les traitements), j'eus toujours à regretter cet oubli.

L'hiver 1856 à 1857, était une époque certes très-peu favorable pour développer ma découverte, s'il m'est permis d'appeler ainsi l'emploi méthodique et expérimental du courant constant dans le traitement des maladies des nerfs et des muscles. Les résultats que j'avais déjà alors obtenus, m'imposaient, pour ainsi dire, le devoir d'examiner jusqu'à quel point s'étendaient les actions du courant constant. Je ne renvoyais donc jamais un malade chez lequel par des faits observés antérieurement, il était possible d'obtenir sinon une guérison, du moins une très-grande amélioration. Comme il arrive toujours, au moment où ma méthode était en enfance et où je n'avais pas encore dépassé le premier point de vue physiologique, à savoir, l'excitation des organes centraux par les courants continus agissant sur les troncs nerveux, il se présenta à cette époque le plus grand nombre des cas pathologiques désespérés. La mauvaise saison dans laquelle on se trouvait empêchait souvent les malades de se rendre à la consultation, et de plus, exerçait sans aucun doute une influence fâcheuse sur certains états morbides. Joignez à tous ces déboires, la calomnie et la défiance dont on entourait mes recherches, et qui, comme je m'en étais aperçu plusieurs fois, décourageaient pleinement mes malades.

Le 19 janvier 1857, je fis à la Société de médecine scientifique de Berlin, une communication et une présentation de malades sur les effets curatifs du courant constant. Il y avait une foule de médecins : mes adversaires n'y firent certes pas défaut. Les invectives sur ma méthode, ma personne, furent publiées alors dans des journaux scientifiques et politiques, notamment la *Gazette hebdomadaire* de Vienne (ce que j'en ai appris quatre mois plus tard). Je laissai faire, mon attention alors était tout entière dirigée sur la valeur thérapeutique *de la contraction momentanée*, et sur les moyens d'en modérer l'influence hyposthénisante. Une communication faite à la Société de Hufeland, le 27 mars 1857, résuma le résultat de mes travaux pour tout ce qui avait trait aux paralysies (1). Mais des observations que je fis ultérieurement m'apprirent bientôt que les moyens par lesquels je croyais changer en remède antiparalytique l'interruption du courant, ne remplissaient également ce but que dans de certains cas particuliers et qui, comme j'ai pu m'en convaincre depuis, ne sont pas même très-fréquents.

Ma méthode ne commença à prendre une base plus solide qu'à partir du 5 mai, jour où je découvris que les courants labiles dont j'ai déjà parlé plus haut, me permettaient peut-être d'arriver au but désiré. Je résolus donc de ne publier ce résultat qu'après avoir constaté par un examen des plus attentifs et des plus suivis, que cette observation, si elle se confirmait entièrement, pourrait devenir pour le moins dans le traitement des paralysies, comme tout semblait le faire présager alors, la pierre angulaire et le couronnement de l'emploi du courant constant.

Mes mémoires « sur la valeur antiparalytique des différents appareils électriques (2) » et sur la valeur anti-paralytique des courants induits (3) » donnent tous deux dans ce sens une idée préalable du terme auquel est arrivé l'emploi du courant constant dans le traitement des paralysies.

(1) *Allgem. Medicinische Central. Zeitung.* 1857, n° 30.
(2) *Deutsche Klinik.* 1857, n° 50.
(3) *Deutsche Klinik.* 1858, n° 2.

Quant à mes observations sur les effets du courant constant dans les spasmes, notamment dans la chorée, le tremblement et la crampe des écrivains, je n'en ai pas fait jusqu'ici le sujet d'une communication spéciale et très-étendue. Je n'ai pas voulu le faire par la raison que ces états si divers ne se laissaient pas si facilement réunir sous des points de vue communs, comme cela a lieu pour les paralysies, et parce qu'aussi la consolidation et l'exposition physiologique de la méthode, en tant qu'elle est développée jusqu'à ce jour, peuvent à peine s'établir d'une autre façon qu'en mentionnant d'une manière toute spéciale les résultats obtenus, et les moyens qu'on a employés pour y arriver.

Après les effets antiparalytiques et antispasmodiques du courant constant, je me suis principalement occupé, dans ces derniers temps, de ceux que je désigne communément sous le nom d'*effets électrolytiques*, mais qui, dans la plupart des cas, mériteraient mieux la désignation plus précise et plus claire d'*effets antiphlogistiques*. Car, il me paraît aussi que, sous le point de vue médical et chirurgical, l'utilité du courant constant dans ce sens sera non moins grande, et qu'on ne peut expliquer certains résultats qu'on obtient dans des maladies des muscles, notamment les rhumatismes, les névralgies et d'autres exsudatifs des nerfs et des organes centraux que par les effets antiphlogistiques du courant. C'est pour cette raison que je traiterai d'abord des effets électrolytiques, dès que les remarques préliminaires thérapeutiques qui vont suivre nous auront fourni quelque connaissance des moyens et des précautions qu'exige dans les affections des nerfs et des muscles l'emploi du courant constant. Je désignerai les effets électrolytiques du courant sous le nom d'effets « *catalytiques*, » parce que l'analyse des faits montrera bientôt que l'action du courant, là où il modifie un état anormal siégeant dans les tissus et provenant d'un vice circulatoire ou d'une exsudation morbide, ne peut pas être limitée à l'électrolyse dans un sens plus restreint, c'est-à-dire à une modification des tissus tout à fait analogue à la décomposition de l'eau, mais que, dans ces cas, la résorption et la circulation rendues plus faciles par la dilatation des vaisseaux sanguins jouent un rôle essentiel.

Depuis que toutes mes recherches sur les effets du courant constant ont été publiées, elles n'ont été répétées, que je sache, que par un très-petit nombre de praticiens. Les journaux n'ont parlé que de quelques expériences heureuses faites par Hiffelsheim, au moyen de courants constants, à l'hôpital de la Charité, dans le service de M. Rayer (1). Hiffelsheim, dans ce travail, assure qu'à l'époque où je communiquai mes observations à l'Académie, il avait réuni, de son côté, un certain nombre d'observations sur l'action du courant continu (inconstant); observations faites, dit-il, en présence « de plusieurs savants confrères (2). » Il prétend encore qu'il existe une *différence radicale* entre son procédé et le mien; que lui se servait d'éléments plus petits et plus faibles, qu'il cherchait à suppléer par la durée de l'application au peu de tension des courants que lui offraient ses éléments; tandis que moi, en employant *quelques minutes* le courant provenant d'éléments

(1) *Recherches et observations cliniques sur les propriétés physiologiques du courant voltaïque continu permanent,* mémoire lu par l'auteur à la séance de l'Académie des sciences du 1er février 1858. (*Gaz. des hôpitaux,* 1858, n° 16.) Je ne puis passer ici sous silence qu'à mon départ de Paris, au mois de septembre 1856, M. Rayer me fit espérer qu'il répéterait bientôt les expériences dont il avait été témoin; j'ose croire aussi que les expériences de Hiffelsheim, faites sous les yeux de M. Rayer, en employant des courants inconstants, n'empêcheront pas ce savant distingué de reprendre ces mêmes expériences, mais en employant alors les courants constants.

(2) L'auteur ne dit pas s'il avait déjà commencé ses expériences avant le mois de décembre 1855, époque à laquelle j'ai envoyé à l'Académie des sciences mon premier Mémoire sur les effets du courant galvanique continu sur les nerfs et les muscles de l'homme.

de Daniell, je produisais des effets thermiques très-forts et très-douloureux (1). Pour arriver à ce but, il se sert de chaînes de Pulvermacher, dont la composition et le mode d'emploi sont parfaitement connus par tout le public médical, et surtout extra-médical. Il fait porter ces chaînes, soit constamment, ou seulement 12 heures.

Il ajoute plus loin que cette chaîne (ce à quoi il fallait s'attendre) présentait dans son action la plus grande inconstance, et qu'il fallait, pour empêcher la production de phlyctènes, changer de temps à autre les pôles, notamment le pôle zinc, dont l'action était la plus forte. Il applique ordinairement un des pôles à l'organe central (moelle), et l'autre à l'organe malade.

Hiffelsheim affirme qu'en portant ainsi une chaîne de 24 éléments et plus pendant quelque temps, il y avait production de somnolence et même profond sommeil ; que, lorsque le courant était plus fort, il se développait des symptômes d'excitation, de congestion cérébrale, de congestion de la moelle, augmentation et fréquence même du pouls ; que, dans quelques cas, la menstruation devenait plus forte, et qu'il se produisait d'abondantes évacuations alvines.

L'effet de ces chaînes est très-efficace dans les névralgies sciatiques et faciales, dans les douleurs de différente nature, même dans des douleurs traumatiques, dans la colique saturnine et la paralysie saturnine, dans la chorée, dans la paraplégie, dans l'hémiplégie et la *paralysie générale*. Un homme, affecté de cette dernière maladie, reprit l'usage complet de ses membres ; la mémoire, la parole et le sommeil lui revinrent tour à tour. — A la fin de sa note, il fait ressortir

(1) Comme il paraît que M. Hiffelsheim n'a jamais employé de courants constants, je ne sais où il prend l'assertion que l'application de ces courants incommode les malades dans toutes les circonstances.

encore une fois que le courant continu peut guérir ou amender des névralgies, et que, si le courant interrompu (induit?) se trouvait être d'une inutilité non douteuse dans beaucoup de paralysies musculaires, les courants continus de Volta *offraient des avantages très-réels*. Or, en quoi consistent ces avantages, c'est ce que l'auteur a oublié d'indiquer. On remarquera surtout que M. Hiffelsheim a, en général, examiné et constaté les effets salutaires du courant galvanique dans les maladies que j'avais désignées dans ma communication à l'Académie des sciences de Paris, le 22 et le 25 septembre 1856.

J'ajouterai encore pour terminer que, depuis Volta, on s'est toujours servi dans la pratique médicale de petites chaînes galvaniques qu'on portait sur le corps. Ainsi, je me rappelle qu'en 1843, alors que j'étais assistant de Schoenlein, ce professeur conseilla à un jeune homme atteint de céphalée de s'appliquer derrière les oreilles un couple galvanique; et qu'un mécanicien de Berlin vendait alors, depuis longues années, des couples tels qu'on les trouve aujourd'hui décrits, et surtout vantés à la quatrième page de nos feuilles politiques. A la vérité, les chaînes de Pulvermacher s'en distinguent par la multiplicité de leurs articulations, et, si elles développent une plus grande force de courant, de combien aussi sont-elles plus inconstantes! Hiffelsheim, en faisant observer que son procédé diffère principalement du mien à cause de la longue durée des courants, oublie qu'il y a une différence tout au moins aussi importante dans l'*inconstance* des chaînes qu'il emploie. Cette circonstance me semble probablement être une des causes pour lesquelles, malgré les efforts de Pulvermacher, ses chaînes n'ont rencontré auprès des praticiens sérieux qu'une vogue très-passagère. D'un autre côté, on reconnaît de suite qu'il est impossible de limiter, sur un ou plusieurs nerfs, l'application de ces chaînes, et qu'elles permettent moins encore une application méthodique, qu'on peut à volonté varier de minute en minute, comme cela arrive pour les courants interrompus et labiles d'une force déterminée et qui, sans cette profonde différence, limiteraient tout autant que les chaînes elles-mêmes la sphère d'action du courant galvanique constant. Il est donc impossible d'admettre qu'une application de n'importe quelle chaîne, fût-elle même établie de façon à produire un courant contiuu, ce qu'on peut à peine espérer, vienne jamais à remplacer très-avantageusement le maniement, de la part des médecins, d'une pile constante formée par la réunion d'un grand nombre d'éléments.

Cependant je ne laisserai échapper aucune occasion pour examiner jusqu'à quel point peuvent être utiles les chaînes tant vantées par M. Hiffelsheim.

Nous renvoyons le lecteur à la fin de cet ouvrage, où il trouvera le résumé des différentes publications, depuis le commencement de l'année 1856, pour tout ce qui concerne le développement progressif et le mode d'emploi des courants induits et constants.

TROISIÈME PARTIE

REMARQUES PRÉLIMINAIRES TECHNIQUES ET THÉRAPEUTIQUES.

I. — APPAREILS.

L'histoire des expériences antérieures faites avec le galvanisme, nous montre suffisamment quelle est l'importance de se servir d'une chaîne constante. Il est vrai de dire que l'on regarde comme à peu près constantes, les piles de Daniell, de Bunsen et de Grove. Mais les physiciens sont unanimes pour accorder, sous le rapport de la constance, la première place à l'élément de Daniell. Après avoir fait mes premières recherches en me servant de cette chaîne, je n'ai pas négligé non plus de recourir aux éléments de Bunsen et de Grove. Afin d'éviter l'emploi si fatigant de l'acide sulfurique dans l'élément de Bunsen, j'employai, à la recommandation de MM. Siemens et Halske, le bichromate de potasse et de l'acide sulfurique, mais comme ces messieurs, j'ai dû renoncer à cette chaîne à cause de son inconstance, qui est telle que les malades non-seulement s'en aperçoivent, mais encore en sont fatigués. Ce reproche ne peut s'adresser à l'élément de Grove. Cependant je crois que les avantages présentés par la plus grande force électromotrice et l'économie d'espace, sont compensés par les prix élevés des premiers déboursés, et notamment aussi par les désagréments qu'entraîne l'emploi de l'acide nitrique. En outre, la chaîne de Grove, à cause de sa force électromotrice des éléments isolés, peut à peine servir lorsque l'on veut graduer d'une manière délicate et sensible la force du courant sans qu'on emploie une petite chaîne de Daniell, et la plus grande difficulté dans la pratique, se trouve dans les cas, où les batteries de cette pile doivent être établies de façon à devenir transportables.

Mon installation pour le traitement des malades consiste dans un salon et deux pièces. Dans les premières de ces deux pièces, près de la fenêtre, se trouve disposée une armoire qui peut contenir 100 éléments de Daniell, mais qui ordinairement ne contient que 40 à 60 éléments qui se trouvent groupés dans ses petites boîtes renfermant chacune dix éléments.

Un système de vingt et un fils télégraphiques d'une certaine épaisseur passe de l'armoire à travers les murs dans la deuxième pièce (salle d'attente), dans la salle du traitement; où ces fils se rendent à une planchette attachée au mur de cette salle par des vis de cuivre. De ces vis partent vingt et un nouveaux fils plus minces que les premiers, enveloppés chacun de fils de soie; réunis tous en commun dans un cylindre de gutta-percha. L'ensemble de ces fils se rend au milieu de la pièce à une table, sur laquelle se trouve un stromwaehler graduateur (appareil donnant à volonté la force de courant qu'on désire se procurer). Il est formé par une planchette perpendiculaire à la table, haute de 5 pouces et large de 18 pouces, traversée en deux d'un demi-cercle par vingt et un tourillons de cuivre argenté à leur partie antérieure et terminés en forme de boutons. Par ces tourillons la face postérieure de la planchette reçoit les vingt et un fils sortant du gros cylindre de gutta-percha. A la base de cette planchette, au centre des deux demi-cercles formés par les boutons de métal, se trouvent placées les origines métalliques de deux courbes à ressorts, munies toutes deux de manches d'ivoires ; ces courbes peuvent facilement être mise en rapport avec chacun des vingt et un boutons, par conséquent avec chacun des fils conducteurs. Cette distribution du graduateur correspond à la distribution des batteries. Les dix fils du premier demi-cercle, situés à gauche, se rendent aux pôles cuivre de dix éléments de Daniell qui se trouvent dans une petite boîte. Les dix fils du grand demi-cercle, situés à la droite du graduateur, se rendent aux pôles zinc d'autant de boîtes de dix éléments chacune (lorsque la batterie est complète) ; ces boîtes qui contiennent chacune dix éléments représentent une batterie, qui est mise en communication au moyen de son pôle cuivre par un bouton métallique avec le pôle zinc de la petite batterie, qui est formée, comme nous l'avons dit plus haut, de dix éléments. De ce bouton métallique désigné par zéro, part un fil (le vingt et unième) qui se rend au centre du graduateur, à une traverse métallique que les deux courbes métalliques peuvent atteindre. Dans cette position des courbes aucun courant n'arrive aux origines d'où ils prennent naissance. Mais lorsqu'on met en communication la courbe située à gauche avec le premier bouton, elle forme la continuation du pôle cuivre d'un élément, situé dans la boîte qui contient la petite batterie, et dont le pôle zinc est représenté par la courbe située à droite du graduateur. Lorsqu'on met ainsi en communication successivement la courbe à gauche avec chaque bouton voisin, on ouvre ainsi une chaîne de deux à dix éléments dont les pôles se trouvent dans les courbes. Si maintenant on met en communication la courbe de droite avec le premier bouton, on augmente la chaîne de dix éléments, et ainsi de suite par chaque bouton. Comme on peut mettre chacune des deux courbes en rapport avec chacun des boutons de son demi-cercle, on comprendra qu'on peut (l'armoire à batteries étant complète), en changeant la position des courbes, choisir à volonté un courant d'un à cent éléments, dont les pôles se trouvent dans les origines des courbes. Les deux fils qui sortent de là, dont l'un passe par le galvanoscope, se rendent à une seconde table décrite déjà plus haut (p. 205) pour entrer dans le commutateur (dont nous parlerons bientôt) et de là dans le changeur de courant, qui laisse sortir les deux fils mous entourés de cylindres de caoutchouc destinés à introduire le courant par les excitateurs dans le corps. Comme quelquefois j'ai besoin de faire des recherches comparatives sur le courant constant et induit, je me suis organisé à pouvoir à volonté et alternativement introduire dans les réophores, et par conséquent dans le corps humain, tantôt l'un ou l'autre de ces deux courants. Dans ce but se trouve placée dans l'armoire à batteries, une petite batterie formée par peu d'éléments, qui est en rapport avec un deuxième graduateur, et qui communique définitivement avec un grand appareil à induction galvanique.

De là le courant induit est conduit dans le commutateur qui reçoit également le fil que parcourt le courant constant, de sorte que par un simple mouvement de la courbe, on peut conduire dans le changeur de la direction du courant et par conséquent dans les fils qui en portent tantôt un courant induit, tantôt un courant constant.

L'entretien des batteries exige un soin tout particulier. Les éléments de Daniell sont établis de la manière suivante : un vase cylindrique haut de 4 pouces et de 3 pouces de diamètre. Un cylindre d'argile haut de 4 pouces et de 2 pouces de diamètre ; d'une plaque de cuivre large de 5 pouces et haute de 2 pouces un quart ; d'un tube de zinc fondu haut de 3 pouces, d'une épaisseur de 1/8 de pouces et de 7/8 de pouce de diamètre.

Solution de sulfate de cuivre saturée, acide sulfurique très-faible, 64 grammes pour 3,240 grammes d'eau. Tous les soirs on démonte la batterie, on lave les plaques de cuivre à l'eau de pluie, et on la met pendant la nuit dans un endroit sec.

Les tubes de zinc sont décapés dans une eau contenant 10° d'acide sulfurique, et brossés fortement jusqu'à ce que l'on voie reparaître le mercure. Les cylindres d'argile doivent passer la nuit dans l'eau. Tous les huit jours environ les zincs doivent de nouveau être amalgamés. On doit avoir dans de grands vases, une provision d'acide sulfurique dilué et une solution saturée de sulfate de cuivre.

Les oscillations que, dans ces cas, la batterie présente sont peu considérables, comme me l'ont d'ailleurs montré mes expériences comparatives, que j'ai faites en intercalant d'assez fortes résistances. Ces oscillations peuvent provenir en partie de modifications atmosphériques, notamment de l'humidité de l'air qui produit des courants dérivés dans la batterie. Elles sont donc les plus fortes à la fin de l'automne et au commencement de l'hiver. Quoiqu'elles ne se produisent pas d'heure en heure, mais bien d'un jour à l'autre, le galvanoscope n'est pas le seul instrument qui les indique ; elles sont encore plus sensibles aux malades, chez lesquels l'excitabilité se trouve encore être augmentée par suite d'une plus ou moins grande sécheresse de l'air ; plusieurs physiciens ont prétendu du moins que le même phénomène se produit sur la cuisse de grenouille.

Ces genres d'oscillations s'observent le matin sur le premier malade, et il faudra employer chez ceux qui vont suivre des courants plus faibles que ceux dont on s'était servi la veille.

Les réophores aussi, exigent beaucoup de soins, je leur ai en général conservé la forme telle que MM. Siemens et Halske les fabriquent d'après l'indication donnée dans mon travail « sur l'électrisation méthodique ; » c'est-à-dire un manche de bois, auquel est fixée une tige métallique percée de trous pour recevoir le fil conducteur et pourvu d'une vis à pression. L'extrémité supérieure de cette tige, dans les manches que j'emploie actuellement, est pourvue d'un pas de vis, pour recevoir soit des boutons, ou des appareils conducteurs de toute espèce de forme et dont d'ailleurs je possède une grande collection : ainsi pour les boutons j'en ai qui ont depuis 1/8, 1/4, 1, 1 1/2, jusqu'à 2 pouces de diamètre. Il en est de même pour des plaques en métal d'un diamètre de 3 pouces et présentant différentes courbures, de même encore pour des traverses métalliques d'une longueur de 3 pouces et d'une épaisseur de 1/2 pouce. On verra par le développement ultérieur de ma méthode les différents buts de ce grand matériel. Tous ces appareils sont en cuivre, et entourés de linge ou d'éponge, afin de préserver le malade de la pression. Pour obtenir une certaine uniformité de l'humidité, je laisse les deux réophores dont je veux me servir dans un vase contenant de l'eau de pluie ou de l'eau distillée. On sait d'ailleurs que l'eau, plus encore l'eau salée, diminue de beaucoup la résistance que le liquide oppose au courant, ce qui économise l'électricité à employer; mais aussi entraîne dans ces conditions une électrolyse inévitable, qu'on voit parfaitement se produire aux réophores, qui alors ne peuvent plus être tenus propres, et ce fait même nuit à l'uniformité d'action sans laquelle les notes qu'on prend sur la force du courant employé restent sans valeur.

C'est aussi dans ce but qu'il faut recommander aux malades de lotionner avec de l'eau de pluie tiède, les parties sur lesquelles on veut agir, surtout celles qui sont sujettes à la transpiration, et il est de toute nécessité de bien nettoyer et sécher avant la séance toutes ces parties. Malgré toutes ces minimes précautions il faudra changer de temps en temps les enveloppes des réophores, et bien aussi nettoyer ces derniers.

Dans ces cas un placage en platine serait à recommander.

Pour obtenir l'interruption du courant, je possède trois appareils.

Le *stromwender* (changeur de courant), d'abord, qui peut aussi servir d'interrupteur lorsqu'on veut ne produire qu'un petit nombre d'interruptions sans appareil spécial et sans éloigner les réophores de leurs points d'application sur le corps du malade. Pour obtenir des interruptions plus fréquentes je me sers de l'appareil que j'ai nommé *stromzähler* (compteur du courant), et que MM. Siemens et Halske ont construit d'après mes indications sur leur modèle de cadran télégraphique (1).

Un ou deux éléments de Daniell sont suffisants pour mettre en mouvement cet appareil si parfait, qui permet d'interrompre le courant de quatre jusqu'à soixante fois par seconde.

Le troisième appareil pouvant donner des interruptions plus fréquentes encore, est un mouvement d'horlogerie construit d'après mes indications par Kronmeyer, par lequel un volant accomplit soixante révolutions par seconde. MM. Siemens et Halske ont ajouté à l'axe métallique de ce mouvement d'horlogerie un excentrique qui, à chaque révolution, touche une plaque mince de platine qui forme ainsi ressort, de manière à ce que la chaîne galvanique, qui d'un côté est en communication avec le volant, se trouve passagèrement fermée de l'autre par la petite plaque de platine.

II. — EXAMEN DU MALADE.

On ne s'attend certes pas à ce que je donne ici les règles générales pour l'examen d'un malade ; cependant il est très-

(1) Voir plus haut, p. 180.

important de déterminer parfaitement le trouble local qu'on se propose de soulager ou de guérir.

Dans l'immense majorité des cas, je pars de ce point de vue que l'expérience me confirme chaque jour, qu'il faut après une ou plusieurs séances déjà apercevoir une plus ou moins grande trace, soit d'une amélioration soit d'une guérison; et ces phénomènes, ne dussent-ils pas apporter un changement notable dans l'état du malade, pourront toujours servir de précieuses indications pour le médecin traitant.

Il faut donc autant que possible se limiter le but à atteindre et chercher des moyens qui puissent rendre aussi évidents que faire se peut, les plus légères modifications qu'on obtient immédiatement. Ainsi dans les paralysies de l'épaule, il faut examiner avant tout traitement, la grandeur de l'angle que fait le bras par rapport au corps, quand il est soulevé avec toute la force qu'on peut employer dans cette occasion. Dans ce but, j'emploie un cadre haut de six pieds et large de quatre pieds, et dans lequel sont établies de distance en distance de légères traverses, qui permettent facilement l'introduction de la main. Je fais placer la main du malade, qui se tient debout et tranquille, sur la traverse qu'il peut atteindre. Pour les paralysies des extrémités inférieures, je place le malade sur un petit matelas fortement rembourré, et je mesure l'angle que fait la jambe soulevée avec cette surface. Quelquefois aussi, quand le malade ne peut soulever la jambe dans une position d'extension, je mesure l'angle formé par la cuisse et la jambe.

Je mesure de même la distance des deux genoux. Dans beaucoup de ces mensurations la vue seule suffit; dans les atrophies la mensuration de la circonférence du membre exige des données plus exactes, car, dans ces cas, l'état de la tension ou du relâchement des muscles, ou de l'engorgement des vaisseaux sanguins, peut donner lieu à des oscillations notables qui dans le résultat obtenu occasionnaient certes des erreurs. Dans les paralysies, le tremblement ou le spasme des mains dans lequel le malade peut encore écrire ou exécuter quelque difficile mouvement, je laisse faire des essais avant et après la séance.

Dans le tremblement des membres qui en général offre les plus grandes oscillations, il faut à des époques très-différentes examiner les membres dans les positions les plus diverses. Lorsqu'il existe des douleurs, il faut autant que possible déterminer leur trajet afin de pouvoir les rattacher à des trajets nerveux connus; cependant il ne faut pas ennuyer les malades par des questions oiseuses, et chercher, comme cela existe souvent dans certaines névralgies, à compenser par ces questions des données paradoxales. Il ne faut jamais omettre non plus d'examiner avec beaucoup d'attention les points que les malades accusent comme siége de leurs douleurs, et voir si les points sont douloureux au toucher ou à une forte pression; enfin il ne faut non plus se fier aux données fournies par le malade sous ce rapport. Je reviendrai plus loin sur les dispositions physiques du malade.

III. — MODE DE TRAITEMENT.

L'ensemble de toute la méthode de traitement doit toujours être expérimentale, même dans les cas où de nombreuses observations nous porteraient à employer les moyens les plus compliqués pour satisfaire à la fois à toute une série de conditions.

Il faudra donc inscrire dans un journal tout ce qui dans une séance a été l'objet du traitement et de l'observation. Mes journaux commencent le 18 juillet 1856, et à l'exception de quelques cas d'états rhumatismaux que je n'y ai pas compris pour économiser le temps, ils comprennent non-seulement l'historique de tous les malades que j'ai traités depuis, mais encore tous les traitements employés avec indication du jour, de l'état avant et après le traitement des courants et des réophores dont je me suis servi, des différents points d'application de ces mêmes réophores, de la durée des courants, du nombre et du genre des interruptions, ou des autres modifications que j'ai données à l'action du courant par l'emploi de certaines manipulations que j'indiquerai plus tard. Dans certains cas importants, comme le *tabes dorsalis* ou les spasmes, ces indications sont si exactes, que je puis donner à une seconde près, la durée complète du traitement. En marge j'indique les traitements qui ont donné lieu à des faits nouveaux ou à ceux qui pourraient servir à faire progresser la méthode, ou à rendre plus compréhensibles les effets obtenus.

Dans les premiers mois de mes recherches galvano-thérapiques, mon journal était tenu, sous ma dictée, par de jeunes médecins. A mon grand regret, je dois le dire, les observations n'ont pas toujours été prises aussi exactement et complétement que je le désirerais aujourd'hui. Depuis le mois d'octobre 1856, j'ai toujours consigné moi-même toutes les observations, et je crois que c'est à cette manière d'agir seule que je dois les rapides progrès que j'ai obtenus dans les différents modes d'emploi du galvanisme. Je puis ainsi comparer à chaque instant les résultats antérieurs avec les résultats présents, même après une longue interruption de traitement. J'ai donc évité ainsi que le développement successif de la méthode se fît par des tâtonnements, et je suis arrivé à ce qu'elle pût compter par jour et par heure les résultats d'expériences isolées faites sur les malades, expériences qui prenaient leurs points de départ dans des conjectures physiologiques.

IV. — CHOIX DES MOYENS EXCITATEURS.

Il est à peine possible d'établir certaines règles générales sur le choix des moyens excitateurs; c'est-à-dire sur la force, la durée, la direction et l'interruption des courants; même sur la durée de chaque traitement en particulier, parce que les cas sont très-variés, et qu'ils peuvent à peine être compris dans la méthode spéciale dont je traiterai plus tard. Mais c'est peut-être ici le lieu de dire quelques mots sur les effets généraux que le courant galvanique produit sur l'organisme du malade.

En étudiant l'histoire des premières et si grossières expériences faites au commencement de ce siècle, on lit qu'il a été donné journellement à des paralytiques des milliers de chocs, prenant leur source dans une pile de Volta, et qu'on a même fait passer des courants très-énergiques, *horizontalement à travers le corps* (d'une main à l'autre); il faudrait à peine s'étonner alors, qu'en présence de pareils faits, il soit resté dans l'esprit de bien des gens, une vague idée d'effets généraux énergiques du courant.

J'étais moi-même tellement dominé par cette idée, que je n'osais faire les premiers essais galvaniques sur aucune autre personne que sur moi-même (voyez plus haut, p. 53). J'étais bien plus craintif encore dans les premiers mois de l'application du courant sur les malades, et je m'enquérais très-exactement auprès d'eux pour rencontrer des traces d'effets généraux. J'observai alors que chez beaucoup de malades l'emploi des plus forts courants ne produisait aucun effet général consécutif, tandis que d'autres, après quelques séances déjà, accusaient une sensation de fatigue, de fortes envies de dormir; d'autres encore, n'éprouvaient aucun effet consécutif le jour, mais pendant la nuit le sommeil était plus calme et plus profond qu'avant le traitement. Chez certains hommes affectés depuis de longues années d'insomnie, il se produit un sommeil si bienfaisant et si réparateur qu'ils ne se souviennent pas d'en avoir éprouvé un pareil de longtemps ; certains électrisés, au contraire, éprouvent quelques accès d'insomnie qui ne tardent cependant pas à disparaître. Tous ces effets s'observent ordinairement à la suite des premières séances. Dans les cas où ils deviendraient fatigants, il faudrait modifier la force du courant et diminuer la fréquence des séances. On ne sait à quoi rattacher cette participation des organes centraux qui se traduit par ces fréquentes envies de dormir. Ce qui me paraît le plus probable, c'est qu'il faut la ranger dans la série des excitations amenées par les nerfs à l'encéphale, excitations dont nous verrons plus tard certains exemples. Cette manière de voir peut s'appuyer sur l'observation que les effets somnifères du courant ont lieu d'autant plus facilement, que les courants agissent plus près de l'encéphale. Dans l'hémiplégie on voit les membres paralysés supporter sans effets consécutifs des courants d'autant plus forts que la paralysie est plus forte, et que notamment les nerfs sensitifs y sont plus intéressés. J'ai même observé que parfois des hémiplégiques qui supportaient à peine sans éprouver un grand malaise, un très-faible courant sur le côté sain, n'éprouvaient aucun effet général quand on faisait passer des courants très-forts et douloureux par le côté malade.

Par contre, dans la paraplégie, et surtout dans le *tabes dorsalis*, il existe souvent un tel état d'impressionnabilité (même lorsque l'insensibilité est complète) qu'on peut dire sans aucune exagération, toutes les choses étant égales d'ailleurs, qu'un paraplégique supportera à peine la vingtième partie d'une force de courant qu'on pourra appliquer encore avec un certain avantage à une hémiplégique.

Voilà sur cette question, tout ce que je puis donner en fait de règle générale : comme durée, une séance ne doit pas dépasser quinze minutes et rester au-dessous de cinq minutes, on peut admettre huit à dix minutes comme donnée moyenne. D'un autre côté, le courant à employer balance entre 5 et 60 éléments de Daniell, de sorte qu'on peut regarder 20 à 30 éléments comme étant la force de courant moyenne, qui doit toujours servir, à moins de circonstances particulières, qui en nécessitent la modification (comme une grande résistance de l'épiderme, soit à la plante des pieds, soit à la paume de la main). L'importance de la propreté des électrodes, la force des résistances humides qui les entourent, l'épaisseur de l'épiderme à traverser, la durée des courants particuliers et la manière de les employer sont pour les personnes qui répéteront nos expériences, comme ils le verront par eux-mêmes, des faits capitaux. La faiblesse corporelle, l'âge avancé, qui paraissent défendre ou diminuer l'application du courant, reposant sur une supposition n'ayant aucun fondement, il m'a paru au contraire établi d'une manière non douteuse que le courant constant est bien supporté par de faibles vieillards, des femmes et des enfants atteints d'atrophies, et que chez les vieillards, comme d'ailleurs plusieurs exemples en feront foi, abstraction faite des effets locaux, le courant agit comme un puissant moyen vivifiant.

Le plus ou moins grand malaise que les courants douloureux provoquent, doit en général servir de règle pour juger la force à donner au courant. Il y a cependant des cas, comme dans les paralysies qui ont leur point de départ dans la moelle, où les nerfs sensitifs sont si peu excitables que les malades ne sentent pas des courants dont l'entrée et la sortie provoquent les plus vives contractions momentanées. Dans ce cas il faudra bien se garder de prendre la douleur comme expression de la force du courant. Je renvoie aux chapitres spéciaux, ne voulant pas donner des règles générales plus étendues qui sont déjà si facilement sujettes à erreur.

V. — EMPLOI SIMULTANÉ D'AUTRES MOYENS.

Encore ici il y a toute impossibilité de donner certaines règles fixes. Les malades qui en général viennent me consulter sont malheureusement déjà sursaturés de traitements allopathiques et homœopathiques; ils ont été soumis à la gymnastique allemande et suédoise, et dans la plupart des cas se sont trouvés subir des traitements électriques (d'induction) ; s'ils sont riches, des stations thermales ont été visitées. Chez ces malades où tout pour ainsi dire a été tenté, on ne peut guère employer que le traitement galvanique seul, attendu qu'eux-mêmes se défient des autres moyens. J'évite donc à dessein de faire usage de ces moyens dans tous les cas où l'effet du courant est encore inconnu, et s'il n'y a aucune indication, je laisse les malades et leur diététique à leur régime de vivre ordinaire; la seule précaution que je ne néglige jamais est de chercher à leur procurer de régulières évacuations alvines. Je n'ai eu occasion d'employer le galvanisme que dans quelques états fébriles parfaitement caractérisés que j'indiquerai plus tard. J'examine les urines dans tous les états pathologiques qui l'exigent, afin de m'assurer si elles contiennent du sperme, de l'albumine, du sucre ou de la bile, et je remets le traitement à plus tard, en tant que j'observe des phénomènes qui me semblent exiger une médication convenable.

Dans les premiers temps j'avais lieu de croire que des exercices simultanés de gymnastique favoriseraient dans certains états paralytiques ou spasmodiques le traitement par les courants constants. Mais comme il n'y a guère d'action plus affaiblissante et plus paralysante pour des muscles affaiblis et paralysés que la *tension* du muscle inséparable de tout exercice gymnastique, j'acquis bientôt la conviction que pour qu'un muscle revienne peu à peu à son état normal, le meilleur et le moins nuisible exercice que le malade puisse faire, est celui qui provient de l'emploi volontaire et approprié à la puissance fonctionnelle de l'organe affecté. On a à peine besoin de diriger le malade dans l'emploi de cette gymnastique qui dans les paralysies peut donner quelques résultats. Je ne rejette pas cependant, dans les paralysies, toute gymnastique méthodique qui est appliquée de façon à éviter la tension des muscles.

Il en sera de même des bains. Dans les hémiplégies et le *tabes* j'ai parfois observé que l'emploi simultané des bains chauds (je n'ai pas eu lieu d'essayer les bains froids) effaçait subitement, mais cependant passagèrement, les bons effets du galvanisme ; dans d'autres maladies l'emploi modéré de bains chauds a été utile en ce qu'il a augmenté l'excitabilité des nerfs par le courant ; peut-être aussi les bains n'ont-ils fait qu'augmenter la puissance fonctionnelle de la peau.

Une question bien importante encore, c'était de savoir si l'on pouvait employer conjointement avec le galvanisme en usage externe, les différentes eaux thermales qui sont préconisées pour les nombreuses affections des nerfs et des muscles. Jusqu'ici, j'ai toujours évité, et à dessein, de soumettre à l'action des courants des malades qui arrivaient d'une station thermale quelconque, dans la crainte qu'on ne mît sur les bons effets du bain, ce qui revenait de plein droit à la cure galvanique.

Je m'étais laissé aller, en automne 1856-1857, à employer immédiatement après la cure des eaux thermales le courant galvanique, et je crus alors m'apercevoir que dans maintes occasions, ce traitement antérieur paraissait diminuer la susceptibilité des nerfs sur les influences du courant ; cependant je ne veux affirmer ici rien de plus positif, car à cette époque ma méthode était encore bien défectueuse.

En tout cas, je conseillerai aux praticiens, de toujours entreprendre le traitement galvanique avant l'envoi de leurs malades dans une station thermale, et même si le premier traitement était suivi du plus léger succès, de les engager fortement à ne pas s'y rendre. Il me semble qu'en agissant ainsi, on pourra avec le temps établir, quant à une thérapeutique comparée, certains points de vue d'avance parfaitement déterminés.

Nous sommes déjà plus éclairés sur l'usage d'eaux minérales à l'intérieur pendant le traitement galvanique, depuis que j'ai appris à mieux connaître les actions du courant galvanique ; je n'hésite pas dans certains états anormaux du sang, dans l'*Olighémie*, par exemple, qui complique si souvent les affections nerveuses, de prescrire à mes malades les eaux minérales ferrugineuses à l'intérieur. En agissant ainsi, je me suis aperçu que je développais une plus grande réceptivité de l'organisme pour les effets ultérieurs du courant constant (1).

VI. — INDICATIONS.

Comme le mode d'emploi des courants varie à l'infini, on peut à peine établir d'une manière absolue les contre-indications de son emploi. C'est ainsi que nous croyons qu'il serait osé aujourd'hui de regarder de prime abord l'application du courant constant comme incompatible dans des états fébriles, en se fondant sur l'action visible, que de forts courants produisent sur les vaisseaux sanguins.

N'ayant eu jusqu'à présent qu'à soigner des malades ambulants, je manque d'une expérience suffisante pour résoudre une question si importante. On peut prévoir, et en cela mon expérience me le confirme, que, sous l'influence du courant,

(1) Sous tous ces rapports mes expériences ont acquis une telle étendue qu'il m'est impossible d'en donner des détails dans une note. (*Note de l'auteur,* décembre 1859.)

certains états fébriles peuvent disparaître, si toutefois ils ne sont pas liés à un travail inflammatoire local (par exemple un état rhumatismal), travail que le courant domine, mais dont le résultat ne se produit pas dès que l'on se trouve en présence d'un état général du sang, dont l'état local n'est que l'expression passagère ou durable. Il résulte donc de là que si l'emploi du courant n'est pas contre-indiqué toujours par la fièvre, cette dernière rendra souvent douteux l'effet du traitement galvanique.

Un des principaux sujets de ce livre est de donner sur l'emploi des courants dans le traitement des affections nerveuses et musculaires, des indications aussi précises que possible. J'ose à peine espérer de réussir à satisfaire ce vœu exprimé par tant de praticiens et de résumer en peu de mots les effets si divers du courant constant.

A. *Effets catalytiques.* — Ces effets que je décrirai bientôt plus au long, sous le nom d'effets catalytiques, sont à mon avis ceux qui présenteront le plus grand avenir et une application thérapeutique des plus larges. Je les ai observés :

1° Dans des états inflammatoires :

a. Dans des articulations, aussi bien dans des inflammations arthritiques, aiguës et chroniques, ou traumatiques, que dans des inflammations rhumatismales : dans tous ces états, je les ai exclusivement employés, même sans émissions sanguines, comme je l'avais fait dans mes expériences antérieures ;

b. Dans des rhumatismes chroniques et douloureux des articulations, des muscles, des aponévroses, des tendons, du périoste, des nerfs (névralgies), et enfin dans divers états spasmodiques provenant d'une telle irritation locale ;

c. Dans des états inflammatoires de la moelle, qui entraînent la paralysie des extrémités inférieures de la vessie et du rectum.

d. Dans des états inflammatoires du cerveau qui donne lieu aux tremblements, ou à d'autres états spasmodiques;

2° Dans des exsudats consécutifs aux états inflammatoires mentionnnés ci-dessus, notamment dans les hydropisies articulaires ;

3° Dans des tumeurs douloureuses ou enflammées.

B. *Effets antiparalytiques.* — D'après mes observations, je me crois en droit de pouvoir désigner (dans toutes les paralysies causées par une affection des nerfs ou des muscles) le courant constant comme le moyen antiparalytique par excellence. Les heureux effets ne sont arrêtés que quand ces paralysies proviennent de causes mécaniques ou par la destruction du trajet nerveux, ou bien encore par la dégénérescence des fibres musculaires.

Dans tous ces cas encore, le courant constant, en augmentant la puissance fonctionnelle des nerfs et des muscles affectés secondairement, et qui par conséquent se trouvent encore dans la sphère d'action des nerfs ou des organes centraux malades, peut rendre de très-grands services. Ces différentes propositions peuvent servir de base pour établir le pronostic de la cure, pronostic qui, on le comprend, doit être bien souvent sujet à des erreurs nombreuses, surtout en présence de la difficulté qu'on éprouve à déterminer avec certitude dans les nerfs et dans les muscles l'étendue des altérations locales.

Encore ici la rapidité avec laquelle se produisent les effets du courant constant, fait de son emploi méthodique et thérapeutique un précieux moyen de diagnostic, et très-souvent on peut compléter rapidement par un essai thérapeutique le diagnostic des différentes altérations anatomiques qu'on recherche.

J'ai observé les effets antiparalytiques du courant constant :

1° Dans des parèses et atrophies secondaires, avec ou sans contractures consécutives à des rhumatismes articulaires ou musculaires, ou à des pseudo-ankyloses; lorsque les pseudo-ankyloses existent, le courant constant augmente quoique pour peu de temps, dans des conditions favorables, la puissance fonctionnelle des muscles qui, en se trouvant dans un état d'activité anormale, se trouvent affaiblis par ce fait même ;

2° Dans les premiers stades de l'atrophie primaire des muscles, même dans l'atrophie progressive commençante;

3° Dans les paralysies traumatiques occasionnées par des contusions ou des tensions exagérées des nerfs et des muscles;

4° Dans les hémiplégies atoniques, hypertoniques et spasmodiques, dans les limites posées par la qualité de la lésion cérébrale;

5° Dans les paraplégies, certaines formes du *tabes dorsalis* selon le degré de l'atrophie de la moelle qui déjà existe alors;

6° Dans les anesthésies, qu'elles soient idiopathiques ou symptomatiques de paralysies motrices.

C. *Effets antispasmodiques.* — Ces différents effets du courant reposent, comme je l'ai déjà dit plus haut (p. 145), sur ce qu'il augmente dans les muscles atteints de spasmes ou de tremblement l'empire de la volonté, ou bien encore que par son influence catalytique, il élimine les irritations qui provoquent le spasme. Il est cependant certains spasmes locaux qui semblent provenir d'une excitabilité augmentée des nerfs et des muscles eux-mêmes, et qui ne cèdent qu'à l'emploi de courants constants qui diminuent cette même excitabilité (1). Ces quelques indications suffiront, je crois, pour

(1) Il faut ajouter que, d'après mes expériences nombreuses faites depuis ce temps, le courant constant doit être rangé parmi les moyens nerveux (nervina) les plus efficaces et que beaucoup d'effets

faire comprendre que l'efficacité du courant constant se montre évidemment :

1° Dans les *spasmes reflexes*, par exemple, le blépharospasme et le prosopospasme, et que sous ce rapport, l'efficacité du courant concorde avec les effets catalytiques indiqués plus haut ;

2° Dans le *tremblement des membres* (tremor artuum) qui, soit par hérédité, soit à la suite d'inflammations des organes centraux, se développent si souvent dans la première jeunesse ; j'ai observé dans des cas de ce genre, même chez des adultes, une action très-favorable du courant, en traitant les muscles qui avaient une tendance au tremblement, ou les organes centraux eux-mêmes ;

3° Dans la *paralysie agitante* (paralysis agitans), j'ai rencontré quelques succès, mais aussi beaucoup d'insuccès ; ce qui fait supposer que l'on pourrait peut-être arriver, en traitant galvaniquement le cerveau, à enrayer, sinon peut-être à guérir cette affection à son début ;

4° Les observations analogues que j'ai faites jusqu'ici sur le *nystagmus*, me permettent encore d'ajouter que plus le sujet est dans ces cas jeune, plus on peut espérer la guérison. Mes recherches sur le traitement des hémiplégies, chez les enfants, prouvent bien que le bas âge n'est pas une contre-indication pour l'emploi du courant ;

5° Quant à la *crampe des écrivains*, la guérison dépend de la durée de l'affection ;

6° Dans le *bégaiement* j'ai observé des effets très-favorables chez de jeunes sujets ;

qui nous frappent dans le traitement de spasmes généraux et locaux, aussi bien que de paralysies centrales, proviennent évidemment d'une action particulière, immédiate sur les centres nerveux, qui peut se manifester autant que le courant y arrive dérivé par les parties humides du corps. (*L'auteur*, janvier 1860.)

7° Dans la *chorée* locale, unilatérale ou générale, j'ai observé les effets les plus prompts, et dans presque tous les cas j'ai obtenu de très-beaux succès.

VII. — VALEUR THÉRAPEUTIQUE DU COURANT CONSTANT.

Quelque peine que je puisse me donner à énumérer d'après mes observations et sous la plus modeste des formes, les différentes maladies dans lesquelles l'emploi du courant constant s'est montré utile, je ne me cacherai cependant pas que cette énumération causera aux médecins qui ne connaissent pas, pour les avoir vus eux-mêmes, ces admirables effets du courant une impression défavorable, et qu'*à priori*, ils repousseront en partie les faits observés. En effet, quand on considère qu'il est rare que la matière médicale s'enrichisse de moyens nouveaux, et que ces moyens n'ont souvent qu'une sphère d'action très-limitée, on sera naturellement porté à regarder avec une certaine défiance, un moyen qui a la prétention non-seulement d'être salutaire, mais encore qu'aucun autre ne peut remplacer dans une si grande diversité d'états pathologiques. Pour ma part, je suis convaincu que cette circonstance rendra difficile l'admission du courant constant dans la pratique médicale, surtout s'il incombe à cette classe de médecins électrisateurs que nous possédons aujourd'hui.

Un tel sujet ne peut, à mon avis, utilement se développer que quand il est repris, traité et commenté par des médecins instruits et au courant des vivisections physiologiques.

Le prix élevé des premiers appareils offre sous ce rapport moins de difficulté que celles qui en résultent des locaux pour leur établissement, et surtout pour l'entretien des batteries, qui exigent qu'un homme s'en occupe journellement pendant plusieurs heures.

Dans les villes où il existe des stations télégraphiques, les médecins pourraient s'entendre avec certains employés chargés du soin des batteries, pour qu'à de certains jours et à de certaines heures, des hommes apportassent dans leurs cabinets des batteries toutes montées; ils n'auraient donc besoin que d'un système de fils de cuivre blanc, munis de courbes (p. 79) pour les embranchements et pour pouvoir intercaler des résistances déterminées. Ainsi se trouverait à leur disposition un nouvel élément thérapeutique, non-seulement pour guérir ou soulager certaines affections désespérées des nerfs et des muscles, mais encore qui pourra servir employé en temps utile dans d'autres maladies.

Il restera encore au courant constant à combattre l'opinion si souvent répétée par certains électrisateurs, que le courant induit a la même puissance, et qu'il est préférable au premier, à cause de la facilité avec laquelle on se procure, de nos jours, des appareils d'inductions. Cette lutte ne peut cependant être ni sérieuse, ni de longue durée, dès que des médecins non prévenus et non intéressés à la destinée du courant induit auront cherché et trouvé par eux-mêmes les effets beaucoup plus étendus du courant constant. Cette prédominance pourra certes déjà ressortir de la clarté avec laquelle nous aurons l'occasion de rendre évidents les effets du courant constant et de rattacher pour ainsi dire, en nous basant sur une série d'expériences progressives, les différentes actions de ce courant à des lois physiologiques.

Une tâche scientifique et pratique reste toujours indispensable, celle de déterminer d'une manière aussi précise que possible les limites de l'action du courant induit. Si jusqu'ici les électrisateurs n'ont pu résoudre ce travail, cela tenait, non pas seulement à eux-mêmes, mais bien encore à la circonstance qu'un moyen qui, comme le courant induit, agit en général si lentement, et dans des cas si rares, se trouve être peu ou point du tout approprié à des expériences nettes et précises sur sa véritable sphère d'action, ou bien encore sur sa véritable manière d'application. Ce rude et difficile travail ne sera donc, en quelque sorte, facilité qu'aux médecins qui, par une étude approfondie et par une longue série d'expériences physiologiques et thérapeutiques des effets du courant constant, se seront procuré ainsi des notions assez sûres et suffisantes pour établir entre les effets du courant induit et constant un parallèle aussi complet que possible.

Pendant quelque temps, je crus que, sous ce rapport, les données ultérieures des médecins électrisateurs pourraient venir jeter un nouveau jour sur cette question. Mais en considérant combien ces données doivent être incomplètes, venant de la part de médecins qui ne sont pas encore familiarisés avec le courant constant, et surtout en me rappelant les difficultés presque insurmontables que j'avais éprouvées à mon début; voulant établir le courant induit sur des bases physiologiques nettes et claires; il m'a de nouveau paru très-utile de ne pas abandonner mes expériences comparatives antérieures sur la valeur thérapeutique et physiologique des deux courants.

J'agis donc actuellement ainsi :

Dans tous les cas où l'efficacité du courant induit n'est pas encore bien prouvée, je fais d'abord usage du courant constant. Dans toutes les maladies alors où les bons effets du courant constant ont été, par de nombreuses observations, maintes fois prouvés, je reprends dans ces mêmes états le traitement, en commençant par les courants induits. A l'heure qu'il est, toutes ces expériences comparatives peuvent se résumer dans les propositions suivantes :

1° Les effets du courant, tant induit que constant, dépendent essentiellement du mode d'application de ces mêmes courants. Les données sur l'efficacité ou l'inefficacité des courants induits, dans des maladies déterminées, n'ont de valeur qu'autant qu'on se trouve en état de désigner clairement leur mode d'application, et de rattacher d'une manière compréhensible les effets observés aux qualités physiologiques du courant, et à la nature de la maladie. Un empirisme brutal et aveugle peut parfois obtenir des résultats; mais l'analyse physique et physiologique donne au médecin d'autant plus de supériorité dans l'électro-thérapie, qu'elle est faite avec plus de sévérité.

2° Le courant induit paraît développer le plus haut degré de son efficacité si, en l'employant, on n'abandonne pas les points de vue qui résultent des observations faites sur les effets du courant constant.

3° En mettant à profit même tous ces avantages, il n'est pas douteux que, dans la plupart des cas, peut-être dans tous, en employant convenablement l'action du courant constant, cette action ne surpasse en rapidité et en facilité celle du courant induit.

4° Il existe un grand nombre d'états pathologiques des nerfs, des muscles et d'autres tissus, dans lesquels l'emploi modéré des courants induits ne produit aucun résultat; l'emploi trop prolongé produit des effets nuisibles, tandis que le courant constant dans des états pareils, même après l'application infructueuse du courant induit, se montre utile, quelquefois déjà en peu de séances. Cette thèse peut être confirmée notamment dans presque tous les états morbides qui présentent des altérations *visibles* des membres (des paralysies, des atrophies, des spasmes ou des gonflements).

5° Je ne crois pas pouvoir jusqu'à ce moment citer aucun état morbide où le courant induit soit supérieur au courant constant d'une manière non douteuse; pourtant on observe quelquefois certains malaises subjectifs (névralgiques et rhumatismaux) où le courant paraît être plus efficace, soit dès le commencement, soit après l'emploi du courant constant. Cela n'arrive que dans des cas où il est très-probable qu'il s'agit seulement de modifier l'excitabilité d'un nerf et non d'éloigner des irritations matérielles palpables.

6° Dans les cas rares où le courant induit se trouve indiqué, ses effets sont aussi rapides que ceux fournis par les courants constants. On peut généralement regarder le retard de l'apparition de ces effets, ou comme une contre-indication de l'emploi des courants électriques, ou comme une indication de l'emploi du courant constant.

7° Il est nécessaire d'insister sur cette précédente proposition, parce que nous avons appris, par l'observation et l'expérience, qu'une application infructueuse et longtemps continuée de courants induits exerce non-seulement en général (notamment dans les paralysies et les spasmes, en produisant la rigidité musculaire électrique) une influence nuisible sur l'état pathologique, mais encore qu'elle oppose certaines difficultés notables à l'application ultérieure de courants constants.

8° Il m'a paru, dans quelques cas de névralgies et de rhumatismes, où, en commençant le traitement, j'ai employé infructueusement et comme essai des courants induits modérés, de voir, en employant après eux le courant constant, se développer des effets plus rapides que quand j'employai le dernier courant seul. On comprendra, à la vérité, combien il est difficile d'arriver à un résultat certain, dans ces cas, où l'amélioration obtenue par le courant constant sera d'autant plus vivement ressentie que les courants induits ont été moins utiles. On peut aussi considérer, comme je l'ai déjà dit, d'ailleurs, plus haut que le courant induit augmente l'excitabilité des nerfs et des muscles pour le courant constant; c'est-à-dire que, d'après mes observations, il paraît augmenter, pour le courant constant, la faculté de conduction des tissus (1).

9° Les résultats que nous venons de communiquer gardent tous leur valeur, si dans les différents courants on distingue leurs effets immédiats ou primaires des effets secondaires, qui souvent diffèrent notablement des premiers. Je traiterai spécialement cette question dans le chapitre des effets catalytiques. Il sera aisé de comprendre aussi que, pour établir de semblables expériences, il faudra s'adresser à cette classe d'individus sans éducation, ou qui, du moins, n'ont aucune notion sur les différents courants qu'on emploie, et qui arrivent aux consultations sans opinion ni idées préconçues.

10° Comme les effets du courant constant sont non-seulement plus rapides, plus étendus et plus sûrs que ceux si embrouillés du courant induit, je me crois fondé de dire que toute action électrique sur le corps humain doit débuter par le courant constant, et qu'il ne faut guère employer les courants induits qu'à titre d'essais, ou quand les premiers ont été inefficaces, ou quand on croit encore à une chance de guérison par l'emploi de courants électriques.

Cette proposition a une valeur pratique, en ce que l'inefficacité du courant constant se montre déjà ordinairement au bout de quelques séances. L'objection tirée de ce que l'on ne

(1) On observe en intercalant le corps humain dans une chaîne constante une plus forte déviation de l'aiguille du galvanoscope, quand un courant induit a préalablement traversé le corps, ne fût-ce que pendant quelques minutes. Un effet analogue se produit quand on ferme la chaîne par des fils conducteurs métalliques; cet effet est plus évident à la vérité quand les fils à leur point de contact sont recouverts d'une mince couche de gutta-percha, et que par conséquent il y a des résistances à surmonter, résistances qui sont modifiées par le courant lui-même. Des observations ultérieures devront faire voir sous quel rapport ces faits se rattacheraient à l'observation de *Benedict* (p. 81), à savoir que la résistance dépend de la durée et de la force du courant.

peut pas transporter les batteries tombe d'elle-même, en ce que, comme nous l'avons dit, l'application du courant dans les états fébriles est encore bien restreint, et qu'il sera très-facile d'établir ces batteries dans les hôpitaux. La proposition que je viens de formuler s'appuie encore sur l'empirisme, en ce que, comme je le montrerai, d'ailleurs, par maints exemples, la modification des tissus produite par le courant induit s'oppose plus souvent qu'elle ne la facilite à l'action efficace du courant constant.

11° Je crois donc finalement pouvoir exprimer ma conviction consciencieuse, qui est que le courant induit, dans sa valeur physiologique et thérapeutique, ne doit être comparé en rien au courant constant. Le courant induit est un bien faible et pénible moyen de modérer, dans certains cas, des douleurs locales, et d'être parfois d'une certaine utilité dans des paralysies ou des atrophies, par la rigidité musculaire qu'il développe d'une part, ou bien encore parce qu'il constitue une espèce de gymnastique électrique. Mais il est hors d'état d'attaquer dans leurs racines les plus profondes, ou d'empêcher certains développements d'affections morbides considérables. Les effets que produit avec beaucoup de peine le courant induit sont, au contraire, produits avec la plus grande sûreté et la plus grande facilité par le courant constant, et il n'est pas rare de le voir guérir, par sa puissance électrolytique, des altérations tophiques qui, comme l'expérience nous l'enseigne, peuvent devenir l'origine des plus grandes infirmités.

12° Il résulte de toutes ces données que, pour employer avec succès le courant constant, il n'est nullement nécessaire d'avoir une grande habitude du courant induit. Je suis même convaincu que ce seront seulement les médecins restés étrangers à la routine dans laquelle se traîne l'électricité de nos jours, qui accueilleront avec une certaine faveur et le dévouement nécessaire tous les faits sur lesquels je me suis appuyé, pour scruter davantage eux-mêmes les effets thérapeutiques inépuisables du courant constant. Il ressort donc de cette exposition préalable qu'on ne peut aujourd'hui songer à baser la valeur ou la prédominance du courant constant sur le courant induit par la voie de la *statistique*, c'est-à-dire au moyen de tableaux qui contiendraient tous les résultats obtenus des malades traités jusqu'ici ; parce qu'il serait alors permis de songer que, selon toute apparence, l'un ou l'autre courant aurait, dans les cas choisis, produit les mêmes avantages. Ce qu'il nous faut donc est de ne choisir comme preuves justificatives des propositions établies et encore à établir que des cas dont la simplicité et la clarté semblent propres à inspirer une conviction aux médecins qui n'ont pas eu occasion de connaître par eux-mêmes les effets du courant constant, et surtout de faire bien ressortir les effets curatifs nouveaux qui promettent de rendre encore maints services à la médecine pratique.

En terminant, je dois dire quelques mots sur l'inconstance ou la fugacité des effets galvaniques, dont on s'est déjà plaint au commencement de ce siècle (p. 160). Plus la méthode se développe, moins je trouve ces plaintes fondées. Il est cependant des cas, et j'e nrapporterai moi-même des exemples, dans lesquels les effets du courant constant ont disparu après un laps de temps plus ou moins long. Ces phénomènes se produiront, par exemple, dans des spasmes reflexes où le courant ne peut que développer ses effets (polarisants) sur des nerfs et des muscles, sans pouvoir éliminer par catalyse l'irritation qui produit l'activité anormale des nerfs et des muscles. Encore une fois, il résulte de ce fait qu'il est urgent de faire, avant tout traitement par le courant constant, une analyse physiologique exacte des états morbides.

QUATRIÈME PARTIE

EFFETS CATALYTIQUES DU COURANT CONSTANT.

HISTORIQUE ET EXPOSÉ PHYSIOLOGIQUE

Les effets thérapeutiques dont je m'occuperai dans ce chapitre, arriveront un jour à occuper une place assez importante dans l'art de guérir ; ils dépassent de bien loin la sphère des maladies des nerfs et des muscles qui aujourd'hui font en partie le sujet de ce travail. En tous cas ils doivent occuper la première place dans nos expériences pratiques, parce qu'ils serviront à mieux faire comprendre les influences salutaires du courant dans les maladies des nerfs et des muscles, et qu'ainsi ils fixeront, comme je l'espère, définitivement le mode d'emploi du courant constant.

Avant tout, je devrais décrire d'une manière plus étendue ce nouveau mot d'effets « *catalytiques.* » Je crois que je ne pourrai mieux le faire, et d'une manière plus instructive, que par l'exposition du développement de nos observations sur les différents états pathologiques dont il va être question plus loin.

J'ai déjà dit plus haut, qu'une des plus efficaces actions du courant constant était la rapide résolution de « *contractures rhumatismales anciennes,* » c'est-à-dire la guérison de certains états consécutifs à des rhumatismes articulaires chroniques ou des états parétiques et atrophiques des muscles voisins de l'articulation. De semblables faits devaient nécessairement aussi m'amener un certain nombre de malades chez lesquels l'inflammation, ou les exsudations dans les articulations affectées, n'avaient pas encore disparu. Je refusai obstinément pendant quelque temps de soumettre de semblables malades à un traitement galvanique. Cependant un malade de ce genre, le tailleur Auguste Wolske, de Kirchheim (n. 65), vint le 9 août 1856 à ma consultation, pour se soumettre à mon traitement. Depuis six mois, il souffre d'un gonflement rhumatismal de l'articulation radio-carpienne droite. Il lui est impossible de tenir une aiguille de cette main. Il existe au genou droit, qui est raide et ne fléchit, un gonflement semblable qui l'oblige à marcher sur la pointe du pied en se servant d'une canne.

Venu, il y a quelques semaines, à Berlin, pour y consulter un médecin, ce dernier lui avait ordonné des frictions, avec des bains russes, mais jusqu'à ce jour il n'avait obtenu aucun heureux résultat. Je ne voulus point soigner ce malade, ne croyant pouvoir obtenir qu'une amélioration passagère, à cause du gonflement et de l'état inflammatoire qui existaient encore dans les articulations, si je tâchais de ramollir les muscles de la cuisse et du bras contractés secondairement. Je fis part de mon opinion au malade, mais il insista tellement, que je résolus, séance tenante, de faire passer, en tout environ pendant dix minutes, tant par les muscles tendus du bras que par ceux de la cuisse, des courants continus de vingt-deux éléments de Daniell, de la manière que j'indiquerai plus bas pour des cas semblables. Je ne trouve pas consigné dans mon journal qu'il se produisit immédiatement un soulagement notable, mais je trouve écrit à la date du 10 août par un de mes assistants : « La tuméfaction « des articulations radio-carpiennes et tibio-fémorales a diminué d'une manière notable ; il y a dans les doigts et dans

« la jambe une plus grande mobilité. » — Ce jour et le suivant, même traitement *ut suprà*. La note se termine : « Le malade est venu plus tard, en partant pour sa ville « natale, se montrer à nous comme guéri. » Ma mémoire, bien plus fidèle que cette brève et sèche note, me retrace encore avec quel air triomphateur le malade, en montrant à moi et à mes assistants ses membres complétement mobiles et dégagés de tout gonflement, me rappela mon pronostic fâcheux. Dès ce jour je fus convaincu que, selon toute apparence, le courant constant jouissait d'une faculté « *résorbante.* » A cette époque, j'avais observé déjà que les muscles parcourus par le courant se gonflaient ; et je m'imaginais alors que cela pourrait être produit au détriment d'exsudats liquides qui se trouvaient dans le voisinage des muscles. Mon attention aussi était tellement occupée alors à l'étude des effets du courant sur les nerfs et les muscles, que j'avais peu de tendance à poursuivre ces nouveaux phénomènes, sachant combien de défaveur j'allais jeter sur mes résultats en engageant dès le début le courant constant dans une si grande variété d'états pathologiques qu'il était certes appelé à soulager.

Peu de temps après (le 27 août), la femme Wilhelmine Kopke, de Bernau (n. 163), âgée de 38 ans, vint instamment réclamer mes services. Depuis trois mois, elle était affectée de gonflements rhumatismaux de presque toutes les articulations et en majeure partie des doigts de la main droite, qu'il lui était impossible de fermer à cause de la douleur et de la raideur qu'elle y éprouvait. Devant un pareil cas, je crus qu'il était de mon devoir de prévenir la malade de l'inefficacité de l'emploi du courant. Mais en montrant ses mains raides et douloureuses, elle me supplia, étant venue de si loin, de ne pas la renvoyer, *sans avoir essayé au moins le moyen !* Je fais passer pendant quelques minutes par la main un courant de trente éléments de Daniell. « La fermeture « de la main va mieux, mais les doigts sont encore raides au « niveau des articulations moyennes. » De semblables courants traversent les articulations des doigts. « La fermeture « de la main s'opère mieux. » Cette note termine mon journal, ne voulant pas faire rester la malade à Berlin, étant obligé moi-même de m'en absenter. Sans aucun doute, ces deux observations, aussi imparfaites qu'elles paraissent être, n'ont pas été sans avoir fait naître dans mon esprit une propriété ramollissante que me parut posséder le courant, non-seulement sur les muscles, mais encore sur les parties tendineuses des articulations se trouvant dans un état de sclérose.

Dans ces cas, il n'était pas possible d'admettre comme seule cause de l'amélioration la propriété absorbante des vaisseaux sanguins et lymphatiques ; mais il m'a paru en effet qu'il y avait en jeu une influence immédiate du courant sur le tissu conjonctif. Je ne crus cependant devoir mentionner ces effets dans la communication que je fis à l'Académie des sciences de Paris le 22 et le 29 septembre 1856. L'hiver extraordinairement humide qui suivit mon retour à Berlin me fournit bientôt l'occasion d'étendre mon expérience sous ce rapport. Un des exemples les plus frappants et les plus intéressants de l'action du courant sur du tissu conjonctif sclérotisé me fut fourni par le nommé Guillaume Jung, forgeron, âgé de 38 ans, qui me fut adressé de l'usine de machines de Borsig (n. 289). Depuis un an, il avait cruellement souffert d'un rhumatisme articulaire vague qui, après avoir disparu pendant huit semaines, avait récidivé et attaqué la main droite. Le 27 novembre 1856, l'articulation radio-carpienne droite est gonflée, tendue, douloureuse, les doigts sont tellement enflés et raides qu'ils ne peuvent être fermés. Le malade ne peut boutonner sa redingote; l'extension de la main et des doigts est impossible à cause de la douleur et de la tension de l'articulation. Des courants continus descendants, de trente élements de Daniell, dirigés par les fléchisseurs de l'avant-bras, produisent déjà une fermeture plus facile de la main ; mais quarante éléments passant par les parties tendineuses des articulations qui sont douloureuses rendent le mouvement plus libre ; il en est de même aussi pour ceux que je fais passer par les muscles extenseurs de l'avant-bras et de la main. Après dix minutes de ce traitement, le malade peut exécuter presque tous les mouvements de flexion et d'extension, même écrire son nom, ce qui était impossible quelques instants auparavant, ne pouvant pas assez rapprocher, pour tenir la plume, le pouce de l'indicateur. — Deux jours après (le 29 novembre), je l'examine et je trouve que l'amélioration de la main s'est non-seulement soutenue, mais qu'elle est encore en voie de progrès. Une séance, en tout semblable à la première, procure immédiatement au malade la faculté qu'il avait perdue jusqu'à ce jour, d'opposer le pouce à tous les doigts.

Mon intérêt pour l'application d'un semblable traitement aux rhumatismes augmenta par plusieurs observations de ce genre, et surtout encore par une certaine vogue que son application acquit parmi les ouvriers de nos grandes usines mécaniques, qui sont si sujets, par la nature de leurs travaux, aux refroidissements subits.

Je me trouvai donc, malgré cela, encore bien éloigné, pendant l'hiver 1856-57, à rattacher à des points de vue physiologiques connus les effets curatifs variés que j'avais observés dans le traitement des rhumatismes, et je ne pensai pas le moins du monde à attaquer directement le véritable foyer de la maladie, c'est-à-dire l'inflammation des parties formées par du tissu conjonctif.

Me basant sur les opinions prédominantes dans la science,

je distinguai les rhumatismes en articulaires, musculaires et nerveux (névralgies rhumatismales), attachant ainsi les effets curatifs obtenus principalement aux tissus musculaires et nerveux, parce que la fréquence des cas dans lesquels je n'apercevais pas une influence immédiate du courant sur des articulations qui se *sclérotisaient* (sur lesquels se développait l'ankylose), me forçait à regarder les phénomènes cités plus haut comme de rares exceptions paradoxales, et en tout cas comme des phénomènes secondaires de l'inflammation.

Je désignai sous le nom de « *résolution de contractures rhumatismales* » les cas de rhumatismes articulaires dans lesquels les muscles environnant l'articulation malade se trouvent dans un état de tension (*contracture*) et qui sont délivrés de cet état par le passage du courant constant.

Dans les cas où par ce traitement je ne parvenais pas à rendre immédiatement ou d'une manière durable la liberté à l'articulation affectée, j'arrivais à une application de sangsues, quelquefois aussi à des frictions mercurielles ou iodiques, voire même à des frictions alcooliques, et j'obtenais ainsi en somme la diversité des résultats qui forment avec les récidives de ces états si perfides le désespoir des médecins praticiens (*crux medicorum.*) Un de ces malades me raconta avoir été soigné dans un grand hôpital pour un rhumatisme des deux genoux, et qu'on l'avait traité d'un côté par des fomentations froides et de l'autre par des fomentations chaudes, par la raison, lui disait-on, que c'était tantôt le froid, tantôt le chaud qui guérissait le rhumatisme !

Comment aurais-je pu me résoudre à sacrifier mon temps et mes forces à imaginer de telles expériences? J'avais déjà engagé tout le temps de l'été de 1857, pour développer les bases physiologiques de l'application du courant dans les paralysies et les spasmes.

De là vient qu'en général je renvoyais aux moyens connus

les malades de ce genre dès qu'il existait quelques traces de fièvre, et que je n'entreprenais le traitement que chez ceux dont, selon l'expérience, on pouvait attendre un résultat rapide, comme dans la sciatique, les contractures, la parèse, l'atrophie des muscles voisins consécutifs à des inflammations articulaires.

A mon avis, c'était le seul moyen de ne pas porter préjudice à la réputation du courant constant dans son application dans ces maladies si obscures, et surtout aussi pour ne pas entraver les résultats d'expériences plus exactes qu'on ne pourra certes entreprendre avec chances de succès que dans un hôpital. Une voie toute nouvelle devait bientôt porter un peu plus de clarté dans cette partie si difficile de la thérapeutique.

Déjà, à l'occasion de mes expériences entreprises sur plus de cent malades, j'avais remarqué que des douleurs locales qui augmentaient à la pression, n'importe que leur siége fût dans les muscles, dans le périoste ou dans les capsules articulaires, disparaissaient dans la plupart des cas aussitôt que j'appliquais pendant une minute sur les points douloureux un courant assez fort pour rougir la peau, sans cependant que ce fait les empêchât de revenir.

Il était permis de supposer que, dans ce fait, un engourdissement des nerfs sensitifs, ou une dilatation locale des vaisseaux lymphatiques, ou les deux états réunis étaient en jeu. J'avais pu, par mes expériences sur la cuisse de la grenouille, sur l'épaississement des muscles (1), montrer avec certitude que le courant constant, même par son application sur la peau intacte, produisait une telle dilatation des vaisseaux sanguins qu'elle s'étendait jusque dans les muscles. Je vis aussi, par la même occasion, que le courant constant possé-

(1) *Deutsche Klinik*, 1857, n. 45.

dait la propriété d'augmenter la faculté endosmotique du muscle, et qu'en cela il différait essentiellement du courant induit qui au contraire paraît diminuer cette même faculté. Il est vrai d'ajouter qu'un pareil effet n'a pu être démontré pour les parties où le tissu conjonctif prédomine. Toujours est-il que, dans l'action générale du courant sur les tissus, il se trouvait des circonstances qui permettaient de distinguer deux séries de phénomènes.

1° Dilatation de vaisseaux sanguins et lymphatiques, consécutivement à cette dilatation dégorgement des cellules gonflées de sang et de lymphe, résorption d'exsudats en excitant un courant de liquides dans l'intérieur des tissus; 2° mutation électrolytico-chimique dans les tissus, accompagnée d'un transport électro-dynamique de liquides, telle que cette mutation pouvait déjà être supposée d'après les effets physiques cités plus haut.

Ce court exposé suffira pour faire comprendre comment j'ai été nécessairement amené à désigner les effets dissolvants et résolvants du courant sous le nom d'*effets catalytiques*, qui résume en un mot la variété des effets isolés dont ils se composent. Parce qu'aussi ces effets dépassent de beaucoup la sphère de la *puissance électrolytique du courant*, à laquelle il faut en tous cas attribuer une valeur sinon subordonnée, du moins difficile à limiter selon son degré et sa mesure (1).

Ces travaux reçurent une nouvelle base, à la suite d'une observation particulière que je fis sur un malade qui me fut amené par M. le docteur Rosenfeld.

Le 1er octobre 1857, ce médecin me présenta une dame âgée de 24 ans, d'une faible constitution, affectée depuis l'âge de 8 ans de plusieurs goîtres indurés et douloureux

(1) Ce mot ne peut pas porter préjudice à la désignation d'*effets curatifs catalytiques*, parce qu'il existe déjà en chimie une désignation semblable.

(*struma folliculosum*) et d'un gonflement tout aussi dur et tout aussi douloureux de quelques fléchisseurs du bras droit. Les médecins de sa ville natale avaient employé sans succès tous les moyens connus, on avait même appliqué sur son bras des courants induits, qui ne firent qu'aggraver la douleur et les contractions secondaires dans les fléchisseurs. Un traitement iodique à l'intérieur et à l'extérieur n'a produit pour tout résultat qu'*un tremblement de tout le corps*, qui, quand la malade est assise, met les jambes dans un mouvement continuel.

MM. Langenbeck et Wilms ont vu la malade et ont déclaré qu'on ne pouvait rien espérer d'une opération chirurgicale. C'est la tumeur de l'avant-bras qui paraît fatiguer le plus la malade, tumeur qui s'étend du pli du coude jusqu'à la racine de la main, et qui ressemble à un abcès près d'aboutir ; elle est tellement douloureuse qu'elle ne souffre pas le moindre contact. Des douleurs lancinantes et pongitives alternent avec les contractions du bras, et permettent à peine à la main le moindre mouvement, et de même que les doigts se trouvent en flexion permanente. La tumeur est si uniformément dure et si peu mobile qu'il faut un examen approfondi pour voir que le siége du gonflement et de l'induration se trouve formé par les centres musculaires fondus ensemble, notamment ceux du rond pronateur, du cubital interne et des fléchisseurs profonds dans la partie inférieure de l'avant-bras. Il est impossible de déterminer la nature de cette tumeur parce qu'autant que je crois le savoir, on ne trouve aucun fait semblable de muscles malades dans la littérature médicale, et dans ce cas on ne peut que supposer qu'il s'agit ici de dépôts colloïdes semblables à ceux qu'on observe dans les follicules de la glande thyroïde indurée. L'avant-bras et la main sont atrophiés et très-peu développés, les muscles extenseurs sont complétement amaigris, la tumeur qui se trouve du côté de la flexion, a tout à fait restreint leur activité. On ne peut pas constater dans les fléchisseurs des symptômes d'une destruction complète des fibres musculaires ou des nerfs occasionnée par la tumeur, parce que l'on peut simplement expliquer tous les vices du mouvement en supposant qu'ils sont uniquement causés par une substance non élastique interposée entre les fibres musculaires. Les points les plus douloureux de la tumeur sont rouges, et à sa partie supérieure on trouve une faible augmentation de la température.

En essayant de traiter cette tumeur par le courant constant, j'espérai résoudre les contractures secondaires des fléchisseurs, augmentées outre mesure par la douleur, et diminuer, par le traitement que je décrirai plus tard, l'atrophie et la faiblesse des extenseurs; je comptai aussi pour sûr l'effet calmant du courant, effet dont j'ai parlé plus haut, et que j'avais si souvent obtenu pour des douleurs locales. Les premières séances semblant déjà promettre quelques résultats, je fis adapter et visser une plaque de cuivre jaune en forme de gouttière à la tige de cuivre qui se trouve sur la petite table décrite page 250. Cette gouttière garnie de feutre humide peut recevoir la tumeur de l'avant-bras. L'un des électrodes communique métalliquement avec la tige de cuivre jaune, et au moyen d'un deuxième réophore la chaîne est fermée de telle sorte qu'un courant d'à peu près 10 à 15 éléments de Daniell passe pendant quelques minutes dans une direction ascendante de la tumeur vers un des extenseurs. Au bout de cet espace de temps, l'excitabilité du muscle étant augmentée par le courant, j'y provoque des contractions labiles locales, afin d'en augmenter la circonférence et sa puissance fonctionnelle.

Je continuai avec persévérance ce traitement, car son effet en était visible, et j'arrivai ainsi, au bout de quelque temps, à diminuer la tension et l'état douloureux de la tumeur, qui devint plus molle et plus mobile, les contractions du bras cessèrent, et la malade devint capable d'exécuter jusqu'à un certain degré des mouvements d'extension de la main et des doigts et de s'en servir pour de légers travaux, même pour écrire. J'étais toujours porté malgré ces faits à n'attribuer l'amélioration obtenue qu'à l'influence favorable exercée par le courant sur les *muscles*, et je ne me trouvais pas disposé malgré les plaintes de la malade à appliquer ainsi le courant sur les tumeurs goîtreuses du cou. Mais le 21 novembre, après que 35 séances avaient, pour ainsi dire, placé le bras dans un état plus que satisfaisant, la malade appela mon attention sur une série de ganglions lymphatiques tuméfiés et douloureux, de la grosseur d'un haricot, qui longeaient le bord externe du muscle sterno-mastoïdien droit, et qui depuis environ trois mois la fatiguaient plus que les grandes tumeurs. Je résolus d'essayer l'action du courant sur ces petits ganglions. Au moyen de petits réophores en forme de boutons, je fis passer suivant le trajet des ganglions lymphatiques, pendant à peu près quatre minutes, des courants tant stabiles que labiles provenant de 10 à 12 éléments de Daniell, et je constatai par le toucher pendant ce temps que ces petits ganglions se soustrayaient l'un après l'autre à la pression des doigts, et finissaient par disparaître sans laisser aucune trace. M. le docteur Rosenfeld, qui avait examiné le cou de la malade peu de temps auparavant, se convainquit également de la disparition complète de ces petits ganglions lymphatiques indurés.

Il était évident que ce fait surprenant pourrait à peine être expliqué seulement par des processus électrolytiques, c'est-à-dire en supposant que ce fussent les cellules parenchymateuses tuméfiées du ganglion qui avaient diminué de volume.

Au contraire, il s'agissait ici, selon moi, plutôt d'une dilatation subite des vaisseaux lymphatiques reliant les ganglions entre eux, et d'un entraînement consécutif des cellules lymphatiques accumulées dans les mêmes ganglions ; dans le cas toutefois où les vaisseaux sanguins des ganglions eux-mêmes avaient aussi pris leur part dans la résorption de cet exsudat. J'avais ainsi dès lors certains points d'appui qui me permirent de traiter les tumeurs goîtreuses du cou, d'une façon analogue à celles du bras.

Il me fallut à peu près 70 séances pour arriver à un semblable résultat, à savoir : disparition de la douleur à la pression, ramollissement des tumeurs, augmentation graduelle de volume et de solidité des muscles atrophiés du cou. La mensuration ne montra aucune diminution dans le volume du cou, le même effet se reproduisit au bras qui parut même avoir augmenté de volume. Les accès de dyspnée, les râles, et les palpitations, qu'on pouvait rapporter à une irritation du nerf vague par les tumeurs et qui depuis longues années faisaient souffrir la malade, diminuèrent, et ce fut enfin un violent état catarrhal qui survint au printemps pendant le traitement, qui fit un peu rétrograder les avantages obtenus. A l'occasion de cette suspension du traitement, je fis l'observation inattendue que les tumeurs se ramollirent davantage, et qu'il se produisait dans ce fait un effet consécutif difficile à rapporter, soit au compte de l'électrolyse, soit au compte de la résorption. La même difficulté se présente quant aux phénomènes cités plus haut et dont je parlerai bientôt une seconde fois, à savoir qu'on peut observer dans les tumeurs au commencement, et même plusieurs jours encore après une séance, une augmentation de la température, et qu'il fallait un intervalle plus long pour faire rétrograder cette température acquise au-dessous de celle qui existait précédemment (1).

(1) Dans la détermination de la température que je donne parfois ici, je ne me suis pas à dessein servi du thermomètre, parce que

Je ne crois pas nécessaire de donner ici plus de détails sur cette observation dont le sujet est encore en ce moment en traitement, et dont l'amélioration continue. Je dirai aussi que cette observation seule ne m'a pas suffi pour me faire complétement comprendre les effets du courant qui sont ici en question, mais que ce n'est qu'un second cas qui, par sa simplicité, mérite d'être désigné comme devant faire époque dans l'histoire des effets thérapeutiques du courant. Michael Hartleïb (n° 647), tailleur, âgé de 36 ans, tomba le 2 mars par le verglas sur la main droite, et se foula tellement l'articulation radio-carpienne, qu'immédiatement après l'accident, il lui fut impossible de fléchir ou de fermer la main ; le malade ne put dormir cette nuit, malgré une application continue de fomentations froides. Un médecin, qu'il visita le lendemain matin, lui conseilla une application de sangsues, des cataplasmes glacés, des frictions mercurielles, et le congédia en le prévenant que, sans aucun doute, il ne pourrait reprendre ses travaux qu'au bout de plusieurs semaines. Un de mes malades l'engagea à venir me consulter. L'articulation radio-carpienne, notamment le dos du carpe, est tellement gonflée et douloureuse, qu'il m'est impossible de pouvoir examiner si, dans cette région, il n'existe aucune fracture. Grande chaleur, doigts raides et gonflés. Familiarisé par le traitement des rhumatismes avec des conditions analogues, je fis passer immédiatement des courants labiles de 30 éléments de Daniell tant par la tumeur que par les muscles voisins, jusqu'à ce qu'il se produisît dans les muscles du dos de la main de faibles contractions momentanées labiles. Je continuai le traitement pendant environ cinq minutes ; le malade remarqua

mes expériences antérieures sur les oreilles de lapins m'ont fait voir que ces mensurations qu'on fait à la surface du corps, sont incertaines, à moins toutefois que les différences qu'on veut mesurer ne soient telles qu'on puisse les constater sans avoir recours au thermomètre.

de minute en minute que la tumeur et la raideur de sa main disparaissaient de plus en plus ; les mouvements de la main et des doigts se rétablirent à tel point que le malade put, quoique avec difficulté, inscrire son nom dans mon journal. Le jour suivant, 4 mars, il m'annonça avoir pu coudre quelques objets grossiers, mais qu'il éprouvait encore une certaine gêne à se servir des ciseaux. Au dos du carpe il existait encore quelques traces de gonflement. Le même traitement qu'hier fut appliqué, et lè lendemain le malade m'assura être libre de toute incommodité. Le hasard voulut que bientôt j'eus occasion de connaître la valeur de ce traitement dans un cas analogue, quoique plus ancien. M. le Dr Hoefer, engagé par la lecture de mon article « sur les *effets curatifs électrolytiques* » (1), dans lequel j'insiste sur les propriétés résorbantes du courant constant, m'envoya, le 23 mars, l'ouvrier Gottfried Schulze, de l'usine Borsig, (n° 672).

Cet homme était tombé, il y avait trois mois, le jour de Noël, sur la main droite, et avait eu une tuméfaction inflammatoire et douloureuse de l'articulation radio-carpienne et du carpe, tuméfaction qui résista aux moyens ordinaires et l'empêcha de se livrer à ses travaux.

L'état de ce malade présentait la plus grande analogie avec celui de Hartleib, à l'exception toutefois que cet état était devenu stationnaire.

Dans l'espace de huit jours, jusqu'au 1er avril, l'emploi exclusif du courant continu constant mit ce malade en état de gagner de nouveau sa vie comme terrassier, fendeur de bois, etc., etc. Il ne vint plus tard à la consultation qu'une fois par semaine pour se faire guérir d'un reste d'inflammation et de gonflement des os du carpe et des épiphyses de l'avant-bras, état qui rendait encore difficile la flexion de l'articula-

(1) *Deutsche Klinik*, 1857, n° 50.

tion radio-carpienne, et qui l'empêchait de manier avec force la pelle.

J'ai choisi à dessein ces exemples si simples et si évidents parce que je les crois suffisants pour le moment, pour me justifier si, me basant sur ces observations, j'ai rangé le courant constant dans la série des moyens *antiphlogistiques*. Cette proposition doit paraître étrange et paradoxale si l'on considère que le courant constant, comme on le sait, et comme je l'ai maintes fois mentionné dans cet ouvrage, augmente la température et provoque un afflux de sang dans les différentes parties du corps humain qu'il traverse.

Je prévois ici que le lecteur me demandera que, ne me contentant pas seulement de lui raconter ces résultats qui sont en pleine opposition avec les opinions reçues jusqu'ici, je fasse encore mon possible pour lui éclaircir et lui faire comprendre ces effets du courant constant, ne fût-ce que d'une manière approximative par la voie physiologique. Heureusement, pour satisfaire jusqu'à un certain point ce désir du lecteur, j'ai depuis longtemps, notamment depuis les années 1855 et 1856, pendant lesquelles je faisais un cours de pathologie expérimentale, réuni une série d'observations qui sont appropriées à cette question. Il ne s'agit de rien moins que d'une nouvelle détermination de la nature et de la genèse de l'inflammation. Il est étonnant qu'à notre époque si riche en travaux microscopiques infructueux, il y ait eu si peu d'observateurs expérimentés qui aient fait de cette belle question un nouvel objet d'études et de recherches suivies. Il est vrai de dire que l'on ne manque ni de travaux ni d'hypothèses sur l'inflammation.

Henle, se fondant sur ce fait que dans les parties enflammées les vaisseaux sanguins sont dilatés, a émis l'opinion que cette *dilatation* était le fait essentiel de l'inflammation, et qu'elle provenait d'une surexcitation des nerfs sensitifs.

Brücke au contraire attira l'attention des observateurs sur le *rétrécissement* des artères qui vont aux parties enflammées, rétrécissement observé surtout sur la palame de la grenouille quand on y développe une inflammation artificielle. Il crut devoir le rattacher à une irritation des nerfs sensitifs, et le considérer comme étant le phénomène le plus essentiel de l'inflammation. Virchow a émis l'hypothèse que l'inflammation reposait sur une attraction anormale du sang de la part des tissus (1). En dernier lieu Snellen, sous les auspices de Donders, a fourni une contribution importante à la doctrine de l'inflammation (2) en faisant, d'après ses expériences sur les oreilles de lapins, ressortir les différents points suivants :

1° Qu'en effet une irritation des nerfs sensitifs provoquait d'abord par action reflexe un *rétrécissement* des vaisseaux dans la partie irritée, duquel procédait finalement une *dilatation* des vaisseaux;

2° Que l'inflammation, dans les parties dont les nerfs vasculaires ont été coupés, et dont les vaisseaux se trouvent par conséquent dans un état de dilatation, parcourait plus rapidement toutes ses phases ;

3° Que, malgré ce fait, l'interruption des trajets nerveux sensitifs n'avait pas une certaine influence sur la marche de l'inflammation (et de la suppuration) ;

4° Que l'altération de la cornée, qui, comme on le sait, a lieu après la section du trijumeau, ne provient que d'influences traumatiques;

5° Que par conséquent le travail inflammatoire ne consiste pas essentiellement dans une modification de l'activité des nerfs.

(1) *Handbuch der spec. Pathologie*. Bd. I, p. 67.

(2) *Archiv. für die holländischen Beiträge zur Natur- und Heilkunde*, von Donders, und Berlin. 1857. Bd. I, Heft 3, p. 206-230.

Les expériences pratiquées par moi-même depuis de longues années sur la queue du têtard m'avaient fourni la conviction que les phénomènes qu'on provoque en touchant cette partie avec des acides ou de forts alcalis, et qu'on nomme *inflammation*, ne proviennent que d'une action chimique sur les parois des vaisseaux capillaires et sur les cellules sanguines colorées et incolores; notamment d'engorgements produits par les cellules sanguines qui se gonflent et qui changent de forme. Ce ne fut que pendant les années 1855 et 1856 que j'ai trouvé ce même résultat sur l'aile de la chauve-souris et sur la palame de la grenouille adulte, animaux qui ont acquis le monopole de fournir le matériel microscopique pour les théories de l'inflammation. L'expérience ne peut jamais être faite, quels que soient les appareils dont on se sert, et quelles que soient les vis rembourrées qu'on emploie pour fixer les orteils et les palames de la grenouille sans que cet animal éprouve des douleurs. Finalement je doute si la manière de la fixer la plus brutale en apparence n'est pas encore la meilleure à cause de la promptitude de son exécution : à savoir perforation d'un morceau de carton, ou d'une attelle en bois mince, aux endroits convenables pour fixer par des liens en anses la grenouille sur le ventre, excision d'une ouverture assez grande pour pouvoir examiner une partie des palames par transparence, après avoir préalablement fixé les orteils aux bords de l'ouverture par de courtes et très-fortes épingles. En attachant les grenouilles de cette manière on évite certains forts vaisseaux qui longent les orteils, et l'on verra bientôt que les troubles occasionnés par cette lésion n'ont presque aucune influence sur le cours du sang dans la palame même, et notamment sur les modifications qu'on y provoquera par des applications chimiques ou mécaniques. On se servira avec beaucoup d'avantage dans ces recherches d'un petit microscope de Schiek, pour pouvoir examiner la circulation entière à un faible grossissement (15 à 20 en diamètre) avant de passer à l'examen de parties isolées de la surface de la palame à un grossissement plus fort (250 en diamètre). Il ne faut cependant pas pousser trop loin cette recherche préalable, parce que déjà la simple action d'étaler les vaisseaux et l'évaporation de la peau, le choc du cœur étant faible, suffisent pour provoquer des stases.

Une goutte d'acide acétique ou d'une solution ammoniacale, appliquée avec un fin pinceau sous le microscope sur la partie transparente préalablement examinée d'une portion de la surface capillaire de la palame, *fera immédiatement pâlir* cette partie humectée. Un examen avec un plus fort grossissement dévoilera instantanément la raison de ce phénomène. Le liquide caustique traverse l'épiderme, le tissu conjonctif, les capillaires, et arrive aux cellules sanguines auxquelles il *enlève la matière colorante*. Les cellules sanguines décolorées, dans lesquelles le noyau est fortement marqué, poursuivent leur chemin, un peu plus racornies, et sont remplacées par d'autres qui subissent le même effet. Le blasma du sang se trouve ainsi, au point touché par le caustique, saturé de matières colorantes, et la coloration pâle antérieurement est remplacée bientôt par un aspect rosé. Pendant ce temps, selon toute probabilité à la suite de l'effet chimique produit, la propriété caustique du liquide appliqué par le pinceau a diminué jusqu'à un certain degré ; les cellules sanguines colorées, que la circulation amène maintenant, ne subissent plus qu'une décoloration incomplète, mais bien un gonflement analogue à celui des cellules sanguines libres qu'on traite par des solutions diluées d'acides ou d'alcalis, ainsi que le savent très-bien tous ceux qui s'occupent d'histologie. L'état lisse des parois internes des capillaires a pu être détruit par suite de l'imbibition de l'acide, et les cellules sanguines blanches qui, comme on le sait, se meuvent dans la couche de Poiseuille, trouvent de la difficulté à avancer. Elles s'agglutinent aux parois vasculaires, comme si elles avaient exsudé une matière glutineuse qui s'attacherait à ces mêmes parois; qu'on ajoute encore la stagnation des cellules rouges gonflées, et la circulation se trouvera bientôt interrompue dans un petit centre capillaire. Dès que ce fait a eu lieu, il ne peut plus être question d'un entraînement de la matière caustique dans la masse sanguine, mais seulement d'une diffusion de cette même matière dans les parties voisines. Les cellules sanguines que la circulation amène subissent, sous l'influence de cette diffusion, le même gonflement et la même stagnation : il y a échange de matière colorante entre les cellules stagnantes, le point central de la stagnation, qui auparavant était rosé, devient d'un rouge foncé, et il devient si difficile de distinguer les cellules sanguines comprimées dans les capillaires par la pression du cœur, que pendant une certaine époque on a pu croire qu'elles s'étaient fondues ensemble. Là où l'accumulation a été restreinte aux capillaires, les limites de cette stagnation qui s'étend et qui est unie sont fournies par les artères et les veines environnantes, qui permettent une retraite aux nouvelles cellules qui arrivent, avant que ces mêmes cellules, restant un plus long temps dans les voies obstruées, ne soient à leur tour retenues dans le cercle de la diffusion et de la stagnation. Dans cet état de choses, il ne peut manquer qu'il se produise, à la limite du domaine de l'inflammation dans les vaisseaux, des courants de retour qui ont parfois une direction opposée, jusqu'à ce que le hasard vienne donner la prédominance à l'une ou l'autre de ces directions, et dirige dans un vaisseau voisin quelconque les cellules sanguines qui se trouvent être dans un va-et-vient continuel. Il peut même y avoir un retour en sens inverse du courant, même dans des vaisseaux qui antérieurement, lorsque la circulation était normale, se comportaient comme des artères. Un ralentissement de la circulation dans les voies qui sont frappées d'une manière immédiate par ces courants, qui arrivent l'un sur l'autre en sens inverse, en est la conséquence, et par contre il se produit une accélération de la circulation en dehors de la sphère de la stagnation, où les résultantes de toutes les forces d'impulsion, poussées dans des voies étrangères et s'annihilant en partie, agissenten commun avec les forces normales, pour établir une circulation supplémentaire plus active, c'est-à-dire où la rapidité dans les voies circulatoires non lésées s'accroît au fur et à mesure que le lit du courant capillaire se rétrécit. Dans les artères qui conduisent au centre capillaire obstrué, la pression latérale liée à des éléments contractiles s'accroît, soit comme conséquence de la pression augmentée d'une manière anormale du cœur, soit à la suite d'une irritation nerveuse exercée par le point « *enflammé,* » et occasionne ainsi le rétrécissement des artères que Brücke a fait tant ressortir comme étant un point capital. On comprend aussi que tous ces phénomènes doivent varier selon l'état, la propriété et la saturation des agents chimiques qui produisent cette stagnation, mais que dans toutes les circonstances, la modification des cellules sanguines, du blasma, et des parois capillaires sont les causes primordiales de l'inflammation locale.

Lorsqu'on emploie un acide dilué ou une solution ammoniacale, les capillaires ne pâlissent pas comme il a été dit plus haut, c'est-à-dire, il n'y a pas de décoloration complète des cellules sanguines, mais il y a immédiatement un gonflement des cellules sanguines qui obstruent les lumières des vaisseaux. Il se passe dans ce cas le résultat bizarre que, par l'emploi de caustiques dilués, les phénomènes inflammatoires paraissent se produire un peu plus rapidement que quand on se sert de caustiques dans un état complet de saturation. Dès que l'on a poursuivi ainsi les phénomènes de la manière indiquée, il ne sera pas difficile de comprendre les modifications qui ont lieu lorsqu'on emploie, par exemple, des acides minéraux et des solutions de chlorure de sodium.

En comparant ces divers états avec des lésions mécaniques, on voit de suite qu'une de ces lésions déjà citées plus haut suffit pour produire ces effets. Car lorsque, avec la pointe d'une pince très-fine, l'on presse légèrement sur la palame, de manière à interrompre la circulation dans quelques capillaires, on produit, presque avec la rapidité de la foudre, et sans obtenir les phénomènes précurseurs qui s'observent lors de l'emploi des agents chimiques, une stagnation des cellules sanguines qui arrivent, puis une obstruction d'un centre capillaire par des cellules capillaires fortement pressées les unes contre les autres, c'est-à-dire, on produit une *inflammation.* Prenant en considération la circonstance que, si l'on vient à interrompre simplement la circulation par une pression exercée de temps à autre sur la veine, on développe à la vérité un arrêt passager des cellules sanguines dans les capillaires, mais non une stagnation plus étendue ; on est arrivé à distinguer depuis Emmert « *une irritation inflammatoire* » devant provenir d'une action particulière et pour ainsi dire mystique. Mais on ne s'est donc pas aperçu que les conditions des deux expériences diffèrent complétement, et qu'elles ne peuvent supporter aucune comparaison.

Dans l'un des cas, il n'existe qu'un simple empêchement de la circulation ; les cellules sanguines restent à peu près soumises à des influences normales ; le blasma et les parois capillaires ne sont pas lésés ; dans l'autre, au contraire, il y a altération et destruction des parois capillaires, s'il n'y a pas aussi altération de la cellule et du blasma, et de plus un afflux par la *vis à tergo* de nouvelles cellules que fournit la paroi contractile de l'artère, même lorsqu'elle est liée.

A cette occasion, j'ai par moi-même confirmé une observation d'Emmert, observation que les auteurs ont à peine osé mentionner et qui est, qu'à la lumière solaire, la circulation du sang s'opère avec une plus grande rapidité dans les capillaires. La différence en est tellement frappante que, sans mensuration, tout observateur doit immédiatement s'en apercevoir. Il est vrai que l'on ne s'aperçoit pas si facilement de la condition qui provoque ce phénomène, à savoir que les cellules blanches et rondes qui, en voyageant si lentement le long des parois vasculaires, alourdissent tant la circulation, s'attachent moins facilement à la paroi vasculaire sous l'influence de *la chaleur* qui réfléchit sur la palame la lumière solaire recueillie par un miroir concave, mais que ces cellules blanches et rondes restent lisses, fermes et mobiles, n'avançant seulement qu'autant que leur pesanteur spécifique détermine cette émigration plus faible.

La question de savoir si cet effet de la chaleur est limité aux cellules mêmes, ou bien s'il provient de ce que la solution albumineuse et fibrineuse qui représente le blasma subit cette même influence de la chaleur, doit encore aujourd'hui rester indécise et irrésolue. Il faut encore aussi laisser à l'état de problème à résoudre cette seconde question, si la dilatation des vaisseaux artériels et veineux est simultanée, ce que, à une température plus élevée, on serait en droit d'attendre.

En tout cas, il existe une coïncidence remarquable sous le rapport pratique dans le fait suivant. En provoquant une inflammation locale chez des grenouilles qui sont affamées ou anémiques et qui présentent par conséquent un excédant considérable de cellules blanches, j'observai un cercle inflammatoire plus grand que chez ceux de ces animaux qui ne se trouvaient pas dans ces mêmes conditions (1).

(1) Je ne comprends pas aujourd'hui pourquoi Bennet et Virchow revendiquent, chacun de son côté, avec une si grande vivacité, la priorité sur la question de la leucocytémie, et de la leucémie,

Si à ces observations nous comparons ce que les expériences de Snellen, faites sous la direction de Donders, ont montré : à savoir que l'inflammation dans l'oreille du lapin parcourt plus rapidement ses phases, lorsque, à la suite d'une section du nerf sympathique, les vaisseaux sanguins sont dilatés, et que chez l'homme les effets antiphlogistiques de l'eau froide se montrent de la manière la plus évidente, lorsque par des fomentations froides on a produit un réchauffement de la partie enflammée, il faudra bien avouer que déjà de nos jours nous possédons un matériel bien volumineux pour l'acquit de quelques nouvelles notions plus exactes, sur les causes de l'origine et de l'évolution de l'inflammation, et même pourrons-nous ajouter sur les effets du courant constant (1).

lorsque, déjà en 1841 jusqu'en 1845 (*Medic. Vereins-Zeitg.* 1841, nº 26. *Sitzungsber. der Versamml der Naturforscher in Braunschweig*, de l'année 1841) *, j'ai montré qu'à la suite d'émissions sanguines faites sur des mammifères et sur des hommes, à mesure que le nombre des cellules rouges diminue, celui des cellules blanches augmente.

(1) Pendant le cours de l'impression de cet ouvrage j'ai pris connaissance d'un nouveau travail très-important entrepris à l'instigation de Donders (*Untersuchungen über Blutbewegung und Stasis*, von Dr. W. Gunning in *Archiv. f. d. holländ. Beiträge zur Natur-u. Heilkunde*, v. Donders u. Berlin, Bd. I, Heft 4). Gunning, il est vrai, se range à l'opinion de Callenfels et Snellen, d'après lesquels l'irritation des nerfs sensitifs produit finalement une dilatation des vaisseaux ; mais il n'y voit pas et avec raison une confirmation de la théorie de Henle d'après laquelle la dilatation s'étendrait également aux vaisseaux capillaires qui ne sont aucunement contractiles. Il fait ressortir que la dilatation des vaisseaux ne diminue la rapidité du courant que lorsqu'elle n'a lieu que dans une partie du vaisseau, et non pas lorsque le vaisseau est dilaté uniformément jusqu'au point où il s'anastomose à un vaisseau voisin, et lorsque l'afflux du sang n'est pas troublé. Après avoir critiqué les théories de Brücke, Spiess, Virchow et d'autres auteurs encore, il s'arrête à l'opinion que c'est dans les vaisseaux capillaires qu'il faut rechercher les points essentiels de l'inflammation. Il explique la cause de la couche de Poiseuille,

* Comp. mes recherches diagnostiques et pathogéniques instituées dans la Clinique de Schœnleins, 1845, p. 98-134.

On peut donc se représenter que l'effet local antiphlogistique du courant constant consiste non-seulement dans une dilatation des vaisseaux sanguins et lymphatiques, mais encore, selon l'analogie des effets produits sur les muscles (p. 130), dans une augmentation des facultés endosmotiques des parois de vaisseaux capillaires et des cellules sanguines qui ont été enlevées à la circulation, et par ce fait, ont été racornies.

Ces observations ne peuvent manquer d'éloigner toute crainte que l'emploi d'un moyen si calorifique et si dilatateur des vaisseaux, comme se trouve être le courant constant quand on l'emploie dans des buts antiphlogistiques, ne vienne à manquer d'une base physiologique.

Au contraire, l'exposition que j'en ai faite, contribuera

c'est-à-dire de ce phénomène connu, à savoir que les cellules incolores roulent le long des parois vasculaires notamment dans les artères, lorsque la rapidité du courant sanguin est plus forte; il explique, dis-je, la cause de cette couche par la circonstance que de la paroi vasculaire vers l'axe, la rapidité du courant diminue d'une manière progressive, et que les globules sanguins rouges ont une pesanteur spécifique plus grande et une autre forme (chez les grenouilles aussi). Cunning a également observé dans la palame des jeunes grenouilles où elles sont plus vives, 14 jours après la section de tous les nerfs et des branches qui s'y rendent, les contractions rhythmiques observées par Schiff sur les artères de l'oreille du lapin. Ce fait prouve en effet que sans l'intermédiaire des organes centraux l'onde sanguine a une influence immédiate sur la contraction de la paroi vasculaire. Il décrit d'une manière qui concorde avec celle de Wharton Jones l'effet d'une irritation et d'une lésion mécanique des vaisseaux. En faisant rayonner la chaleur d'un fer rouge ou en appliquant de l'eau chaude à 40° c sur la palame de la grenouille, Cunning vit augmenter la rapidité du courant sanguin. Il explique cette augmentation par « *une cohésion diminuée des parties constitutives du sang.* » Quoiqu'il s'y attendît, il n'a pas observé une dilatation des vaisseaux. En appliquant de l'eau chaude à 90° c, les tissus et les vaisseaux de la palame se recroquevillèrent; il y eut stase sanguine, puis mortification de la peau. L'influence du froid (glace à 6°) était moins visible. Il communique encore dans son travail une série de recherches faites par lui sur la genèse de la « *stase,* » soit qu'on la provoque par des acides, peut-être essentiellement à fortifier certains points de vue pour le mode d'emploi du courant. Comme, sous l'influence d'un effet en apparence stabile, on observe la dilatation des vaisseaux qui se traduit par la rougeur de la peau, il faudra prendre en considération, pour arriver au but électrolytique, moins la force du courant que sa durée. Quant à la durée du courant, on aura à se tenir dans d'autres limites que dans celles qui proviennent de l'engourdissement des nerfs sensitifs frappés par le courant pendant un espace de temps plus long et mentionné plus haut (p. 94). Quant à la direction du courant, on peut partir de ce point de vue, qu'un transport de liquide a lieu du pôle positif au pôle négatif (p. 99-100); par conséquent, il faudra appliquer l'électrode négatif sur le point enflammé, et l'électrode positif aussi près que possible de ce même point, ou bien encore sur une partie saine quelconque, sur des vaisseaux afférents, sur un muscle, s'il est nécessaire de donner par des contractions momentanées labiles ou par des mouvements volontaires à ce même muscle une augmentation de volume ou de puissance fonctionnelle (p. 120).

Par contre on se verra forcé de renverser la direction du courant, si l'inflammation est accompagnée de phénomènes d'exsudation aqueuse; de plus, il faudra prendre aussi en

des alcalis, des sels, soit par d'autres moyens « *irritants.* » Après avoir successivement appliqué tous ces moyens, il ne lui a jamais été donné d'observer une modification immédiate dans le calibre des artères, mais bien « *une stase immédiate.* » Il croit que ce fait bien établi réfute ces théories de Brücke et de Henle. Il a observé (p. 341, ouv. cit.), comme Weber l'avait déjà fait, qu'après l'emploi d'acides concentrés « *tout le système capillaire* » est vide au bout de quelques minutes, et que les artères mêmes paraissent aussi présenter cette particularité. Cunning n'a pas observé la cause de ce phénomène que j'ai décrit plus haut (la décoloration des cellules sanguines par les acides); cependant il est généralement porté, comme Wharton Jones, à rapporter à un travail endosmotique les influences des agents chimiques.

considération la nature de l'inflammation, sachant que le pôle positif déprime l'excitabilité des nerfs, et que le pôle négatif augmente cette même excitabilité (p. 99). S'il y a sthénie de la partie, il faudra appliquer le pôle positif ; s'il y a torpeur, le pôle négatif exclusivement ou alternativement sur cette partie qui a besoin de l'influence catalytique du courant.

Il ne faut pas perdre de vue que le problème dont nous nous occupons ici est tant soit peu obscurci par l'observation que Golding Bird a faite depuis longtemps (Pogg. Ann. 1837. Bd. X, S. 308), et qui, récemment (1), a été de nouveau mise en lumière et confirmée par Wittich, qui cite aussi Willebrand d'Helsingfors comme garant.

Golding Bird a montré que de l'albumine contenue dans des solutions alcalines ou acides se coagule, dans les premières au pôle positif, dans les secondes au pôle négatif. De Wittich a trouvé la sensibilité des solutions albumineuses si grande à l'égard des courants, qu'il se produit encore des dépôts dans les liquides, quand déjà la chaleur et l'acide nitrique n'ont plus rien fait découvrir. Ce fait seul explique l'absence de dépôts albumineux aux électrodes, alors que l'on fait passer un courant à travers un serum clair (de sang de lapin), quoiqu'il s'y produise un fort développement de gaz. Mais neutralise-t-on ce serum sanguin *qui a une forte réaction alcaline*, il suffira d'y tremper les électrodes pour qu'instantanément de l'albumine se dépose au pôle positif. Cette expérience éloigne la crainte que l'on pourrait avoir de voir se produire sur l'homme vivant, par l'effet du courant, la coagulation du sang.

Cependant il faut encore laisser indécis, pour ce qui a rapport à l'homme vivant, un deuxième résultat obtenu par de

(1) *Journal für praktische Chemie,* von *Erdmann und Werther* 1858, Bd. 73. Heft I, S. 18-19.

Wittich, et communiqué par Ludwig au congrès des naturalistes allemands, à Vienne, en 1856. Ce résultat est le suivant : « On met dans un vase séparé (par un écran poreux), « d'un côté de l'albumine, de l'autre de l'eau distillée, et l'on « fait simultanément agir un courant galvanique. La diffusion de l'albumine dans l'eau distillée subit déjà une modi« fication essentielle par la circonstance que le courant d'eau « ne se dirige pas nécessairement vers la solution albumi« neuse du médium moins dense au médium plus dense, mais « qu'il se dirige toujours vers le pôle négatif, c'est-à-dire dans « de certaines circonstances du médium plus dense vers le « médium moins dense. »

Il suffit d'indiquer ces expériences pour prouver dans quelles relations intimes l'emploi thérapeutique du courant doit rester avec des expériences qui, jusqu'à ce jour, permettaient à peine une réalisation physiologique. Pour le moment, on fera peut-être bien, dans tous les cas où il n'existe pas un cas particulier et pressant d'abandonner la règle, d'employer d'abord comme pôle *catalysant* le pôle positif, et de ne changer la direction du courant que lorsque l'on aura parfaitement reconnu l'inefficacité de ce pôle. Dans toutes les conditions il faudra changer de minute en minute l'application du pôle négatif, qui est plus douloureux et qui agit plus fortement sur la peau, mais on ne changera le pôle positif que quand il sera employé comme pôle indifférent. On comprendra aussi que la disparition de la douleur ou la résolution de la tumeur locale, ou bien le rétablissement des mouvements empêchés par cette douleur ou cette tumeur, c'est-à-dire en un mot le succès thérapeutique immédiat, devra toujours se mesurer par l'extension (en durée et en force) qu'il faudra donner au courant.

Mes expériences m'ont démontré que lorsqu'il n'existe aucune erreur de diagnostic ou d'indication, chaque séance doit produire une amélioration immédiate, quoique souvent elle ne soit que passagère.

On eût pu développer à la rigueur théoriquement toutes ces propositions. Mais il en est autrement de cette question, à savoir si l'action du courant doit être aussi stabile ou labile que possible. On serait en droit d'attendre de l'emploi de courants labiles de plus favorables effets, à cause du changement de polarisation qui se trouve lié à de fortes oscillations.

Mais il n'en est pas ainsi, soit que les courants labiles agissent d'une autre manière sur les vaisseaux, c'est-à-dire qu'ils les dilatent moins uniformément, soit que toutes les substances gélatineuses qui, au fond, sont le siége de toutes les inflammations, et, par conséquent aussi, les parois vasculaires perdent par les oscillations du courant de leurs facultés endosmotiques, comme nous l'indiquons plus loin dans les notes (sur les effets thérapeutiques électrolytiques) et à la fin de l'ouvrage, pour le tissu musculaire frappé par des courants induits.

L'expérience semble au contraire démontrer que les courants stabiles sont plus utiles lorsqu'il s'agit de ramollir du tissu conjonctif qui est en voie de s'indurer, et que les courants labiles conviennent plus lorsqu'il s'agit de faire résorber des exsudats mous ou liquides.

Quant aux buts catalytiques, on ne peut guère encore aujourd'hui établir des données certaines sur la valeur du changement de courants et sur l'emploi de directions alternantes. On peut supposer, ce que d'ailleurs l'expérience semble confirmer, que l'augmentation de l'excitabilité des nerfs par des courants dirigés dans un certain sens, et la dilatation simultanée des vaisseaux sanguins, produisent dans les parties frappées par des courants ayant une longue durée, un état d'hyperesthésie, état qui peut devenir, par une pression augmentée du sang, une nouvelle source de douleur, parce que les tissus n'ont pas de tendance à revenir immédiatement à leur état normal. Quoique l'observation m'ait enseigné que ces effets consécutifs qui paraissent aggraver en apparence l'état du malade, en réalité, sont les meilleurs moyens pour mener à bonne fin la catalyse commencée, je ne passerai cependant pas sous silence que l'on peut avoir à compter avec cette hyperesthésie, si à la fin de l'action catalytique, on déprime de nouveau l'excitabilité par quelques alternatives de Volta qu'on produit dans le changeur de courant métallique, ou mieux encore en fermant simplement la chaîne dans le changeur de courant. Il est toutefois bien entendu que des changements de courants trop souvent répétés doivent exercer une influence notable sur la marche de l'électrolyse, parce que d'une part ils modifient la polarisation des tissus, et que d'autre part ils produisent aux pôles une réunion de matières qui viennent d'être éliminées (p. 91), et qu'ainsi ils font avorter en partie le véritable but de l'action catalytique.

Cette proposition nous conduit à examiner la valeur catalytique des courants induits, c'est-à-dire des courants qui sont souvent interrompus, et qui changent souvent de direction. Comme dans les courants magnéto-électriques la durée de la densité se trouve être dans un état d'oscillation plus longue, et que l'interruption est plus rare, que dans les courants électro-magnétiques, l'efficacité électrolytique, en tant qu'elle se traduit par le voltamètre, sera plus grande dans les premiers que dans les derniers. Ce fait cependant n'épuise pas la propriété électrolytique du courant induit. Il faut plutôt admettre, comme Poggendorf le premier l'a développé, qu'aux pôles il y a simultanément une réunion de l'oxygène et de l'hydrogène, c'est-à-dire formation d'eau, quoique la décomposition de l'eau s'y forme aussi. On ne peut encore aujourd'hui prédire jusqu'à quel point ce processus peut être admis pour les tissus animaux, mais on peut toutefois supposer qu'une action analogue s'y passe (p. 91). On ne peut donc pas dire seulement que la faculté électrolytique du courant induit dépasse celle du courant constant, mais il est bon d'ajouter qu'elle est d'une tout autre espèce (1), on peut même s'attendre à ce que, dans certains cas où le courant constant ne répondrait pas à toutes les exigences de la catalyse, on puisse avoir recours, pour combler cette lacune, au courant induit. J'ai cherché, avec tout le soin possible, des cas semblables, et je ne puis que répéter ici, ce que j'ai d'ailleurs dit plus haut, que dans tous les cas où l'on observe des modifications visibles ou sensibles des parties malades, la prédominance du courant constant sur le courant induit est loin d'être douteuse, que même, par exemple dans les inflammations des parties molles qui entourent les articulations, le courant induit paraît agir directement d'une manière nuisible, mais que par contre il est des cas de douleurs rhumatismales ou goutteuses, notamment lorsqu'elles siégent dans les os ou dans le périoste, où l'excitabilité augmentée des nerfs, peut-être aussi l'état anormal des tissus, disparaît tout aussi bien, sinon mieux par l'emploi de courants induits, que par des interruptions de courants constants. Dans ces cas, l'emploi préalable du courant induit rend l'action du courant constant plus prompte.

Il est impossible d'entrer dans plus de détails sur l'application du courant constant dans des buts catalytiques, il est temps de commencer à décrire les états pathologiques dans lesquels cette action a sa valeur, et de faire ressortir les résultats que j'y ai obtenus.

I. — ACTION ANTITRAUMATIQUE.

A. *Inflammation traumatique.* — J'ai déjà communiqué plus haut deux cas des plus instructifs où le courant constant

(1) *Electro-therapeutische Mittheilungen* (*Deutsche Klinik*, 1857, n° 50).

s'est montré très-efficace dans l'arthrite traumatique. Son action a été plus frappante encore dans un cas que je ne puis me refuser de citer.

Madame Caroline Zimmermann (n. 677), blanchisseuse, âgée de trente-six ans, femme très-laborieuse, vint à la consultation le 5 avril 1858 pour s'y faire traiter. Elle m'avait été adressée par sa mère, madame Markgraf, que j'avais guérie au mois de décembre 1856, en très-peu de temps par le courant constant, d'une inflammation rhumatismale aiguë de l'articulation scapulo-humérale droite, et par sa sœur, chez laquelle l'application du courant avait aussi enlevé des douleurs arthritiques dans les articulations des doigts. Il y a vingt ans qu'un lourd morceau de bois lui tomba sur le pied droit ; le traitement de l'affection qui s'ensuivit dura sept mois. Il y a sept ans, qu'en faisant un faux pas, elle sentit pour la première fois son pied droit se renverser en dehors. Elle fut alitée pendant six semaines et traitée au moyen de ventouses, de sangsues et de frictions. Il y a trois ans, elle éprouva un nouveau malheur : le passage d'une roue sur ce même pied droit. Cinq semaines de traitement à l'hôpital avant de pouvoir reprendre ses travaux.

Hier, 4 avril, elle tomba d'une table sur le pied droit. Elle sentit immédiatement son pied se renverser en dehors et éprouva une telle douleur dans le tarse, qu'il lui fut impossible de marcher.

Elle fit sans succès, jour et nuit, des fomentations d'eau froide, ne voulant pas se laisser appliquer des sangsues, parce qu'elle ne s'en était pas bien trouvée il y a sept ans. Elle fut obligée de venir chez moi en voiture, et pour monter mon escalier elle endura les plus atroces douleurs, pouvant à peine appuyer à terre le talon droit. Le dos du pied présente un fort gonflement pâteux, d'une couleur bleue rougeâtre, tout le côté interne du pied est douloureux à la moindre pression.

Il est hors de doute qu'il existait dans cette région des tiraillements des ligaments des os du tarse et une inflammation du périoste, avec extravasation sanguine. L'état était tellement sérieux, que de prime abord je redoutai une gangrène consécutive. J'engageai donc la malade à se rendre à l'hôpital, ne voyant pas comment, dans un pareil état, elle pût venir me voir pour suivre un traitement. Sur ses instantes prières, je ne pus me refuser de pratiquer un essai, pour la soulager.

La plante du pied étant très-épaisse, il me fallut y introduire un courant de 50 à 60 éléments de Daniell, jusqu'à ce qu'il se manifestât une sensation et une rougeur. En changeant souvent les points d'application, je pus continuer le traitement pendant environ vingt-cinq minutes. Pendant ce laps de temps, la coloration bleue rougeâtre disparut, le gonflement pâteux diminua considérablement ainsi que la douleur, et la malade put un peu mieux appuyer son talon à terre. La chaleur du pied, augmentée par l'action du courant, dura jusqu'au soir, époque à laquelle une amélioration décisive s'établit ; nuit sans douleur, sommeil tranquille. Le lendemain matin, le mouvement est bien plus libre, les douleurs à la plante et au dos du pied sont moindres, surtout aux points où les réophores se sont trouvés appliqués. La coloration de la peau est normale, tuméfaction diminuée, chaleur moindre. Je répète le traitement d'hier.

Le lendemain matin, la malade vient à pied de chez elle chez moi. Il est vrai d'ajouter qu'elle se servait d'une canne. Même traitement. Repos le 8 avril, pour voir si l'amélioration se maintiendrait. Le 9, son état ne laisse rien à désirer.

Le 9 et le 10. — Séances.— Le 11, la malade marche sans claudication, n'éprouve de douleurs qu'à une forte pression, ou quand elle fait un pas. — Jusqu'au 14, une séance chaque jour. Les règles apparaissent *plus abondamment que d'ordinaire*. Dans l'intervalle, la malade avait repris ses travaux, et ne se présentait à ma consultation que de huit en huit jours pour faire disparaître la suite de ses douleurs. Il se produit chez cette malade, évidemment à la suite de l'emploi prolongé de courants stabiles, une pesanteur dans le pied, qui toutefois disparut à la suite de courants labiles, et que selon toute probabilité j'eusse pu éviter si j'avais employé la précaution dont j'ai parlé plus haut, p. 260. Il y a peu de temps, la malade vint me revoir pour me remercier des bons soins que je lui avais donnés.

Je trouve consigné, dans mon journal de 1856, une observation analogue, époque où certes j'étais loin d'apprécier à leur juste valeur les effets catalytiques du courant. L'ouvrier Wand (n. 227), âgé de 38 ans, était tombé sur ses deux pieds le 18 février 1856, d'une hauteur de 6 mètres. Il éprouva une violente commotion dans les articulations tibio-tarsiennes et le dos, fut porté à sa demeure, et garda le lit pendant quelques semaines. Il ne peut sortir qu'au bout de seize semaines, cependant jusque aujourd'hui (19 novembre 1856), il est incapable d'un travail forcé, parce qu'il lui est impossible de se tenir longtemps debout, ni d'aller loin, et qu'un fort gonflement des malléoles existe encore. Quoique alors, comme mon journal me l'indique, le mode de traitement fût encore très-défectueux, l'état du malade fut cependant tellement amélioré par cinq séances, qu'il put faire de longues courses, et porter de lourds fardeaux.

Les cas que je viens de citer et ceux mentionnés plus haut (p. 244-245) convaincront tout médecin que l'emploi exclusif du courant constant peut apporter un soulagement rapide dans les inflammations traumatiques, notamment dans celles des articulations. Ils justifieront aussi la proposition que j'ai émise il y a deux ans (1), que les effets du courant constant

(1) *Deutsche Klinik*. 1857, n° 50. (Voir aux notes.)

« lui assureront un jour une place honorable dans les cli-
« niques chirurgicales et dans les ambulances des armées. » Je dois ajouter, pour ne pas donner lieu à de trop vaines espérances, que les effets salutaires du courant dans les arthrites traumatiques sont moins prononcés ou nuls lorsque le gonflement subsiste déjà depuis un certain temps, et que selon toutes les apparences il s'est déjà produit un épaississement et un engorgement ou bien encore une carie du tissu osseux ou cartilagineux.

Il y a huit mois, j'ai traité pendant quelque temps une ouvrière, âgée de 35 ans (n. 584), qui m'avait été adressée par le docteur Frenzel. Il y a cinq ans, elle fit une chute sur la main droite. Depuis cette époque, elle porte un gonflement douloureux de toute l'articulation radio-carpienne droite, qui se complique encore par du rhumatisme, qu'on peut diagnostiquer par les douleurs articulaires vagues qui existent dans cette région, par son urine, et l'auscultation du cœur qui montre une hypertrophie de cet organe.

L'application du courant amène un soulagement immédiat, mais dès que la malade se livre à un travail un peu fatigant pour sa main, les douleurs reparaissent. M. le professeur Blasius, de Halle, m'envoya une dame, âgée de 36 ans, qui, il y a environ sept ans, se luxa le pied droit, et qui, il y a six ans, avait été affectée à Tœplitz pendant trois mois d'une carie de la malléole interne. Quatre séances n'eurent aucun résultat favorable, ce à quoi l'on devait s'attendre, les symptômes existants indiquaient une altération des faces articulaires. Cette dernière circonstance pourrait, pour ainsi dire, décider du pronostic dans la plupart des cas semblables, le défaut de vaisseaux, dans les faces articulaires, ne permettant plus à une action catalytique de se produire d'une manière décisive et favorable. C'est ce même défaut de vaisseaux qui est une des causes de l'opiniâtreté des états inflammatoires qui attaquent si souvent des portions de tissus tendineux et cartilagineux. L'inflammation doit alors, pour parler avec Virchow, bientôt prendre un caractère « parenchymateux, » parce que l'altération du tissu produite par une stase du sang antérieure ou existante encore, manque de moyens nécessaires pour s'équilibrer, c'est-à-dire pour s'unir à nouveau avec les liquides toujours affluents, et toujours sains. Les interstices et les fins canalicules qui se trouvent dans les tissus qui donnent de la gélatine (os, cartilage, ligaments, etc.) peuvent, dans les conditions normales, suffire à entretenir cet équilibre, mais lorsqu'ils s'obturent une fois, il sera plus que difficile de les rouvrir sous l'influence d'un courant de liquide endosmotique.

Cette explication devrait nous amener à parler des inflammations articulaires rhumatismales, auxquelles on peut presque toujours appliquer ce que je viens de dire. Mais je me vois forcé, dans le chapitre qui va suivre, de parler des autres états pathologiques, et chacun pourra voir, que malgré toutes les différences qu'on paraît y rencontrer, il existe entre eux et les inflammations traumatiques une intime parenté thérapeutique. Je veux parler de quelques cas de *subluxations et de paralysies traumatiques.*

B. *Subluxations.* — Dans le cours de nos recherches nous aurons encore avec les luxations maints points de repères qui ne nous satisferont pas toujours ; c'est ainsi qu'il nous arrivera quand nous traiterons des hémiplégies et de certains états consécutifs aux gonflements articulaires et goitreux. Cependant, dans ce chapitre, je suis heureux de pouvoir communiquer un petit nombre d'observations favorables, qui nous font espérer plus de succès à l'avenir.

Dans mon premier travail sur les effets curatifs du courant constant (1), je parlai déjà d'un « *tiraillement des muscles de*

(1) *Deutsche Klinik.* 1856, n° 35.

l'épaule, » provenant d'une chute, qui par sa présence empêchait le mouvement libre du bras, et qui fut enlevé dans l'espace d'une minute par le courant constant. Le sujet de cette observation était l'orfévre Auguste Kuhfeld (II, n° 39), qui était venu à la consultation du 6 août 1856, pour s'y faire traiter d'un rhumatisme de l'épaule gauche. La veille, en prenant un bain d'eau de rivière, il tomba sur l'épaule droite, et quelques instants après il lui fut impossible de lever son bras. Lorsqu'il se présenta, le 8 août, il me priait de le délivrer de la paralysie de l'épaule droite. La position du bras m'indiquait clairement que j'avais affaire à une luxation partielle de la tête de l'humérus en arrière et en avant, et dont la réduction, que le malade eût pu lui-même opérer, était empêchée par un tiraillement de la capsule articulaire et par les muscles de l'épaule. Je cède au désir du malade en faisant passer quelques courants par l'articulation huméro-scapulaire. Le procès-verbal de cette séance a été tenu, je crois, par M. le docteur Schwan, j'y trouve consigné : 1° Un courant « de 18 éléments de Daniell, des nerfs thoraciques antérieurs au nerf circonflexe, » pendant une minute. 2° Le même courant « (probablement descendant) dans le muscle deltoïde antérieur ; » puis il y est dit : « Le malade peut soulever son bras à une certaine hauteur. » 3° Le même courant « (probablement descendant) dans le muscle deltoïde postérieur : *le bras présente une mobilité normale.* » Le 9 août, « la mobilité est la même, » et après un intervalle de 6 jours, le 15 août, « la mobilité à droite est presque normale, douleurs à l'élévation du bras, » douleurs qui disparurent par l'emploi de quelques courants. L'état de l'épaule droite ne demanda plus aucun traitement, comme nous le trouvons encore consigné dans notre journal à propos du traitement qui fut institué alors pour l'épaule *gauche.*

Après ce qui vient d'être dit plus haut, on trouvera pardonnable si à cette époque je n'osai pas encore prétendre publiquement, ce dont d'ailleurs j'étais convaincu au fond, que j'avais réussi à réduire dans l'espace d'une minute, par le courant constant, une luxation de l'articulation scapulo-humérale, qui, à la vérité, n'était pas considérable. (En effet, je me souviens très-bien qu'il n'a fallu qu'une minute pour rendre libre l'articulation, et que les séances ultérieures n'ont servi qu'à faire disparaître les douleurs, et à faciliter l'activité des muscles.)

Cette action du courant constant ne me revient en mémoire qu'une seule fois; ce fut au mois de novembre 1857, à l'occasion du cocher Volcke, de Naudorf, près d'Arolse, que le docteur Freund d'Eschwege m'avait adressé. Il y a six mois que cet homme, en tombant de son siége et ayant gardé en mains les guides, fut entraîné par les chevaux pendant quelques instants. La réduction de la luxation fut tentée par la traction des poulies, le malade ayant été chloroformé, mais cette opération échoua. Elle fut même, probablement à la suite d'un tiraillement des muscles et des nerfs, suivie d'une plus grande rigidité de l'articulation, d'une paralysie complète du bras, de la main et des doigts, ce qui donna lieu à croire que par l'électricité seule on obtiendrait une certaine amélioration. Au bout de trois séances, avec le courant constant, un soulagement s'opéra. Mais la tête de l'humérus, restant fortement enclavée au bord interne de la cavité glénoïde, je le renvoyai à M. le professeur Langenbeck, afin qu'il le soumît à l'action des poulies; le malade cependant refusa obstinément de se soumettre de nouveau à ce genre de réduction. L'observation suivante me permet de douter si dans ce cas j'avais bien agi en cessant si brusquement le traitement.

Je recommande spécialement aux chirurgiens l'observation de l'ouvrier Gottfried Schutze, malade dont j'ai déjà parlé (p. 245). Son articulation radio-carpienne était à peine rétablie (il avait repris ses pénibles travaux au chemin de fer de Hambourg), quand il eut le malheur, le 27 juin 1858, en voulant (avec le secours d'un autre ouvrier) placer une lourde traverse sur son épaule gauche, de se luxer l'articulation scapulo-humérale gauche, de manière à ce que le bras, immobile en tout sens, resta dans la position dans laquelle le fardeau l'avait placé, c'est-à-dire qu'il était pendant le long du corps, et que le coude était un peu plus en arrière, comme cela se produit dans la luxation sous-claviculaire partielle (*luxatio sub-clavicularis partialis*).

Pendant 48 heures, d'ignorantes tentatives de réductions furent opérées sans succès sur lui; le 4 juin à midi, il vint chez moi pour réclamer mes soins. Son état présentait la plus grande analogie avec celui du cocher Volcke, toute ma force et ma dextérité ne suffirent pas pour changer la position de la tête de l'humérus, fortement enclavée sur le bord antérieur de la cavité glénoïde. Je fis d'abord quelques essais avec le courant induit primaire, qui, comme je le montrerai dans les notes, augmente parfois l'extensibilité des muscles; puis avec les courants induits secondaires, puis avec les courants constants, tant *stabiles* que *labiles*, ces derniers, tout en produisant un certain soulagement au malade, n'eurent aucune influence sur la position de la tête de l'humérus. Un examen plus approfondi des muscles de l'épaule me fit voir que, lorsque le malade tenait le bras tranquille, il n'existait nulle part dans cette région de contracture prononcée. Mais dès que le malade essayait de soulever le bras, tous les muscles parurent entrer uniformément dans une forte tension, et je vis d'une manière évidente que les fibres du deltoïde, à cause de la rotation en dedans de l'humérus provenant de la luxation, et par leur déviation sur ce même os, devaient rester inactives dans tout essai de soulever le bras, si toutefois, au contraire, leur contraction n'aggravait pas encore cet état. J'étais près de faire soumettre ce malade au chloroforme et à la réduction forcée, lorsqu'en présence de résultats obtenus par quelques expériences nouvelles que j'avais entreprises sur la valeur antiparalytique et antispasmodique des contractions momentanées musculaires provenant de l'entrée et de la sortie du courant, me donnèrent l'idée d'employer ces contractions momentanées pour relâcher l'ensemble des muscles de l'épaule. Dans ce but, je donnai à l'un des électrodes (large de deux pouces), au pôle cuivre une position fixe dans la fosse sous-claviculaire, remplie en partie par la tête de l'humérus; j'augmentai aussi par quelques courants stabiles, d'une durée d'une demi-minute, l'excitabilité de tous les muscles de l'épaule l'un après l'autre; je provoquai, par des applications alternatives de l'autre électrode, de seconde en seconde sur le muscle deltoïde postérieur, dans la fosse sus-épineuse, des contractions momentanées de tous les muscles de l'épaule, enjoignant toutefois au malade de soulever son bras pendant ces contractions, autant que faire se pouvait. Au bout d'une minute à deux minutes, il se produisit, à la grande satisfaction du malade et de sa femme, un tel résultat subit, que la tête de l'humérus rentra dans l'articulation et que le malade put soulever son bras jusqu'à pouvoir former un angle de 40 degrés et plus même. Trois minutes après l'ouverture de la séance, le malade put, quoique en éprouvant quelques douleurs dans l'articulation, soulever le bras à un tel point que la main arriva jusqu'au sommet de la tête. L'abaissement du bras s'opérait encore avec une certaine difficulté, et donnait naissance à un tremblement visible dans le deltoïde.

Craignant une récidive de la luxation, j'engageai le malade à revenir le soir. La libre mobilité s'était soutenue, mais la faiblesse des muscles avait persisté, ainsi qu'une douleur située à la partie interne de la tête de l'humérus, et qui augmentait par la pression. Des courants labiles firent disparaître en grande partie cet état, et après avoir, le lendemain matin, répété le même traitement, le malade put retourner immédiatement à ses travaux. Le 27 juin, le malade revint à la clinique se montrer tout à fait guéri.

Malgré nos recherches, nous ne pûmes découvrir aucune anomalie dans son épaule. Aussi l'articulation radio-carpienne droite (p. 245) n'est plus douloureuse, elle est si mobile que, de l'aveu du malade, il croit pouvoir désormais se passer de mes soins.

La valeur thérapeutique de cette observation est claire comme le jour. Je ne doute pas que dans ce cas la réduction forcée, dans l'état anesthésique, n'eût aussi réussi, et que le malade n'eût pu de même reprendre ses travaux, parce que, selon toutes les apparences, chez lui il n'existait aucune déchirure de la capsule articulaire. Mais lorsque l'on considère tous les dangers de la réduction forcée, dangers qui sont généralement reconnus par tous les chirurgiens (1), et ceux qui proviennent du fait même de l'anesthésie, on serait en droit de se demander si, dans toute luxation récente, il ne serait pas convenable d'essayer d'abord le courant constant, d'après ma méthode, avant de passer à d'autres moyens connus et admis. Il me paraît très-vraisemblable que, dans les luxations incomplètes, le courant constant pourra se montrer principalement très-efficace. Mais, par contre, dans de certaines luxations complètes le relâchement passager des muscles, produit par les interruptions du courant et les contractions momentanées qui en dérivent, ne seront pas suffisants pour permettre au malade ou au médecin de réduire cette luxation. Il est évident que l'empirisme et les médecins qui ont la ferme volonté d'apprendre à connaître la sphère d'action du courant con-

(1) Voyez *Wernher's Handbuch der allgem. und spec. Chirurgie*, 1857. Bd. III, abth. I, S. 78 ; Bonnet, *Traité thérapeutique des maladies articulaires*. Paris, 1853, in-8, p. 574.

stant, sont les seuls qui pourront assigner une limite certaine dans la question qui nous occupe. Renversez l'expérience, c'est-à-dire essayez tout d'abord l'anesthésie ; si le succès ne couronne pas vos efforts, employez le courant constant. Je ne conseillerai cependant pas trop ce procédé, car j'ai, par devers moi, quelques observations que je communiquerai plus tard, desquelles il paraîtrait résulter, que des muscles qu'on étend pendant l'anesthésie pour les délivrer d'une contracture, si l'expérience n'aboutit pas, restent dans un état particulier de dureté et de rigidité, qui les rend pour ainsi dire impropres à recevoir toute influence électrique ultérieure.

Dans l'intérêt des chirurgiens, qui seraient portés à répéter ces expériences, j'ajouterai encore quelques considérations qui se rapportent aux cas que je viens de citer. Parlons d'abord des conditions mécaniques de la mobilité normale dans l'articulation scapulo-humérale. Les physiologistes, ainsi que les chirurgiens, sont loin d'être d'accord, sur l'ordre de l'activité musculaire qui préside aux divers mouvements de cette articulation, notamment à une élévation complète verticale. Duchenne (1) admet l'opinion très-plausible de prime abord, à savoir que l'élévation du bras jusqu'à 90°, c'est-à-dire jusqu'à la position horizontale, a lieu par l'intermédiaire du deltoïde, mais que l'élévation qui va plus loin est principalement produite par la portion inférieure du grand dentelé, qui met en mouvement l'omoplate, en éloignant l'angle inférieur de cet os de la colonne vertébrale, tandis que l'angle interne et supérieur est retenu dans sa position par la portion moyenne du trapèze. Duchenne ajoute encore que le grand pectoral et le sous-épineux, prennent également part à l'élévation du bras, notamment quand il porte un poids, sans cependant rattacher d'une manière compréhensible cette dernière opinion à la première.

(1) *De l'électrisation localisée.* Paris, 1855, in-8, p. 348.

Mes observations m'ont fait voir que chez beaucoup de personnes, peut-être chez toutes, l'élévation du bras qui dépend évidemment du deltoïde ne va en effet que jusqu'à la position qu'on pourrait à peu près limiter comme étant la prolongation de l'épine de l'omoplate, mais que cette élévation portée à un degré plus haut, se produit en vertu d'un mouvement de rotation qu'exécute l'omoplate au moyen du grand dentelé autour de son angle externe supérieur comme autour d'un axe (1); parce qu'un changement de position du bras poussé plus loin vis-à-vis de l'omoplate se trouve être restreint d'une part par l'épaisseur du muscle deltoïde, d'autre part par l'acromion qui, dépassant en forme de toit la tête de l'humérus, ne permet pas à cet os un mouvement d'élévation plus prolongé. En établissant sur ce sujet un grand nombre d'études comparées, il m'a semblé que cet arrangement des deux os n'était pas l'expression d'une parfaite organisation, et que chez les hommes dont les membres supérieurs présentent une très-grande mobilité, la saillie de l'acromion est moins développée, et placée de telle manière, que cet os n'empêche pas de former un angle quoique obtus et ouvert en haut et en dehors, angle que le bras porté dans son élévation la plus complète peut former avec l'épine de l'omoplate. Si maintenant les fibres du deltoïde, les moyennes surtout,

(1) Depuis ce temps, j'ai eu l'occasion de constater avec une plus grande précision que le trapèze joue le rôle principal dans cette rotation, et que le grand dentelé avec les rhomboïdes ne servent qu'à fixer l'omoplate, pendant cette rotation, dans sa position sur la surface du thorax. J'ai pu démontrer ce fait dans des cas de paralysie du dentelé et du trapèze, où j'ai, moyennant l'emploi du courant constant, restitué l'action du trapèze, en laissant le dentelé dans son état de paralysie. Je publierai ces observations avec de plus longs détails, observations dont l'intérêt est d'autant plus vif que, d'après ma découverte, cette espèce de paralysie dépend d'une *inflammation exsudative* (neuritis nodosa) des nerfs moteurs de ces muscles. (20 mars 1860.)

ont déjà atteint dans l'élévation du bras jusqu'à la position horizontale, leur plus complet raccourcissement, il est évident qu'ils ne peuvent exercer une influence considérable sur une élévation qui va plus loin, et en examinant les muscles de l'épaule, le bras étant très-élevé, on verra en effet, que non-seulement le trapèze et les muscles rhomboïdes sont tendus et raccourcis afin de fixer le squelette de l'épaule; mais encore que tous les muscles insérés à l'humérus, le grand pectoral, le sous-épineux, en partie aussi le grand et le petit rond, même le grand dorsal, se trouvent placés dans le même état. En comparant donc nos observations pathologiques et thérapeutiques des paralysies de l'épaule entre elles, je crois pouvoir émettre, sur l'élévation complète du bras, l'opinion suivante, et rattacher cette élévation à trois mouvements : 1° fixation d'abord de l'omoplate par le grand dentelé antérieur, et le grand pectoral d'un côté, de l'autre par les muscles rhomboïdes et trapèze, et aussi le muscle élévateur de l'angle de l'omoplate, de plus raccourcissement du deltoïde qui produit l'élévation du bras jusqu'à la portion horizontale. 2° Puis il s'opère au moyen du sus-épineux une espèce de luxation subite de l'humérus en bas, luxation par laquelle l'humérus forme avec l'épine de l'omoplate un angle obtus ouvert en haut, pendant que simultanément tous les muscles de la poitrine et de l'omoplate qui s'insèrent à l'humérus restent dans un état de relâchement pour ne pas opposer une résistance au muscle sus-épineux. 3° Dès que cette luxation de la tête de l'humérus s'est opérée, toutes les fibres du grand pectoral et des autres muscles nommés plus haut qui paraissent tendus dans l'élévation la plus complète du bras, si toutefois la portion de ces fibres les y autorise, s'emparent de l'humérus pour le retenir dans cette nouvelle position qui constitue presque une luxation. Ces muscles prennent à cette dernière action des parts différentes, selon que le bras tendu et élevé reste dans le plan de l'omoplate, ou qu'il s'en éloigne soit en avant soit en arrière ; ils se relèvent donc presque les uns les autres complétement dans cette fixation de l'humérus, dès que le bras tendu opère par la circumduction un mouvement qui figure dans l'espace un cône dont la base peut en partie servir de mesure au mouvement que l'acromion permet à l'humérus d'opérer. En considérant ainsi cet ensemble de phénomènes, on voit que la rotation de l'omoplate autour d'un axe quelconque dans le but d'élever l'humérus ne peut être regardée que comme un secours fortuit, appelé à compléter les défectuosités provenant de la disposition anatomique de l'acromion, parfois aussi de la faiblesse des muscles destinés à élever le bras.

Il m'a paru nécessaire de ramener à sa juste valeur la part que prend le grand dentelé dans l'élévation du bras, parce qu'en présence des opinions qui ont cours aujourd'hui, il serait à craindre que quelques médecins, en exagérant cette part, n'arrivent, lorsqu'ils auront à traiter les vices de l'articulation de l'épaule, à laisser détourner leur attention de la véritable cause de la maladie. Quel que soit le changement de position de l'os, il faudra toujours avoir en vue la reproduction de contractions momentanées simultanément dans tous les muscles de l'épaule et de la poitrine qui s'insèrent à l'humérus, et il faudra surtout provoquer les plus fortes contractions dans ceux dont il paraîtra vraisemblable que leur relâchement facilitera de plus la réduction soit au médecin, soit au malade.

Puisque je parle ici de contractions momentanées, on pourrait croire que, dans ces cas, les courants induits seraient indiqués, et que des secousses d'inductions seraient tout aussi efficaces que des secousses d'ouverture et de fermeture du courant constant, pour produire dans les luxations récentes le relâchement des muscles. Mon expérience m'a tout d'abord démontré qu'ils ne produisent pas cet effet lorsqu'ils se succèdent rapidement. Il est vrai qu'avec tout appareil d'induction on obtient à volonté des secousses aussi rares que possible, ayant à la main le marteau de Neef, à chaque ouverture ou fermeture de la chaîne, mais l'expérience montrera bientôt qu'il faut pour provoquer dans de grands muscles des contractions momentanées convenables, des spirales d'induction d'une très-grande force, et qu'alors ces contractions sont très-douloureuses, tandis que l'on reconnaîtra bientôt que par le courant constant, même d'une faible force, on provoquera des contractions momentanées d'ouverture et de fermeture, parce que, appliquant d'abord des courants stabiles, on pourra porter l'excitabilité du muscle au point que toute interruption produira, et presque sans douleur, une vive contraction momentanée (p. 88).

On pourra toujours, dans les cas appropriés, et si l'on n'a pas à sa disposition des courants constants, faire un essai avec des secousses d'induction à intervalles éloignés d'après la manière que j'ai désignée plus haut.

C. *Paralysies traumatiques.* — Je nomme ainsi deux états morbides très-différents quant à leur nature. L'un se rattache immédiatement aux lésions des articulations, aux entorses, aux luxations incomplètes; ils proviennent essentiellement de la persistance de l'inflammation ou des suites immédiates de la lésion. Le second se rapporte aux paralysies qui reconnaissent pour cause un tiraillement, une contusion ou des déchirures de nerfs.

A la suite de *lésions articulaires* qui ne produisent cependant pas d'importantes difformités, la paralysie peut exister d'abord comme symptôme de l'inflammation ou encore comme résidu morbide indépendant, alors que déjà l'inflammation a disparu. Je donnerai quelques exemples de chacune de ces deux espèces.

Un ouvrier d'une fabrique d'indienne de Berlin (n° 645) se foula en travaillant, dans les premiers jours de décembre 1857, l'articulation scapulo-humérale droite; la douleur fut si vive dans l'épaule droite qu'elle ne lui permit pas d'élever son bras. Le médecin crut avoir affaire à un rhumatisme, et, sans examiner l'épaule, lui ordonna pendant trois semaines toutes espèces de frictions; au bout de ce temps, il s'adressa à un autre confrère pour l'électriser d'après la méthode de Duchenne. Le malade fut soumis pendant trois nouvelles semaines à l'action de forts courants induits, qui, selon son propre dire, aggravèrent les douleurs nocturnes. Un de mes malades l'engagea le 28 février à venir me consulter. L'élévation et surtout l'abaissement du bras étaient très-difficiles et très-douloureux; ces divers mouvements donnaient lieu à des craquements dans l'articulation. Le malade ne pouvait soulever une chaise qu'en appliquant le coude sur la hanche. En avant et en arrière la capsule articulaire est très-douloureuse à la pression. Quelques traitements par des courants constants labiles procurèrent bientôt au malade un grand soulagement.

Comme on ne pouvait pas attendre de résultat immédiat, et que, selon toute apparence, il existait un relâchement ou même une déchirure de la face antérieure de la capsule, je renvoyai le malade au commencement de mars. Dans cet intervalle, j'avais encore observé les effets favorables du courant dans les subluxations anciennes. Je fis donc revenir le malade le 1er juin, son état n'avait pas varié depuis le mois de mars.

A partir de cette époque, de huit en huit jours, je le traitai avec un succès de plus en plus favorable, en partie par des courants stabiles dirigés sur l'articulation, et en partie en excitant au moyen de courants labiles les muscles affaiblis et amaigris de l'épaule. La mobilité de l'articulation et la force des muscles, ainsi que la diminution de la douleur, sont évidents ; on perçoit encore seulement quelques craquements à l'élévation du bras; cet état est selon toute apparence lié à la sclérose de la capsule, mais dès qu'on opère ce mouvement, le malade n'éprouve plus de douleurs. Ce craquement ne s'entend plus lorsque le malade abaisse le bras, le malade peut travailler sans difficulté. L'état pathologique avancé qui existe dans l'articulation, ne permet guère d'espérer un rétablissement complet, c'est-à-dire, un état qui permette au malade de soulever un poids avec le bras étendu (1).

Dans ce cas, l'action du courant induit, loin d'avoir été utile, a même été très-défavorable. Duchenne lui-même, comme nous le dirons bientôt, a remarqué que lorsqu'on applique de forts courants induits sur les muscles, on y produit un degré d'excitation telle, que des phénomènes inflammatoires peuvent se produire.

Des foulures d'articulations et les tiraillements musculaires qui en sont les conséquences peuvent également entraîner des phénomènes spasmodiques.

M. le docteur Lehfeld m'adressa pour être soigné, un fabricant de bougies, Salomon Aron, de Neustadt, près Tilsit (n° 733). Il y a six mois, cet homme en soulevant une lourde bassine avec la main gauche, sentit immédiatement une forte douleur dans le tendon du biceps et dans l'articulation scapulo-humérale, douleur qui persiste encore aujourd'hui. Le

(1) A l'occasion d'une communication que j'ai faite, il y a peu de temps, dans une société médicale sur les cas nombreux des subluxations anciennes traitées avec succès par le courant constant, certains chirurgiens très-distingués, tout en reconnaissant les heureux effets du courant constant dans le traitement des lésions musculaires et des exsudations douloureuses, qui se développent dans ce genre de luxations, ont donc des doutes sérieux sur l'efficacité que pourrait avoir le courant dans les cas où la subluxation existe encore. Je ne peux que renvoyer à l'observation citée plus haut et à d'autres que j'ai recueillies depuis ce temps. (Berlin, 20 mars 1860.)

muscle biceps est contracturé d'une façon permanente, le moindre attouchement du tendon, lorsqu'on élève le bras ou qu'on le porte en arrière, occasionne des douleurs que le malade dépeint comme étant très-vives. Lorsqu'il passe un habit il souffre le martyre, parce que la douleur, le spasme et la rigidité s'étendent à tout le bras, et s'irradient même jusqu'à la nuque. L'examen des parties affectées confirme en tous points ces données. Une légère pression exercée sur le tendon du biceps provoque dans ce muscle un spasme tonique, qui se transforme bientôt en un tremblement du triceps ; l'élévation du bras est à peine possible jusqu'à la position horizontale; en outre on trouve une faiblesse du deltoïde amaigri, tension et douleur dans toute l'articulation de l'épaule. Les médecins qui, jusqu'à ce jour, l'avaient traité, avaient tous diagnostiqué un rhumatisme, et par conséquent tous les moyens usités en pareil cas, même les bains sulfureux, avaient été appliqués, mais sans en obtenir le moindre succès. Selon toutes les apparences, il existait dans ce cas une forme de subluxation qui pourrait être désignée, d'après Bonnet, comme une *entorse*, et rapportée à un déplacement d'un tendon (connu dans le cas que Bonnet (ouvrage cité, p. 564) a rapporté d'après W. Cooper (1), et qui à l'état récent fut traité par Cooper par des fomentations émollientes. De forts courants stabiles passant par les muscles provoquent le spasme, de faibles courants au contraire le calment, l'emploi hardi de courants labiles rendit la liberté en tous sens aux divers mouvements du membre. Des courants induits dirigés dans le même sens produisirent plutôt un effet nuisible. Ce ne fut qu'à la sixième séance, que je réussis en excitant des contractions momentanées au moyen de trente éléments de Daniell, et après l'emploi préalable de courants stabiles, que je finis par me rendre complé-

(1) *Myotomia reformata*. London, 1694, p. 149.

tement maître des spasmes des muscles. Dix autres séances complétèrent tellement l'amélioration, qu'elle se maintint et que le malade put travailler sans éprouver aucune douleur.

Je pourrais encore citer, en compulsant dans mon journal, de nombreux exemples de parèses anciennes et douloureuses consécutives à des lésions articulaires, dans lesquelles le courant constant s'est montré efficace en fort peu de temps, tandis que l'emploi de courants induits a produit peu ou point de résultats favorables. Ne voulant pas trop abuser de la patience du lecteur, je ne puis cependant pas m'empêcher de rapporter encore ici un des exemples les plus frappants de l'efficacité thérapeutique du courant constant.

Le 6 août 1856, vint à ma consultation le sieur Joseph Wanke (n° 35), ancien maître d'hôtel, âgé de 65 ans. Il y a dix ans, il fit une chute sur l'épaule droite; depuis cette époque, il ressent à chaque élévation du bras de fortes douleurs dans l'articulation scapulo-humérale; il y a faiblesse et tremblement qui offre une certaine persistance, même lors de l'abaissement du bras. Je lui fis passer pendant cinq minutes, selon la méthode usitée en pareil cas, par tous les muscles de l'épaule des courants stabiles de vingt-deux éléments. « Le malade se sent soulagé et soulève plus fortement sans trembler le bras; » mais comme il existe encore à la pression une douleur de toute la capsule articulaire, je l'engage à s'y faire poser des ventouses, ne pensant pas encore à cette époque faire intervenir le courant dans le traitement des inflammations. Mon journal n'indique pas que ce malade soit revenu, mais j'appris plus tard, par le médecin d'abord, puis par la propre fille du malade qui venait me voir pour se faire traiter elle-même, que son père, sans l'emploi d'autres moyens et rien qu'à la suite de cette seule séance, avait complétement recouvré le libre usage de son bras. Il est évident que, dans ce cas, la faible stase qui existait encore dans les vaisseaux sanguins avait été enlevée par l'activité musculaire que les courants avaient de nouveau développée.

On voit donc que dans les états morbides mentionnés en dernier lieu, qui souvent sont composés d'inflammation, de paralysie et de spasmes, les effets catalytiques, anti-paralytiques et antispasmodiques du courant se montrent dans leur réunion la plus complète, et d'une manière si décisive, que la dégénérescence de la capsule articulaire seule paraît être l'unique obstacle qui s'oppose à leur action. Je ne trouve mentionné aucun exemple de ce genre dans mon journal, autre que celui qui a rapport à un des malades que j'ai eu occasion de traiter par les courants constants, au mois de septembre 1856, à Paris, et qui se trouve être le concierge du célèbre et trop regretté zoologiste Charles-Lucien Bonaparte, prince de Canino. C'était un homme âgé qui, il y a de longues années, avait fait une chute à la suite de laquelle il lui était resté une paralysie de l'épaule droite, de manière à ce qu'il pût à peine soulever son bras jusqu'à former un angle de 90 degrés. En présence de M. Pasquier, je fis passer des courants stabiles dans les muscles de l'épaule qui rétablissent immédiatement la mobilité, mais le lendemain elle était redevenue plus difficile. Cette récidive reconnaissait pour cause, selon toutes les apparences, une sclérose de la capsule articulaire vers les bords de l'acromion, et quoique je réussisse à rendre une seconde fois la mobilité à l'articulation, il n'était pas douteux qu'une pseudo-ankylose était en voie de formation.

Il existe des parèses chroniques, principalement des muscles de l'épaule *droite* qui sont liées à des états inflammatoires de l'articulation, et dans lesquelles on arrive à peine, soit par l'anamnèse, soit par les symptômes existants, à diagnostiquer sûrement, si ces états sont d'origine purement traumatique, ou bien encore si des causes rhumatismales ne sont pas en jeu. Il existe conjointement de la faiblesse, quelquefois aussi de l'atrophie musculaire, surtout du deltoïde, difficulté ou impossibilité d'élever le bras plus haut, jusqu'à la position horizontale, ou à porter les mains sur le dos; ce dernier mouvement surtout occasionne de violentes douleurs, et une tension dans la partie antérieure de la capsule articulaire, la pression sur toute cette région est également douloureuse. — Le malade dit, qu'à la vérité, il s'est fatigué avant le début du mal, mais qu'il croit aussi à la possibilité d'un refroidissement. Dans ce cas, il est très-important d'examiner l'état général et notamment les urines. Lorsqu'il y a tendance à des douleurs vagues, erratiques, et qu'il se forme dans l'urine des dépôts d'acide urique, il est probable que, dans ce cas, il existe une dyscrasie rhumatismale, et il faudra traiter et considérer ces états comme il sera indiqué plus bas pour le rhumatisme articulaire. Mais lorsqu'on ne trouve aucun signe d'une affection rhumatismale, on peut immédiatement commencer le traitement local, et mon expérience me permet de pronostiquer que, dans presque tous ces cas, le traitement sera suivi d'un plein succès. Le traitement consiste d'abord dans l'emploi de courants stabiles qui ne doivent pas être trop douloureux, et qu'on fait passer pendant plusieurs minutes (jusqu'à 10), au moyen de larges boutons humides par la capsule articulaire enflammée, et surtout par les parties qui à la pression sont très-douloureuses. En répétant journellement ce traitement, il peut arriver qu'au début il se produise une augmentation des douleurs; dans ce cas, on suspendra le traitement pendant un ou deux jours, jusqu'à ce que l'articulation soit revenue à sa température normale. Il faudra toujours suivre cette règle là où l'inflammation prédomine. Mais lorsque les phénomènes de la paralysie ou de l'atrophie sont prédominants, il faudra appliquer l'un des électrodes sur la partie douloureuse de la capsule, et provoquer au moyen de l'autre électrode des contractions momentanées labiles dans les muscles affaiblis. On peut, comme d'ailleurs je viens de le montrer dans cet exemple d'une parèse articulaire traumatique ancienne, négliger tout à fait l'inflammation de l'articulation, lorsqu'elle n'est pas très-forte, et commencer immédiatement par des courants stabiles, ou mieux encore par des courants labiles, à augmenter la puissance fonctionnelle des muscles dont l'activité, qui ordinairement se rétablit bientôt, suffit pour égaliser de faibles troubles circulatoires. Dans les cas où cette dernière circonstance ne se produit pas, la guérison de la parèse et de la contracture, qui peut la compliquer, ne sera que passagère; il faudra n'avoir alors en vue que l'inflammation articulaire, attendre qu'elle soit amendée à un point tel qu'elle ne s'oppose en aucune façon à une excitation soutenue et durable des muscles. Mais lorsque l'inflammation articulaire, peut-être à la suite d'une irritation spéciale, partant des nerfs de l'articulation et des tendons, se complique d'une contracture spasmodique des muscles, comme cela se trouve expliqué dans un exemple cité plus haut, on arrivera alors facilement et le plus rapidement au but en provoquant des contractions momentanées, après avoir toutefois employé d'abord les courants stabiles. En agissant ainsi, on observera rarement un cas où l'emploi mesuré et réfléchi du courant ne sera pas en état de procurer au malade le plus grand soulagement possible. Malgré ces faits, lorsqu'une entière guérison doit être obtenue par ce traitement, il demandera parfois une grande patience de la part du médecin comme du malade, d'autant plus que, la maladie étant ancienne, le malade est hors d'état de garantir son membre affecté de diverses influences de la saison dans laquelle on se trouve, ou de la fatigue à laquelle il est soumis. Nous montrerons plus tard que le pronostic du traitement serait tout différent si tout d'abord on n'épuisait pas l'arsenal thérapeutique, avant d'avoir recours au courant galvanique, et si dès le début de l'affection on employait le courant, on verrait, j'ose même le prétendre, se développer rarement ou point ces états parétiques inflammatoires, qui usent pour ainsi dire l'existence de ceux qui en sont atteints.

Ici se présente tout naturellement cette question, jusqu'à quel point on peut dans ces cas employer le courant induit. Sur ce, ni Duchenne ni ses adhérents ne fournissent aucune donnée précise ; il paraîtrait même, d'après les remarques citées plus haut, que le courant induit serait plutôt nuisible qu'utile. Il me semble cependant que ce fait ne peut s'appliquer qu'à l'emploi par trop énergique du pinceau métallique qui, d'après les indications de Duchenne, doit être employé à cause « *du trouble de sensibilité* » qui existe.

Mes expériences me permettent de supposer que des médecins qui n'ont pas à leur disposition des courants constants, procuraient à leurs malades une guérison sinon rapide et complète, du moins un notable soulagement des douleurs en faisant passer journellement pendant environ dix minutes des courants induits très-peu forts par l'articulation enflammée, en se servant de réophores très-larges (de 2 à 3 pouces) enveloppés d'éponges ou de linges humides, *sans chercher toutefois à provoquer des contractions musculaires*. Je ne dois pas omettre d'ajouter qu'il m'a paru quelquefois utile, lors même de l'application du courant constant, d'employer de temps à autre de la manière indiquée les courants induits, dans le but de déprimer l'excitabilité des nerfs augmentée outre mesure.

L'exposition des faits, tels que je les ai donnés jusqu'ici, paraît démontrer que l'inflammation traumatique, la parèse et l'atrophie secondaires qui se développent à la suite de cette inflammation sont des états intimement liés entre eux, et me permettra encore d'ajouter quelques mots sur les paralysies traumatiques prises dans un sens plus restreint.

2° *Paralysies consécutives à des lésions des nerfs et des muscles*. Duchenne a traité ce sujet (1). Il dit lui-même que ce chapitre « sera, je crois, l'un des plus importants « de ceux que j'ai à publier sur la valeur de la faradisation « localisée appliquée à la thérapeutique. » Comme premier exemple, il cite celui d'un tailleur, âgé de 25 ans, entré à l'Hôtel-Dieu le 3 février 1850 pour une luxation scapulo-humérale. Elle fut réduite par l'anesthésie au moyen du chloroforme, une paralysie de presque tous les muscles du bras en fut la suite, quoique l'intégrité des nerfs sensitifs fût complète. Le bras seul, à la faveur du grand pectoral, pouvait être ramené en avant, mais l'élévation était complétement empêchée. En l'espace d'un mois, le volume du membre diminua peu à peu, les muscles s'émacièrent, *malgré un traitement électrique qu'on entreprit alors*. La plupart des muscles sont insensibles à l'excitation faradique, et le mouvement volontaire ne se rétablit que dans ceux qui, comme le muscle deltoïde, sont encore sensibles à l'excitation électrique. Le traitement dut bientôt être suspendu à cause de violentes douleurs dans le bras : quand elles furent dissipées, les muscles du bras et le long supinateur étaient presque aussi développés que ceux du côté sain, *sans cependant que les plus forts courants pussent y provoquer une contraction*. Le même phénomène se produisit pour les muscles de l'avant-bras. Le traitement de ce malade n'était pas encore terminé en février 1852, c'est-à-dire *deux ans après l'accident*. Duchenne est convaincu que, s'il avait été continué, il eût été suivi sans aucun doute d'un succès complet. Comme on pourrait supposer que l'amélioration à cause de la longueur du traitement ait été spontanée, Duchenne ajoute (p. 643) « que la faradisation ne « peut donner la vie à des muscles privés de l'action nerveuse,

(1) *De l'électrisation localisée*, p. 632.

« et que son influence n'a pu apparaître que lorsque les nerfs « ont permis à l'influx nerveux d'arriver librement jusqu'à eux. » Duchenne observe (p. 644) que dans les paralysies traumatiques des nerfs, qui *sont modifiées* par la faradisation locale, la contractilité électrique ne se rétablit pas, même lorsque les fonctions normales des muscles se sont rétablies; d'où l'on pourrait conclure que l'acte de raccourcissement musculaire n'est pas nécessaire pour obtenir par le courant induit des effets que d'ordinaire on attribue à son action.

Duchenne rapporte encore plusieurs cas de paralysies traumatiques compliquées en partie d'atrophies, dans lesquelles le courant induit a encore une action plus ou moins favorable. Après une lésion du plexus brachial, il y eut paralysie et atrophie de tout le bras. Cet état fut amélioré par la faradisation en quatorze séances. Le courant induit se montra encore utile dans une paralysie atrophique de la main, à la suite d'une contusion du nerf cubital, de même que pour une paralysie atrophique du deltoïde et du long supinateur par cause traumatique. Duchenne (p. 652) rapporte l'observation d'une paralysie atrophique du membre supérieur survenue tout à coup pendant le sommeil, et dans laquelle la faradisation resta insuffisante; mais, par contre, le proto-iodure de mercure se montra très-utile (probablement pour causes syphilitiques). Plusieurs exemples d'atrophie et de paralysies provenant de contusions ou de lésions des nerfs sont encore cités, dans lesquels la faradisation s'est montrée très-utile; mais certes, le cas le plus intéressant, est celui d'Albert Masset (p. 658) auquel on a joint des figures présentant les différentes attitudes du bras malade. Duchenne n'obtint sa guérison qu'en persévérant pendant deux ans dans l'emploi des courants induits. Pour la partie méthodique, Duchenne veut (1)

(1) *De l'électrisation localisée.* Paris, 1855.

(p. 702) que plus un muscle est atrophié, et sa contractilité diminuée, plus il doit être longtemps soumis à l'excitation électrique, plus le courant dirigé sur lui doit être intense et les intermittences rapides. Mais lorsqu'on voit la sensibilité s'exalter, il est prudent de n'agir qu'à intermittences éloignées et avec un courant modéré, et même d'éloigner les séances sous peine de provoquer des névralgies difficiles à réprimer, et quelquefois même des phénomènes inflammatoires. Pour éviter la fatigue ou la *courbature électrique*, il faut passer rapidement sur les muscles, et donner rarement à chaque muscle plus d'une minute de traitement. En moyenne un traitement pour amener la guérison est de deux à trois mois.

Je n'ai pas eu occasion encore de traiter des cas aussi nombreux et si avancés de paralysies atrophiques traumatiques (1). Cependant j'ai lieu de croire que les observations dont je vais donner un court résumé, me permettront de dire que dans ces états morbides, les effets du courant constant laissent bien loin en arrière ceux produits par les courants induits.

Georges K... (n° 148), âgé de 13 ans, fils d'un employé à L..., demeurant chez ses parents à Berlin, tomba au mois d'octobre sur la main gauche, se cassa le cubitus, et selon tous les symptômes se luxa le radius dans l'articulation radio-carpienne. Le médecin ordinaire de la maison appliqua sans le secours du chloroforme un appareil de papier mouillé qu'on laissa en place pendant cinq semaines, mais qu'il fallut fendre en présence de la tuméfaction et de la suppuration qui s'étaient développées dans cette région. La suppuration ayant cédé au bout de quatre semaines, en soulevant l'appareil on

(1) Depuis 1858, j'ai traité, par le courant constant, un plus grand nombre de paralysies traumatiques, qui ne serviront qu'à affirmer les résultats que je vais exposer.

trouve : la main en pronation et en flexion par suite de la torsion de l'articulation radio-carpienne; les doigts fléchis en crampons, raides, inflexibles à cause de l'ankylose de l'articulation moyenne : on avait négligé, en appliquant l'appareil, de donner aux doigts une position convenable, et par contre empêché la circulation de s'y produire. Les dernières phalanges et la paume de la main étaient insensibles, selon toute apparence, à cause de la lésion du nerf médian qui avait eu lieu au point où la suppuration s'était établie.

Il y a trois mois, le malade se brûla la face dorsale des phalanges moyennes des doigts insensibles, et aujourd'hui (26 avril 1857), jour de l'examen, les plaies ne sont pas encore guéries. Le mouvement de l'articulation radio-carpienne et dans les doigts est tout à fait impossible ; toute cette région est raide comme du bois, les doigts ne peuvent s'éloigner les uns des autres, ils sont recourbés en griffes vers la paume de la main, et tout à fait inflexibles. Paralysie atrophique complète de tous les muscles de l'avant-bras, en tout semblable à ce qui se passe dans la dernière période de l'atrophie progressive. Douleurs vives dans l'articulation radio-carpienne provenant encore de l'appareil ; de forts et douloureux courants induits ou constants ne parviennent pas à produire des contractions dans les muscles paralysés.

A l'époque où ce malade vint me consulter, le mode d'emploi du courant constant dans les paralysies et les atrophies n'avait pas encore dépassé, pour moi, les courants stabiles; j'étais alors très-occupé à rechercher la valeur antiparalytique des alternatives polaires. (Ce ne fut que le mois suivant que je trouvai à employer les courants labiles), moins encore à cette époque avais-je porté mon attention et mes études sur les effets catalytiques du courant qui étaient si bien indiqués dans ce cas, à cause de l'état inflammatoire dans lequel se trouvaient les différentes articulations. Le seul et unique but que j'avais en vue, était d'obtenir la guérison de cette paralysie atrophique par l'emploi de courants stabiles. Cette situation rend donc d'autant plus remarquables les effets du courant constant, que je vais les donner tels qu'ils sont consignés dans mon journal. Dès la première séance, j'y trouve inscrit :

« Trente éléments de Daniell, courant descendant, stabile « par les fléchisseurs pendant plusieurs minutes. Un courant « de quarante à cinquante éléments de Daniell par la main « (alternatives polaires) rend la mobilité un peu possible à l'ar- « ticulation radio-carpienne et aux doigts. Trente à quarante « alternatives polaires par les extrémités des doigts et de la « main permettent une légère extension de la main dans « l'articulation radio-carpienne.

« 27 avril. La mobilité obtenue dans la séance d'hier a « persisté. *La sensation est revenue dans la paume de la « main.* Même traitement que ci-dessus. Très-bons effets « sur le mouvement de tous les muscles du carpe.

« 29 avril. Le malade est allé, sur ma demande, visiter « hier son médecin ordinaire pour lui montrer l'améliora- « tion de la main ; il n'eut pas le courage de lui avouer qu'il « se faisait soigner par moi. Il permet à ce praticien de l'élec- « triser et de pratiquer l'extension de la main au moyen de « poids (1). A la suite de cette manipulation, la main de- « vint enflée et la mobilité disparut. L'amélioration se rétablit « immédiatement en répétant mon premier traitement. M. le « docteur Tillner de Saint-Pétersbourg assistait à cette séance.

« 30 avril. L'amélioration d'hier continue, elle augmente « même aujourd'hui. Les mouvements des doigts deviennent « plus libres.

« 1er mai. L'amélioration a persisté, de nouveaux mouve-

(1) J'étais probablement la cause innocente de ce traitement, par mon travail, qui venait de paraître sur les effets des courants induits sur l'extensibilité musculaire.

« ments en tous sens apparaissent dans le pouce, le petit doigt, « etc., etc.

« 4 mai. *Un bain de mains galvanique* de 30 à 40 éléments de Daniell pendant dix minutes (durée des autres « séances); fourmillement dans la main le long des lignes « d'union des électrodes baignés dans l'eau ; il y a un léger « relâchement musculaire, mais en somme, on trouve moins « d'effets visibles que quand les courants agissent immédia-« tement sur les muscles.

« 5 mai. Des courants passant par la main, principalement « par les muscles interosseux lombricaux, rendent les « doigts plus mobiles. Les douleurs des os du métacarpe pen-« dant que les doigts agissent, diminuent. On peut ouvrir les « doigts au point de voir leur face palmaire, et le malade « peut déjà avec ses doigts fléchis saisir les miens et les pin-« cer. »

Les autres effets obtenus pendant les six autres séances jusqu'au 13 mai ne se trouvent pas consignés dans mon journal. Mais je me rappelle que, malgré cette rapide amélioration, je conseillai au malade d'aller trouver un chirurgien que je lui nommai, afin de laisser faire au moyen de l'anesthésie l'extension forcée des doigts, et de revenir me voir plus tard. Le malade rentra dans un hôpital de province qu'il quitta il y a peu de temps « *presque guéri.* »

En présence de la lenteur des effets du courant induit, Duchenne se voit souvent obligé de conserver certains doutes, et de se demander si, dans des cas semblables, les résultats obtenus doivent se rapporter à la continuation prolongée du traitement; car nous avons pu le voir, les effets favorables ne se développent que quelque temps après la faradisation. Mais de pareils doutes ne peuvent s'élever quant au courant constant. L'observateur assiste, pour ainsi dire, heure par heure, jour par jour, à la disparition des gonflements articulaires, et au réveil des masses musculaires atrophiées. Le muscle paralysé ne réobtient non-seulement l'excitabilité à l'égard du courant, mais encore il se trouve de nouveau replacé sous l'empire de la volonté, si toutefois il n'y a pas interruption dans le trajet nerveux, et si le courant n'a d'autres effets à produire que d'éloigner certains exsudats pesant sur le nerf ou d'augmenter la faculté endosmotique des muscles qui a été diminuée par le long manque d'activité et le défaut d'innervation.

Dans l'exemple cité en dernier lieu, le résultat a été amoindri par la déformation des os, l'action du courant a été plus utile chez la malade citée plus haut (p. 290), chez laquelle consécutivement à des tumeurs dans les fléchissures de l'avant-bras droit, il existait une atrophie complète des extenseurs et de tous les muscles de la paume de la main. Il ne suffisait pas pour donner aux muscles atrophiés une plus grande obéissance à la volonté, un plus grand volume et une puissance fonctionnelle plus forte pour délivrer la tumeur des douleurs et de la tension seulement, il fallait de plus encore développer une action immédiate sur les muscles eux-mêmes. On atteignit ce but pour les extenseurs de l'avant-bras en employant le moyen suivant. L'un des deux électrodes qui devaient produire les phénomènes catalytiques dans les tumeurs était appliqué sur les extenseurs pour augmenter à la fin de l'influence stabile, par des contractions labiles, le volume et la force des muscles. Les muscles de la main exigèrent aussi un semblable traitement, dont l'effet se manifesta surtout par la liberté progressive de tous les mouvements, et par l'aptitude croissante de la main au travail.

Je puis citer plusieurs cas de paralysies traumatiques qui, n'ayant pas encore entraîné à leur suite une atrophie complète de la région lésée, ont été guéris par l'emploi exclusif du courant constant, et cela en quelques séances. Le plus ancien de ces cas est celui de Charles S..., menuisier, âgé de 39 ans, qui vint à ma consultation le 3 août 1856. Quatre jours auparavant, dans une rixe avec des agents de la police, il fut appréhendé au corps, eut les deux bras garrottés par une corde qui détermina une très-vive constriction des membres. Depuis cette époque, il éprouve un engourdissement et une parèse dans les deux bras. Les phénomènes sont plus développés à droite, notamment sur le trajet du nerf radial, qui, selon toute apparence, avait été fortement serré contre l'humérus par le lien constricteur. Les plus forts courants dirigés dans le domaine du nerf paralysé ne sont pas sentis et ne sont guère plus efficaces quand je les fais passer par le muscle. Le jour suivant cependant, en employant les courants stabiles sur le lieu même de la striction, je rétablis la faculté de conduction des nerfs. Je répète le même traitement le 5 août, à la suite duquel le malade peut fléchir et étendre la main quand les doigts sont écartés.

Le 25 octobre 1856, l'ébéniste Nawratki de Alt-Landsberg (n° 248), me fut adressé par M. le docteur Fock, assistant de Langenbeck. Se trouvant assis il y a environ trois semaines, sa jambe gauche s'engourdit, et, lorsqu'il voulut marcher, son pied se tourna en dedans. Depuis ce temps, l'engourdissement sur le dos du pied et la faiblesse des muscles animés par le nerf péronier persistent à un tel point que le malade ne peut étendre ni les doigts de pied, ni le pied lui-même dans l'articulation tibio-tarsienne, et que, par conséquent, il éprouve de très-grandes difficultés dans la marche. Les notes abrégées de mon journal portent que des courants stabiles passant par le nerf sciatique, les branches du poplité, et surtout le nerf péronier, soulagèrent à la vérité le malade au bout de deux séances (25 et 26 novembre); mais, comme le résultat n'avait pas été définitif, le malade voulut quitter Berlin pour rentrer chez lui afin de se disposer à pouvoir séjourner un plus long espace de temps dans notre ville.

Le 20 février 1858, j'appris par la belle-sœur de ce malade, qui vint me consulter pour sa fille, qu'à son retour à la maison une amélioration si considérable et si progressive s'établit, qu'il ne crut pas devoir interrompre ses travaux pour venir de nouveau se faire traiter chez moi.

Des observations faites plus tard m'ont pleinement convaincu que, dans les paralysies qui proviennent de l'engourdissement des membres, des courants stabiles agissant dans le domaine des nerfs comprimés, n'ont qu'une action curative très-lente, tandis que de forts courants labiles, accompagnés même de quelques interruptions, et appliqués de la même manière que les premiers, amenaient une guérison rapide en provoquant des contractions momentanées et des contractions toniques. Un exemple de ce genre est fourni par le menuisier Till (n° 579). Le 13 mai 1857, ce malade fut atteint d'une apoplexie cérébrale avec *hémiplégie consécutive gauche*. Il passa quelque temps à l'hôpital, où il fut atteint d'une paralysie passagère de la *jambe droite*, causée selon toute apparence par une compression du nerf sciatique. Plus tard, au mois d'août, pendant le sommeil, il fut pris d'une paralysie du nerf cubital, lésion sur laquelle il fixa peu son attention à l'époque (7 octobre 1857) où il vint me trouver pour son hémiplégie ; mais, dès le 22 novembre, le malade me fit observer que tous les doigts de la main droite se trouvaient fléchis (par la contracture des fléchisseurs), et que sa main maigrissait à vue d'œil. Une application de courants stabiles resta sans effet, et il me fallut employer (le 25 novembre) d'énergiques courants labiles provenant de 40 jusqu'à 50 éléments de Daniell, le long du trajet des nerfs cubital, médian, radial et dans la région du coude, pour permettre au malade l'extension de tous les doigts. Je pus bientôt reprendre (le 2 décembre) le traitement de l'hémiplégie gauche ; mais je fus obligé de le suspendre pendant quelque temps pour diverses raisons. Le malade, à son retour à mon dispensaire, le 21 mars 1858, se servait parfaitement de *sa main droite*. Il nous paraît inutile d'appeler l'attention sur la valeur de cette observation au point de vue du diagnostic, car, dans les paralysies centrales, on est très-facilement porté à regarder toute nouvelle paralysie survenant dans un muscle comme une nouvelle conséquence de l'extension du trouble central.

Je citerai encore le cas de paralysie traumatique suivant. Bertha Graetzel (n° 313), servante, âgée de vingt-trois ans, se fit saigner, il y a deux ans, au dos du pied pour cause d'aménorrhée. Dans cette opération de petite chirurgie, on intéressa une branche du nerf cutané interne dorsal qui, comme on le sait, suit le trajet du tendon du long extenseur du grand orteil. Depuis cette époque, il y a une faiblesse avec un engourdissement de la face antérieure externe de la jambe jusqu'à la petite cicatrice ; les orteils, au contraire, sont complétement sains. Dans la marche, la pointe du pied tombe en avant et la malade se heurte contre les pierres ; tumeur douloureuse sur le dos du pied provenant, selon toute apparence, d'un exsudat dans la gaîne des tendons ; tension dans le mollet ; le pied est froid et la pointe se trouve toujours en dedans. Dans la première séance (15 novembre), je dirige le long du trajet des nerfs intéressés, en alternant la direction par de rares intermittences, jusqu'à la tumeur du dos du pied, pendant environ 6 à 8 minutes, de forts courants stabiles provenant de 50 à 60 éléments de Daniell. A la fin de ladite séance, il se produit une modification, surtout durable, des parties lésées. Huit jours après (22 novembre), la malade m'annonce qu'elle éprouve moins de douleur et que la marche est moins pénible. La pointe du pied tombe moins, il est plus chaud, et la tumeur du dos du pied, ainsi que la tension dans le mollet, tendent à disparaître. Un essai comparé avec les courants induits produit un résultat négatif; mais une nouvelle application d'un courant de 50 éléments de Daniell, que je fais passer immédiatement après eux dans le pied, provoquant par de rares interruptions des contractions momentanées, rendent la marche plus facile encore. Le 25 novembre, la malade se déclare satisfaite de sa jambe et de son pied, et ne se plaint plus que d'une faiblesse dans la cuisse ; je fais immédiatement disparaître cet état en faisant passer par de rares interruptions des courants stabiles de minute en minute par le muscle droit antérieur, vaste externe, etc. A la suite de cette dernière opération, la malade me quitte guérie.

Auguste Alberstadt (n° 561), ébéniste, agé de trente-huit ans, souffre depuis neuf jours, à la suite d'une grande fatigue, de fourmillement, d'engourdissement, de paralysie dans tout le domaine du nerf radial. En serrant le poing, la main se fléchit aussitôt, et le malade n'est plus capable d'étendre le poing. Il ne peut qu'exercer une faible pression en nous donnant la main, et il lui est impossible de pouvoir soulever une chaise. On a employé, mais sans aucun succès, des bains et des frictions. Déjà, à la première séance (24 juillet 1857), soulagement marqué; mais ce n'est qu'à la suite de la deuxième (26 juillet) qu'il peut étendre sa main, et, après la troisième, il lui est possible de soulever une chaise le bras et la main étendus. J'ai appris plus tard, par un autre patient, que la guérison s'était parfaitement maintenue.

Il arrive très-fréquemment qu'à la suite d'excessifs travaux les ouvriers éprouvent des douleurs et des faiblesses dans les muscles. L'application de courants stabiles, ou mieux encore des courants labiles, les enlèvent immédiatement. Les douleurs paraissent se rattacher à une région nerveuse ou musculaire déterminée. L'ouvrier ébéniste Münchhofe, âgé de vingt-neuf ans (n° 434), éprouvait depuis quelques jours, à la suite d'un fatigant travail, une douleur et une faiblesse dans les mouvements du bras droit, dans le deltoïde postérieur, le trapèze et le long supinateur. Des courants stabiles de 30 éléments de Daniell, passant en direction descendante par les muscles sus-nommés pendant deux minutes, guérirent instantanément le malade. — Lehmann, ouvrier en bateaux (n° 357), âgé de 43 ans, chargé d'un travail fatigant à une grue, souffre depuis de longues années de douleurs et de faiblesses dans les deux bras, aux points d'insertions inférieures des deux deltoïdes. Depuis ces derniers temps, les douleurs sont plus vives la nuit, et chaque fois qu'il porte la main à la bouche, il se produit une tension dans l'épaule droite ; au toucher, les muscles sont durs et raccourcis. Après la première séance, comme le malade me le rapporte lui-même joyeusement, cinq jours après, les douleurs ont disparu à un tel point qu'il a pu travailler sans efforts. Il n'existe plus qu'une faible tension dans les muscles de l'épaule droite, tension que je fais disparaître instantanément. On produit les meilleurs effets du courant en les promenant circulairement autour des points douloureux.

Je rapporterai encore un exemple intéressant d'une telle faiblesse provenant de fatigues excessives, quoique les effets catalytiques du courant y prennent une très-faible part.

Édouard Vaucher (n° 668), voiturier, âgé de 25 ans, se présente le 19 mars 1858 à ma consultation. Santé antérieure parfaite, très-actif et très-sobre. Il y a quelques années, à la suite d'une fièvre typhoïde qui l'arrêta pendant 6 mois, il perdit beaucoup de sa force, qu'il ne put plus jamais recouvrer. Depuis l'automne 1857, à la suite de fatigues extraordinaires, il éprouve des douleurs dans tout le corps, particulièrement dans les articulations des bras et des jambes ; dès qu'il se fatigue un peu, il faiblit et tremble, surtout il maigrit à vue d'œil ; sa force musculaire a tellement diminué, qu'anciennement il portait facilement des poids de 3 à 4 quintaux, et aujourd'hui il peut à peine en soulever un seul. Depuis quelques jours il a dû cesser tout travail. En soulevant une chaise à bras tendu, il éprouve de la douleur dans les extrémités supérieures et inférieures. Lorsqu'il se déshabille tous les muscles tremblent. Le tremblement est plus sensible au muscle droit antérieur de la cuisse ; il est même tellement fort que l'on voit la rotule s'élever et s'abaisser. La station debout sur un pied est à peine possible. Je commence immédiatement à faire passer par les muscles de la cuisse des courants labiles ; ils produisent à peine un épaississement des muscles et n'ont aucune influence sur la force des extrémités. Le jour suivant, même traitement pour les extrémités supérieures, même résultat négatif. Le 21 mars, le malade me répète ses plaintes. Je reprends le traitement des jambes au moyen de courants labiles sans succès visible; mais après avoir fait passer pendant quelques minutes un courant labile de 30 à 40 éléments de Daniell, suivant le trajet et sur les côtés de l'épine lombaire et sacrée, le malade peut immédiatement se tenir sur ses jambes sans trembler. — Le 22 mars, il me dit qu'en rentrant chez lui il avait senti que ses jambes étaient plus fortes et que les douleurs dans la jambe gauche paraissaient diminuer; mais que, dans les deux bras, il en éprouvait encore de très-violentes, surtout dans la direction des troncs nerveux. Des courants de 30 éléments de Daniell passant par les muscles et les nerfs des deux bras restent sans effet. — Le 23 mars, le malade se plaint de nouveau que la faiblesse générale augmente ; j'avoue qu'en présence de cette persistance des symptômes son état m'inspirait des craintes sérieuses; surtout d'après l'analogie avec certains cas (que je décrirai plus tard), je croyais voir chez ce malade un commencement d'atrophie générale paralytique progressive. — Le 23 mars, je résolus de faire passer à travers de larges réophores et en direction ascendante et descendante, le long de toute la colonne vertébrale, des courants assez douloureux et rougissant la peau, labiles de 40 éléments de Daniell. — Le 28 mars, le malade me rapporte que, depuis la dernière séance, il se porte mieux, se sent plus fort et éprouve moins de douleurs dans les membres. — Le 28 mars, même traitement. Amélioration progressive, emploi de 50 éléments de Daniell. — Le 29 mars, le malade se réjouit beaucoup de la diminution des douleurs dans les membres et de l'augmentation de ses forces. Je reprends alors le traitement local des membres, et je commence par les bras. Il se produit une rougeur de la peau; *les muscles se gonflent*, ce qui, auparavant, ne pouvait être produit. — 30 mars. — La force dans les mains a augmenté, comme le prouve l'élévation de la chaise par le bras tendu. Des courants labiles donnent aujourd'hui un *fort gonflement musculaire*. — 3 avril. L'amélioration progresse. Le malade a un peu travaillé, *l'épaississement musculaire des bras persiste*. Douleurs existant encore dans l'épaule gauche. Je soumets tous les muscles de l'épaule à un traitement analogue ; les masses musculaires reparaissent d'une manière marquée, le malade peut reprendre ses travaux. Il est vrai qu'il serait difficile de dire ici si la suspension du travail (du 16 au 30 mars) n'a pas une certaine part à la guérison. Cependant, dans cet exemple, les faits parlent d'eux-mêmes ; ils permettent de croire que, dans ce cas, il existait une altération de la substance de la moelle, pareille à celle qu'on observe quand des nerfs isolés sont soumis à de violentes fatigues, et que ce n'est qu'après que l'on avait guéri le trouble central qu'il devenait possible aux courants de manifester leurs effets ordinaires antiparalytiques et cutrophiques sur les nerfs et les muscles. Cette observation a donc quelque valeur pour démontrer certaines propriétés antiparalytiques du courant dans une acception plus restreinte ; et, quant à ses rapports méthodologiques, nous y reviendrons dans le chapitre où nous traiterons des paralysies centrales. Le lecteur y trouvera aussi des observations diverses qui confirmeront en partie l'explication que je viens de donner, et lui feront voir de quelle manière les phénomènes se rattachant les uns aux autres rendent vraisemblable que parfois sous le rapport pathologique et thérapeutique, les troncs nerveux se comportent à l'égard de la moelle, comme les branches nerveuses se comportent à l'égard des troncs nerveux (1), c'est-à-dire que les effets favorables du courant sur les nerfs n'apparaissent qu'après que la moelle a été placée dans un état parfaitement convenable de conduction.

II. — EFFETS ANTIRHUMATISMAUX.

Si l'excitation des nerfs sensitifs peut, par l'action reflexe, produire la diminution et la dilatation du calibre des vaisseaux (p. 254), et si elle a une influence sur la sécrétion de la peau (p. 138), la théorie névropathologique de l'origine des rhumatismes n'est pas dénuée de tout fondement. Il est vrai que l'hypothèse suivante est la plus favorable à cette question, à savoir, qu'une sécrétion répercutée ou retenue dans les humeurs (sang et lymphe) provoque une dyscrasie dont les conséquences peuvent être limitées aux points sur lesquels l'agent nuisible a agi, ou bien encore peuvent se localiser dans les tissus qui, en raison de leur texture ou de leur composition chimique, sont plus susceptibles d'être frappés par l'altération ou la modification de ces humeurs. Par ces considérations, je tiens à prouver ma tendance favorite à la théorie huméro-pathologique des rhumatismes, cette manière de voir, de nos

(1) Voyez plus haut, p. 96.

jours, compte parmi les médecins peu de contradicteurs sérieux.

L'observation journalière nous montre que, dans des conditions diététiques convenables, notamment sous l'influence d'une température élevée qui favorise la mutation de matières, la dyscrasie rhumatismale peut ne pas se développer ou s'étendre d'elle-même. Le grand nombre de remèdes qu'on recommande, comme devant toujours abréger la durée de la dyscrasie, prouve deux choses : ou qu'aucun de ces moyens n'agit contre la modification chimique des humeurs, ou que cette même modification, étant d'une nature très-diverse, doit céder à des moyens très-divers. Un nouvel agent antirhumatismal doit donc, avant tout, répondre à cette question : Peut-il être rangé dans la série des spécifiques, ou dans celle des altérants, ou bien encore dans cette série de moyens qui ne tendent qu'à guérir ou à modérer certains états consécutifs locaux de la dyscrasie?

Qu'on veuille se rappeler (p. 164) quelles espérances, au commencement de ce siècle, ont été fondées sur le courant galvanique en raison de ses qualités électrolytiques et ce qu'on attendait de cette modification chimique de la masse des humeurs. Jusqu'à cette heure, aucun fait ne s'est produit qui eût permis d'annihiler cette espérance. Il faudrait, pour cela, introduire le courant dans le corps, de manière à ce que, dans un espace de temps qu'on pourrait calculer, une quantité notable de sang ou de lymphe pût être exposée à l'influence du courant. Des expériences de ce genre ne peuvent être entreprises que dans les hôpitaux, et aussi longtemps qu'on ne les aura pas instituées, je me refuserai de répondre à la question de savoir si le courant électrique est en état de faire disparaître une dyscrasie quelconque, comme, par exemple, la dyscrasie rhumatismale ou arthritique.

Les expériences personnelles, entreprises dans l'espace de

deux ans sur à peu près 150 malades, me semblent démontrer que le courant constant, même appliqué localement sur des parties affectées, manifeste dans de certaines limites une faculté antidyscrasique contre le rhumatisme, et surtout qu'il diminue la tendance aux récidives.

Le 12 octobre 1856, le docteur Rodenwald m'envoya Georges Günther (n° 201), âgé de 37 ans, ouvrier dans une usine à gaz. Ce malade souffre depuis six mois de douleurs rhumatismales, à la suite d'avoir eu les pieds mouillés. Il transpirait ordinairement de cette région, n'éprouvait jamais de froid aux pieds; mais actuellement ils sont toujours secs et glacés. Il ressentit tout d'abord, étant couché, des douleurs déchirantes, accompagnées de contractures momentanées; plus tard, elles gagnèrent les reins; tension dans l'abdomen, éclairs devant les yeux; puis parfois, quand il était debout et qu'il parlait, ou lorsqu'il faisait certains mouvements, il éprouvait une faiblesse et un tremblement dans l'extrémité inférieure droite. Son état s'était de beaucoup amélioré à la suite d'un traitement antirhumatismal, à l'exception toutefois de la faiblesse et du tremblement de la cuisse droite, qui ont tellement augmenté dans ces derniers temps qu'ils rendent le malade incapable de se livrer à aucun travail. La hanche entière se paralyse sous l'action de la marche. Déshabillé, on aperçoit tous les muscles de la cuisse pris d'un tremblement; cependant il dit n'éprouver aucune douleur dans la jambe. Les douleurs des reins sont faibles; il y a quelques jours que la tête était douloureuse au point que le malade tomba à la renverse, perdit connaissance pendant quelques instants sans éprouver cependant aucune convulsion. (Il en avait éprouvé dans son enfance.) Comme ces quelques données paraissent l'indiquer, les symptômes avaient pris des caractères menaçants qui indiquaient que, non-seulement les nerfs de la cuisse étaient intéressés, mais que la partie inférieure de la moelle était elle-même atteinte. Partant de ce point de vue, je le soumis pendant quatre séances (les 12, 13, 14 et 18 octobre) à l'action de courants constants, labiles de 25 à 30 éléments de Daniell, qui firent en effet disparaître complétement tous les phénomènes morbides. Six mois après, j'appris par le docteur Rodenwald que Günther était resté délivré de l'affection de laquelle il avait tant souffert, et que, depuis ce temps, même dans la plus mauvaise saison, il n'éprouvait plus aucune tendance à des accès rhumatismaux.

Quelque temps auparavant (le 8 octobre 1856), le forgeron Berger, âgé de 39 ans, s'était présenté à la consultation. Depuis un grand nombre d'années il souffre de rhumatismes qui, à chaque changement de température, le forcent de s'arrêter dans son travail. En dernier lieu, il est entré trois fois à l'hôpital dans l'espace d'une année, et il y a peu de temps qu'il y fut électrisé, au moyen d'un appareil de rotation, avec un assez bon succès. Mais, sorti à peine, les douleurs ont reparu dans les reins, les extrémités inférieures, et il ne veut plus retourner à l'hospice, sa famille ayant, à cause de la profonde misère dans laquelle elle se trouve, besoin de lui. Je le soumets, le 8, le 10 et le 11 octobre, à trois vigoureux traitements, qui suffirent pour le rétablir. Il me promit toutefois de revenir dès qu'il retomberait. Il se présenta, le 26 octobre, pour quelques douleurs qui persistaient dans les épaules. Depuis lors il cessa ses visites, et d'autres malades me rapportèrent qu'il se portait très-bien. Il reparut le 23 novembre, pour une douleur qu'il ressentait dans le deltoïde, et qu'il a gagnée en soulevant un lourd fardeau. Je la fais immédiatement disparaître. Le 22 février 1857, nouvelle réapparition des douleurs dans les épaules, les reins et les extrémités inférieures. J'applique de suite un traitement énergique, qui enlève ces douleurs; et ce ne fut que six mois après, le 25 juillet, que le malade vient me dire que, depuis tout ce temps, il a pu travailler, même par les temps les plus affreux, et qu'aujourd'hui il ne ressent plus qu'une faible douleur (le long du trajet des nerfs radiaux et cubitaux), qu'une seule application du courant enlève instantanément. A partir de cette époque, je n'ai plus revu ce malade.

Le 9 octobre 1856, Édouard Vercressie, imprimeur sur étoffe, âgé de 51 ans, vint se faire soigner pour un rhumatisme. C'était sa vieille mère, âgée de 74 ans, qui me l'adressait. J'avais traité et guéri cette malade, le 6 août 1856, d'une paralysie rhumatismale de l'épaule, datant de *huit ans*. Dans mon journal, j'y trouve consignée la petite note suivante, écrite par un de mes assistants : « Dorothée (V.), âgée de 74 ans, éprouve, depuis *huit ans*, une tension telle dans l'articulation scapulo-humérale droite, qu'elle ne peut pas élever complétement le bras, et n'y a cependant pas de contracture marquée. — 19 éléments de Daniell. — Courants stabiles de minute en minute, appliqués de la manière ordinaire, par les muscles pectoraux, deltoïde antérieur, et la fosse sous-épineuse. » — Le fils me rapporte que sa mère a été parfaitement guérie par cette seule séance. Il est affecté, depuis 1847, de douleurs rhumatismales vagues, qui récidivent souvent et qui l'empêchent de travailler. Les douleurs qu'il éprouve actuellement dans les reins et les épaules l'ont forcé de s'arrêter depuis huit semaines. Soulagement très-marqué à la suite de la première séance ; trois autres suffisent pour pouvoir le rendre à ses travaux. Il me promit de revenir à la moindre apparition de nouvelles douleurs. Plus tard, je vis beaucoup de malades, qui venaient adressés par lui.

En présence de telles observations (1), n'est-il pas permis

(1) Ces observations, rendues déjà si difficiles dans la pratique polyclinique, sont rendues plus difficiles encore, en ce que les médecins des sociétés de secours de quartier sont obligés, ou plutôt autorisés, à envoyer à l'hôpital tous les malades, chez lesquels les secours fournis

de supposer que le courant constant a une certaine action antidyscrasique contre les rhumatismes, en détruisant dans les lieux de dépôt de la dyscrasie même les germes de son développement? Cette simple remarque amènera tout naturellement tout praticien à se demander comment se comportera le courant constant à l'égard du rhumatisme aigu fébrile. La pratique polyclinique ne peut guère donner sur ce point de données très-étendues, ce qui, pour le moment, rendra très-précieuses les quelques observations que nous allons faire suivre.

Jean S... (n° 695), huissier, âgé de 64 ans, petit, robuste et gras (il a fait les guerres de 1813 à 1815), antérieurement toujours bien portant, se présente le 22 avril 1858. Sa femme étant malade il y a peu de temps, il dut souvent se lever la nuit, prit froid, et il y a cinq jours fut subitement affecté de douleurs dans l'épaule gauche, qui l'empêchèrent de lever le bras. Tout le bras et la main sont gonflés. Le moindre mouvement, comme pour s'habiller et se déshabiller, lui occasionne d'indescriptibles douleurs, quoique sa femme apporte dans cette légère opération tous les ménagements possibles. On provoque les mêmes douleurs en comprimant légèrement l'articulation. S... peut à peine lever le bras jusqu'à 50 degrés. La seule flexion de l'avant-bras et de la main est déjà très-douloureuse. Tous les muscles du bras sont durs, ceux de l'épaule sont très-sensibles à la pression, la peau du bras est tendue et œdématiée. La température de l'épaule est plus élevée; du reste, celle du côté est à l'état normal. Pouls tranquille au moment de l'examen du malade (c'était le matin); mais, selon son dire, vers le soir, il éprouve des alternatives

par la polyclinique ne suffisent pas pour rétablir instantanément la santé; les malades, en s'y refusant, perdent les secours que les caisses mutuelles fournissent à leurs familles. Je dois donc ici bien des remercîments aux médecins des sociétés qui m'ont si puissamment aidé dans mon entreprise.

de froid et de chaud. Nuits sans sommeil, à cause des douleurs; le matin, les urines sont troubles, rouges, déposent un sédiment briqueté; selles normales; appétit nul; langue saburrale. — Je lui fais passer par l'épaule quelques courants stabiles (30 éléments de Daniell), qui provoquent une forte éruption cutanée au *pôle positif* (1). Les mouvements deviennent plus libres et moins douloureux.

23 avril. — Toute la journée d'hier s'est bien passée; la fièvre habituelle est revenue le soir, et persiste jusque dans la nuit; elle *s'accompagne de plus fortes douleurs :* elle se termine par une forte transpiration. Aujourd'hui, cependant, il y a du mieux. L'humérus, après la séance, peut être élevé, comme dans celle d'hier, jusqu'à la position horizontale; la pression sur l'articulation est à peine douloureuse. Des courants labiles, passant par le deltoïde, sont plus efficaces aujourd'hui que les courants stabiles; un courant stabile, descendant pendant une minute par le coraco-brachial, facilite de beaucoup le soulèvement du bras.

24 avril. — Il n'y a pas eu de fièvre; la nuit a été plus calme, les douleurs moindres; les urines du matin sont moins foncées et moins troubles; point de douleurs à la pression de l'articulation. Le malade peut élever son bras à la même hauteur qu'hier, mais il éprouve encore une tension, en exécutant ce mouvement, dans le bras et l'avant-bras. 30 à 35 éléments de Daniell, courants stabiles et alternatives polaires à travers le muscle deltoïde et la fosse sous-épineuse (2) rendent, à la vérité, les mouvements plus libres; mais la tension, dans les muscles du bras et de l'avant-bras, qui empêche encore le mouvement, ne disparaît qu'à la suite d'un traitement local;

(1) Voyez plus haut, p. 128.

(2) Quant à la méthode de l'application, je renvoie à l'exposition qui va suivre.

le malade peut s'habiller sans douleurs et sans aucun secours.

25 avril. — Point de fièvre. Dans le courant de la nuit, légères douleurs dans l'épaule ; mouvements presque complétement libres ; légère tension dans le deltoïde antérieur. Après avoir subi l'influence de quelques courants stabiles, le malade se prétend complétement guéri.

26 avril. — Le malade a bien dormi ; mouvements libres, mais il existe encore quelques douleurs, au bord inférieur du deltoïde, que je fais immédiatement disparaître. Le malade reprend ses occupations journalières, lesquelles il avait été obligé de quitter en prenant un congé. Huit jours après il revint me voir pour me remercier.

Certains rhumatismes aigus se jugent souvent d'eux-mêmes, vers le septième jour, par une espèce de crise : on pourrait donc expliquer dans ce sens la fièvre suivie d'une forte transpiration, qui était survenue dans la nuit du 22 au 23 avril. Il faut cependant remarquer que, dans les rhumatismes chroniques, le premier effet du courant constant est d'ordinaire d'aggraver les douleurs, et que dans le cas de S... les douleurs locales ne disparurent que pendant la durée du traitement. Je n'ai employé aucun médicament, et les phénomènes les plus essentiels disparurent, comme mon journal l'indique, dans l'espace de *deux jours*.

Voici une observation de rhumatisme musculaire aigu non fébrile :

Frédéric D... (n° 713), aubergiste, âgé de 36 ans, avait eu occasion d'observer les effets rapides d'un courant constant sur l'articulation radio-carpienne enflammée de son voisin, l'ouvrier Gottfried Schultze. (Voy. plus haut, p. 296.) Il a éprouvé déjà plusieurs attaques rhumatismales, notamment des torticolis. Aujourd'hui (7 mai 1858), il en souffre plus fortement depuis trois jours. Tout mouvement est impossible, la tête est obliquement tirée à droite, le trapèze, le splenius et les muscles du cou du côté droit sont durs comme du bois et très-douloureux à la pression. Pas de fièvre. Le malade est tellement incapable d'agir, qu'il lui faut une personne pour le déshabiller. Un courant de 30 éléments de Daniell, traversant des réophores formés par des plaques de trois pouces de diamètre, et au moyen desquels opérant des mouvements alternatifs d'abaissement et de soulèvement, je produis des contractions labiles pendant cinq minutes, dans les muscles affectés, qui rétablissent complétement le libre mouvement du cou et de la tête du malade.

8 mai. — Le malade, d'après son dire, se trouvait hier après la séance « *comme ressuscité*. » La nuit a été tranquille ; il n'y a plus de douleurs qu'à l'origine du nerf grand auriculaire, et qu'au ganglion du deuxième nerf cervical. Les douleurs disparaissent par l'emploi d'un courant de 20 éléments, employé pendant trois minutes comme ci-dessus. Pendant cette application, les muscles se gonflent fortement; le malade retourne à ses occupations. Il ne revient, le 22 mai, que pour me remercier. Il n'accuse plus que quelques sensations désagréables dans l'épaule ; je les fais disparaître dans l'espace de quelques minutes. Depuis lors, le malade jouit d'une très-bonne santé.

Comme exemple de rhumatisme nerveux aigu guéri rapidement, je rapporterai le cas suivant :

Philippe Koch (n° 324), tonnelier, âgé de 30 ans, se présente le 23 novembre 1856 à ma consultation. Il a souffert antérieurement de douleurs, tantôt à la jambe droite, tantôt à la jambe gauche. Hier il a pris froid dans une cave, et a subitement ressenti une violente douleur dans toute l'extrémité inférieure droite, depuis la hanche jusqu'aux orteils. Insomnie par suite de douleurs, de chaleurs et de transpirations. Il marche péniblement en boitant et en n'appuyant sur le sol que sur la pointe des pieds. Un médecin consulté avait conseillé une application de douze ventouses le long du trajet douloureux, quand une de ses connaissances l'engagea à venir me trouver. La pression sur le nerf sciatique, près du grand trochanter, est très-douloureuse. Les douleurs s'irradient de ce point, suivant le trajet du nerf sciatique et du nerf péronier, jusqu'à la distribution de ce nerf sur le dos du pied et des orteils. Les plaintes du malade indiquent, en outre, que le nerf cutané antérieur externe (*N. cutaneus femoris anterior externus*) est intéressé, ce qui se produit souvent dans certains cas de sciatique. Des courants stabiles, appliqués suivant le trajet de ce dernier nerf, ne procurant aucun soulagement au malade, je dirige le courant le long du nerf sciatique lui-même jusqu'au creux poplité, et le soulagement se produit instantanément. La nuit est meilleure, mais ce n'est que le jour suivant, en dirigeant les courants sur le nerf péronier lui-même que l'amélioration devient décisive. Le malade peut dès lors se porter sur son pied et marcher sans éprouver aucune douleur. Le 25 novembre, Koch, tout en se déclarant très-satisfait, indique encore la malléole externe comme étant le siége d'une faible douleur, que je fais cesser aussitôt. Plusieurs mois après, le docteur Galewski me rapporte que le malade a toujours été très-bien portant depuis l'époque de son traitement.

On remarquera que, dans ces cas, le courant constant a été employé dans des accès de rhumatisme récent fébrile, non pendant l'accès, mais pendant la rémission, et qu'en tout cas le caractère fébrile n'était pas très-développé. Dès que les phénomènes fébriles se montrent, le courant constant semble avoir une efficacité moindre, comme les deux observations suivantes semblent le démontrer.

Dans un cas que je n'ai pu retrouver consigné dans mon journal, et sur le sort ultérieur duquel je ne puis malheureusement rien dire, l'action du courant ne fut que passagèrement efficace, et je me souviens que, malgré l'emploi de tous les moyens connus, il se développa plus tard une sclérose de l'articulation scapulo-humérale, et par suite une pseudo-ankylose.

Le deuxième fait est celui du tourneur Pfeiffer (n° 533), âgé de 60 ans. Il vint me consulter le 17 juin 1857, époque à laquelle je ne pensais pas employer sans adjuvants le courant constant dans les rhumatismes aigus. Depuis quatorze ans, il souffrait de douleurs rhumatismales dans l'épaule droite ; ces douleurs s'aggravaient parfois à un tel point que le rhumatisme passait à l'état fébrile, et qu'il présentait en tout point un accès de goutte. Depuis plusieurs jours il est très-souffrant et ne peut exécuter aucun mouvement. La pression sur toute la région articulaire est douloureuse. Les urines sont sédimenteuses, forte fièvre le soir ; au moment de l'examen, pouls plein et agité, la température de la peau est plus élevée qu'à l'état normal. Je me trouvai alors à étudier en tous sens la valeur des courants labiles, et, contrairement à mon habitude, je les employai sur l'épaule de ce malade. N'en obtenant pas de résultat direct, je prescrivis un vomitif et une application d'une sangsue artificielle sur la face interne de la tête de l'humérus. — 19 juin. Le vomitif a soulagé le malade, mais la sangsue n'a pas amélioré l'état de l'articulation. Un courant stabile, fort et cuisant légèrement, de 20 éléments, appliqué au moyen de réophores en plaques, pendant 2 à 3 minutes, produisent « *un excellent effet*. » La pression sur l'articulation est moins douloureuse, et le malade peut bien mieux élever le bras. Mais, dès qu'il le porte à une certaine hauteur, 70 degrés environ, il ressent une vive douleur, à la suite de laquelle le bras retombe ; douleur à l'acromion : j'ordonne d'y appliquer quelques sangsues.

24 juin. — Les sangsues ont procuré un bon résultat. La

fièvre a cédé à la suite d'une potion au nitrate de potasse ; des courants stabiles de 20 éléments appliqués pendant 3 à 4 minutes dans différentes directions, font que le malade peut élever son bras jusqu'à la position verticale. — Moi-même ayant été alité pendant quelques jours, le traitement galvanique fut forcément suspendu. — Le 16 juillet le malade vint m'annoncer que son état s'était de beaucoup aggravé ; le bras est gonflé, le tissu cellulaire s'était induré, il en existait encore des traces (j'ai lieu de croire que cette complication reconnaissait pour cause, un abus de frictions irritantes.) Pendant 15 jours de fortes transpirations avaient eu lieu, à la suite desquelles les urines étaient redevenues claires. Sur l'avis d'un médecin, le malade avait fait usage de frictions avec l'alcool camphré. A l'heure qu'il est les mouvements en tout sens sont plus libres, il existe encore une légère tension dans le deltoïde, le coraco-brachial, quelques courants stabiles en font justice. Le malade jouit depuis d'une excellente santé.

J'ai en outre traité depuis une série de rhumatismes qui, compliqués de fièvre, résistaient pendant plusieurs semaines. Dans des cas pareils, j'étais très-craintif dans l'application du courant, redoutant une métastase sur le cœur ; aussi cessais-je immédiatement tout traitement dès que je n'obtenais pas d'effets curatifs immédiats. — C'est peut-être pour cette raison que dans cette question mon jugement pourrait paraître un peu partial. Je me crois cependant autorisé à ajouter que dans des rhumatismes de longue durée, dans ceux des articulations par exemple, compliqués d'un appareil fébrile, et de sédiments dans les urines, les effets du courant constant m'ont paru plus douteux que dans des cas récents, ou dans des cas anciens mais apéritiques. Dans certains cas même, j'ai observé une aggravation de l'état local et général, ce qui m'a toujours engagé à suspendre tout traitement galvanique et à recourir aux moyens médicaux connus. Il est vrai que j'ai aussi observé des cas dans lesquels l'aggravation n'a été que passagère, quoiqu'elle eût persisté pendant plusieurs jours, et qu'elle ait été suivie d'une amélioration notable. Mais comme presque toujours dans ces cas d'autres moyens ont été appliqués tant par moi que par d'autres confrères, je ne puis donc pas m'appuyer sur ces faits dans l'un ou dans l'autre sens. Ces remarques ne doivent nullement empêcher les médecins des hôpitaux d'appliquer le courant constant sur les membres affectés de rhumatismes, et même au milieu de la fièvre. Je suis même très-convaincu que dans toutes les périodes et quel que soit son développement, par conséquent même dans le rhumatisme articulaire multiplié, le courant constant, surtout dans son application stabile et non trop douloureux, employé soit seul, soit associé à d'autres moyens, pourra dans certaines limites, essentiellement contribuer à abréger la marche et la durée de la maladie.

En tout cas on obtiendrait déjà une certaine abréviation si, en faisant disparaître la fièvre qui enraye pour ainsi dire l'action complète du courant, on venait par ses effets à surmonter les troubles locaux stationnaires qui font le désespoir du médecin, et deviennent des causes d'infirmités pour le malade. Pour ma part j'obtiens par son application les meilleurs succès chez des malades qui ont souvent passé des semaines et des mois dans les différents hospices, et qui y ont perdu en partie la fièvre rhumatismale et le gonflement articulaire, mais chez lesquels persiste une sensibilité des articulations telle que le moindre courant d'air devient insupportable, et chez lesquels les membres sont raides, les muscles raccourcis et atrophiés. Il suffit en général de trois à six séances galvaniques, pour rendre aux muscles leur mollesse et leur volume normal, et pour faire disparaître ce reste d'exsudats qui pour ainsi dire s'opposent à l'action des différents mouvements. Je crois même que, dans les hospices où l'application des courants serait très-facile, la moitié du temps indiqué ci-dessus suffirait pour arrêter dans son développement cet état infirme qui pour les malades pauvres devient la principale source de leur indigence. J'ai déjà cité plus haut (p. 352) un exemple de ce genre, j'en citerai encore un second.

Frédéric Sitoschewski (nº 714), ouvrier ébéniste, se présente le 8 mai 1858 à mon dispensaire. Avant la Noël il avait été atteint de gonflements rhumatismaux des articulations des deux genoux ; après avoir été traité pendant sept semaines à domicile, il a passé en dernier lieu dix semaines à l'hôpital, où, dit-il, il a été exclusivement traité par le nitrate de potasse à l'intérieur, et de la laine grasse à l'extérieur. Les médecins traitants avaient en outre le plus insisté sur la nécessité d'une température toujours égale même dans son lit. A la suite de ce traitement les gonflements articulaires disparurent à la vérité, mais les douleurs restèrent; et lorsque le malade eut quitté l'hôpital, il reconnut qu'il était loin d'être guéri, et plus encore qu'il était incapable de travailler. Les extrémités inférieures sont faibles, raides et fléchies dans les genoux principalement et les articulations tibio-tarsiennes; l'ascension des escaliers et la station est très-difficile. Son corps nu est l'image fidèle de la misère la plus complète; il existe un amaigrissement notable des extrémités inférieures, surtout à gauche ; on ne trouve plus d'exsudats dans l'articulation du genou, mais les bourses muqueuses sur les côtés et sous la rotule paraissent très-gonflées et sont très-douloureuses à la pression. Au bord interne du tendon d'Achille et des muscles du mollet des deux côtés, on trouve des tophus de la grosseur d'une noix, très-douloureux, qui rendent la marche laborieuse, et qui selon le malade sont tantôt plus prononcés à droite, tantôt plus prononcés à gauche (1).

Le traitement que j'instituai immédiatement fut rendu

(1) Ces grosseurs me paraissaient ne pouvoir être que des ganglions

très-difficile, par cette circonstance que le malade se trouvait très-affaibli par le maigre régime de l'hôpital, se plaignait et s'agitait à chaque séance comme un enfant. Le traitement des genoux, des articulations tibio-tarsiennes et des muscles de la cuisse et de la jambe, commencé le 8 et le 9 mai, dans le but de faire disparaître les exsudats, soulagea le malade ; mais celui du 10 mai, dirigé sur les grosseurs, qui diminuèrent et devinrent bien moins sensibles à la pression, procure un plus grand soulagement encore. Pendant les trois jours suivants, ce furent les douleurs des genoux qui forcèrent le malade à continuer les plaintes ; mais, à la suite de la dernière application, le malade vint me revoir, joyeux et très-reconnaissant, pouvant maintenant se livrer à ses travaux antérieurs.

Toutes ces communications, nous ayant donné une idée préalable des conditions dans lesquelles le courant constant développe son action efficace dans les rhumatismes, nous amènent donc, à cette heure, à parler de son *mode d'emploi*. Ce sujet ne pourra pas encore être traité ici d'une manière aussi complète que je l'eusse désiré, par la raison qu'il est à peine possible de s'occuper d'un seul cas de rhumatisme sans

lymphatiques tuméfiés, quoique je ne sache pas qu'on ait observé des ganglions lymphatiques dans cette région. Lorsqu'en automne 1855, je faisais (voyez la préface de la deuxième édition de mon *Mémoire sur l'électrisation méthodique*, Berlin, 1856) des recherches anatomiques sur les points d'immergence des nerfs et des vaisseaux dans les muscles, je trouvai sur le cadavre d'une femme atteinte de scoliose, et morte phthisique, dans les deux plis du coude, non-seulement une position tout anormale de tous les nerfs et de tous les vaisseaux, mais encore au bord interne du tendon du biceps quelques corps gris de la grosseur d'une noisette, qui, d'après leur texture, avaient la plus grande analogie avec les ganglions lymphatiques. — Il y a quelque temps, on m'amena une jeune fille de 12 ans affectée d'une maladie scrofuleuse (*arthrocace*) de l'articulation du coude droit avec ankylose, chez laquelle on sentait également au bord du tendon du biceps des grosseurs qui paraissaient en tout semblables par leur volume et leur consistance à celles que je viens de décrire.

être pour ainsi dire forcé de parler en même temps des effets antiparalytiques et antispasmodiques du courant, ce dont nous nous occuperons d'une façon plus détaillée dans les chapitres suivants. Je ne crois pas non plus que cela soit par pur hasard qu'à mon début je n'ai commencé à comprendre et à m'intéresser vivement au traitement méthodique des rhumatismes, que je ne fus pour ainsi dire, initié aux effets des courants par rapport à ces états pathologiques si divers, que lorsque je m'étais longtemps et préférablement occupé des paralysies et des spasmes locaux. Toutefois, j'essayerai cependant de résumer les points principaux des résultats, qu'on doit, avant tout, prendre en grande considération dans une question si délicate.

En premier lieu, il faut tout d'abord placer ce fait anatomo-pathologique, que les phénomènes locaux du rhumatisme consistent dans une inflammation et dans une exsudation, que l'affection soit localisée dans les articulations, dans les muscles ou dans les nerfs. Selon les propositions développées plus haut, les courants stabiles ou continus, employés jusqu'à la production d'un effet visible du courant, doivent toujours former la base de tout le traitement ; la diversité dans leurs applications est principalement dépendante des états différents des vaisseaux, des nerfs et des muscles, qu'on ne peut pas éviter, ou qui demandent même de certaines applications particulières du courant, selon la part qu'ils prennent à la genèse de la maladie. On peut donc dire que le traitement consiste essentiellement dans l'application des courants stabiles, auxquels on ajoute comme adjuvants ou correctifs des oscillations ou des interruptions de courants, dans le seul but d'obtenir certains résultats particuliers et qui sont en partie d'un intérêt secondaire.

Quant à ce qui a trait à l'emploi des interruptions de courants, il faut partir des points de vue suivants d'après mes propres essais et mes propres observations, points de vue dont chaque expérimentateur comprendra la difficulté. 1° Pour les actions électrolytiques du courant, quoique sa durée soit plus importante ici que sa force, son action n'est cependant pas illimitée, et elle trouve dans la qualité des tissus vivants une limite qui, selon toute probabilité, consiste dans une polarisation interne des tissus eux-mêmes. Cette limite est d'autant plus reculée qu'un tissu est plus dense et plus sec ; elle peut même être dépassée, c'est-à-dire que la même voie de courant peut être utilisée à nouveau, pour l'obtention d'effets catalytiques favorables si on modifie de temps à autre cette polarisation intérieure. — 2° Comme je l'ai déjà si souvent répété plus haut, des interruptions à la fin de courants stabiles sont un très-bon moyen pour empêcher une trop grande augmentation de l'excitabilité de nerfs sensitifs. Ce qui revient peut-être, en y regardant de plus près, à l'opinion électrolytique que je viens de développer. — 3° L'observation suivante, et qui n'a pas encore été mentionnée jusqu'ici, me paraît de la plus grande importance, *qu'un muscle ou qu'un nerf moteur affaibli dans sa puissance fonctionnelle par une trop longue action du courant stabile peut, par quelques interruptions de ce même courant (mais par peu seulement), réacquérir sa puissance fonctionnelle perdue*, fait qui pourrait également se rattacher à une modification d'une polarisation intérieure poussée trop loin. — 4° Comme il résulte déjà d'un exemple cité plus haut, que par l'emploi de contractions momentanées, on a pu obtenir la réduction d'un os luxé, et comme encore leur emploi se confirmera plus tard dans certains états spasmodiques des muscles, l'interruption d'un courant stabile accompagnée de contractions momentanées sera un des plus puissants moyens pour triompher de la tension musculaire ; il faudra donc l'employer partout où l'on se croira fondé de rapporter à une contraction spasmodique la puissance fonctionnelle troublée d'un muscle intéressé dans une inflammation rhumatismale. Dans tous les cas de ce genre pour les raisons indiquées plus haut (p. 125), on trouvera l'interruption unipolaire plus efficace que l'interruption bipolaire, c'est-à-dire, plus efficace que les alternatives polaires elles-mêmes.

En employant avec mesure les moyens que je viens de recommander, on observera en général que les interruptions n'occasionnent pas si facilement l'affaiblissement des nerfs et des muscles. Mais comme on observe quelquefois cependant cet effet affaiblissant chez des individus maigres et affaiblis, ou lorsque la maladie a déjà persisté depuis longtemps, ou bien encore dans de certaines conditions particulières dont je parlerai plus tard ; et comme il s'agit toujours de faire sortir à la suite de chaque séance les muscles malades avec une puissance fonctionnelle augmentée pour égaliser par l'activité volontaire normale des muscles, les troubles dans l'état des tissus provenant de la catalyse, il est nécessaire de connaître que le rétablissement d'un muscle troublé dans ses fonctions par des contractions momentanées peut être obtenu par *des courants stabiles d'une force moindre* que n'était celle qui avait produit cette même interruption, ou par le moyen d'*actions labiles très-courtes*, ou *même encore par un courant plus fort.*

Appliquons maintenant ce qui vient d'être expliqué aux différentes espèces de rhumatismes; nous considérerons d'abord :

1° Le *rhumatisme articulaire*. Répondons avant tout, si au point de vue électrothérapeutique il existe une différence entre une arthrite rhumatismale ou traumatique. Il existe en effet des cas de rhumatismes chroniques limités à une seule articulation, notamment à l'articulation scapulo-humérale dans lesquels il serait on ne peut plus difficile de trouver une différence essentielle avec une inflammation traumatique. La similitude est d'autant plus grande que dans les inflammations traumatiques provenant de subluxations, la partie antérieure de la capsule est le point le plus affecté, ce qui a lieu ordinairement aussi dans le rhumatisme. L'inflammation rhumatismale de la capsule ayant quelquefois une longue durée, il peut, à la suite d'un ramollissement de la capsule elle-même, se produire un état en tout semblable à une subluxation.

Dans d'autres cas, on a un point de repère pour le diagnostic et la thérapeutique en ce que, dans le rhumatisme, l'inflammation et l'épaississement siégent de préférence dans cette portion de la capsule qui environne l'acromion, fait qui prédispose généralement à la pseudo-ankylose, qui se forme tout d'abord par un accroissement en avant du bord cartilagineux de cette protubérance osseuse. Les ankyloses peuvent se produire par analogie dans toutes les articulations du corps, même dans les *doigts*, par ce seul fait que les bords des faces articulaires excavées s'accroissent et empêchent ainsi le mouvement des os qui s'y articulent.

Dans les cas où cette prédisposition aux ankyloses existe, la dyscrasie rhumatismale offre une violence et une malignité toute particulière, *sinon une qualité particulière*. Parmi la grande quantité de cas de ce genre que j'ai eu occasion ou d'observer ou de traiter, il s'en trouve un certain nombre qui s'expliquent les uns par les autres, et dans lesquels l'ankylose se produit dans quelques articulations homologues, ou simultanément dans toutes les articulations du corps, avec une atrophie générale des muscles, sans qu'il existe des prodromes inflammatoires. Dans d'autres cas, je fus frappé par un état anémique, ou plutôt leucémique du sang, état qui, du reste, s'était déjà développé avant la maladie.

Je ne puis traiter ce sujet d'une manière plus étendue, sans soulever cette question, qui embarrassera longtemps encore les meilleurs pathologistes : si dans ses phénomènes et ses conséquences l'inflammation rhumatismale diffère de l'inflammation goutteuse? Je ne puis, en présence de cas que j'ai observés, décider cette grande question; mais je me permettrai cependant les remarques suivantes :

Il est un fait parfaitement reconnu, que, dans les formes bien nettes de la goutte articulaire, les épiphyses des os se gonflent; et, quand les phénomènes inflammatoires ont disparu, ces gonflements restent quelquefois pendant des années, même toute la vie, dans un état stationnaire. On sait également aussi que la goutte articulaire attaque préférablement le plus souvent, et dès le début, les articulations des dernières phalanges des extrémités. Le rhumatisme, au contraire, attaque de préférence les articulations qui sont plus voisines du tronc. C'est en vertu de cette raison que certains médecins considèrent comme goutteuse toute arthrite ou pseudo-ankylose qui se produit aux mains ou aux doigts; ce qui évidemment est faux, car on peut voir journellement qu'à la suite d'inflammations des articulations plus grandes, par exemple l'articulation scapulo-humérale, dont le caractère rhumatismal est à peine douteux, il se joint souvent des états ankylotiques secondaires des doigts, qui disparaissent avec la fin de l'inflammation primitive, ou qui peuvent devenir complétement indépendantes et permanentes.

Ces ankyloses rhumatismales secondaires diffèrent des ankyloses goutteuses des doigts, en ce qu'elles ne présentent point de gonflements épiphysaires, mais que les doigts malades sont simplement raides et inflexibles comme du bois, évidemment à la suite d'un état d'épaississement et d'endurcissement des capsules articulaires, ce qui est confirmé par le fait que parfois (p. 286) le courant constant, en traversant de semblables articulations digitales raides, les ramollit immédiatement, à un tel point que leur flexibilité se trouve rétablie.

Il est un fait que j'ai eu souvent occasion d'observer, et

qui rend très-difficile l'appréciation des différences que j'ai fait ressortir plus haut : c'est que, dans les gonflements goutteux des os du métacarpe aux premières phalanges, les deux autres doigts peuvent présenter en outre l'état que je viens de décrire en parlant de l'ankylose. Si l'on veut poursuivre avec logique l'opinion que je viens d'émettre, on pourra dire que de cas pathologiques pareils il se forme une combinaison du rhumatisme et de la goutte. On pourra aussi admettre qu'il est de la nature de beaucoup d'affections qui ont lieu au voisinage des articulations, d'amener consécutivement des pseudo-ankyloses. En effet, nous avons vu plus haut (p. 287) que, dans un cas d'atrophie traumatique, il se produisit une ankylose des articulations des doigts, parce qu'on avait laissé en place, pendant plusieurs semaines, un appareil de l'avant-bras qui gênait la circulation (1).

Ces remarques ne peuvent qu'augmenter l'intérêt pour une observation que chaque médecin doit avoir faite dans le cours du traitement des affections rhumatismales articulaires, et qui se trouve très-peu relatée par les pathologistes : je veux parler de l'*inconstance* des pseudo-ankyloses secondaires, qu'on remarque si souvent aux doigts, et desquelles je viens d'entretenir le lecteur. Des malades affectés par cette maladie vous rapportent souvent qu'à de certains jours ou à de certaines heures leurs doigts sont mous et flexibles, qu'ils reviennent ensuite subitement à leur rigidité et leur inflexibilité habituelle. J'ai toujours noté dans mon journal les malades chez lesquels j'avais cherché à me convaincre de cette

(1) Je viens d'examiner une dame qui m'a été envoyée par M. le docteur Homann de Kragoroë (Norwége), qui est affectée d'inflammations rhumatismales de l'épaule gauche avec atrophie du bras. Il y a quatre ans elle fit une chute, et immédiatement après il se déclara non-seulement une paralysie de l'épaule, mais une raideur complète de tous les doigts.

assertion. Si l'on considère maintenant qu'un courant constant, passant à travers des doigts en voie d'ankyloses, rétablit parfois instantanément leur flexibilité (quoique d'une manière passagère), on se fortifiera dans l'opinion que l'état de sclérose des tissus gélatineux des articulations, parvenu à un haut degré, peut être guéri par des faits qui, selon toutes les apparences, ne font que modifier profondément le mouvement des liquides dans les régions affectées (1).

Une observation que, dès le début de mes expériences galvaniques, j'ai été à même de faire très-souvent, et qui paraît très-surprenante, est que des courants stabiles, passant par les muscles suivant la longueur des organes, exerçaient une action très-favorable sur l'état sclérotique des articulations situées au-dessous d'eux. L'influence décisive de ces courants se traduisait principalement par les mouvements qu'on pouvait observer dans les articulations lésées. J'avais tellement remarqué la production de ce fait, que j'ai été convaincu que cette manière d'appliquer le courant devait entrer plus tard pour une part essentielle dans le traitement méthodique des rhumatismes articulaires.

Plus haut, déjà, j'ai rapporté l'exemple du tailleur Wolske (p. 284) ; en voici un second :

M. de B..., lieutenant (n° 361), âgé de 24 ans, vint me consulter du lieu de sa garnison, le 28 décembre 1856. Il y a trois ans, il était tombé sur le genou droit ; il s'en était suivi un gonflement qui n'avait pas persisté longtemps. Il y a environ neuf semaines, évidemment à la suite d'un fort refroidissement, il s'est déclaré un gonflement rhumatismal du même genou, qui, actuellement, n'est pas encore guéri,

(1) Je ne parle pas seulement de la circulation du sang et de la lymphe dans les vaisseaux, mais aussi du mouvement des liquides dans les tissus eux-mêmes, qu'on a le droit de supposer, à cause de leurs continuels changements, combinés avec la nutrition.

malgré des émissions sanguines locales, des frictions, et une cure à l'eau froide. La circonférence du genou, mesurée du creux poplité, est de 17 pouces; tandis que la partie inférieure de la cuisse n'en présente que 15. Toutes les bourses muqueuses sont gonflées, et dans leurs interstices il y a une telle infiltration aqueuse, qu'au premier aspect on croirait avoir affaire à une hydarthrose. La rotule se trouve dans sa position normale. Cependant on trouve une tension et de la douleur au-dessous et sur les côtés de la rotule dès que le malade fait un mouvement du genou, et même lorsqu'il est debout. Il boite en marchant. Les muscles des fléchisseurs sont durs et tendus; le droit antérieur est très-aplati. Je fais passer par cette région des courants stabiles de 25 à 30 éléments de Daniell, qui produisent un visible gonflement du droit antérieur, et font disparaître immédiatement la tension dans l'articulation du genou.

Le lendemain, le gonflement du genou a presque disparu, et un deuxième traitement, plus énergique, rend aux mouvements leur entière liberté; mais plusieurs séances sont encore nécessaires pour arriver à faire disparaître complétement les douleurs qui existaient à côté de la rotule.

L'explication de ces faits présente de grandes difficultés. L'augmentation de l'équivalent endosmotique des muscles par le courant constant va-t-il jusqu'à exciter un flux de liquides qui dépasserait de beaucoup l'extrémité tendineuse du muscle? En présence de semblables considérations, j'étais déjà fortement porté alors à supposer qu'une action sur les vaisseaux sanguins ou lymphatiques était mise en jeu. A l'heure qu'il est, je n'oserai soutenir que ce problème est résolu; mais, cependant, je vais au moins montrer par un exemple de quelle manière il faudra instituer les expériences pour arriver à élucider cette question, si importante au point de vue méthodologique.

Le 23 août 1858, madame Nau, âgée de 54 ans (n° 698), se présenta chez moi. Il y a trois mois qu'elle a été atteinte par un rhumatisme de l'épaule droite, qui a été traité et de beaucoup amélioré par une application de ventouses, des frictions d'onguent gris, et des bains sulfureux. Mais elle éprouve encore de violentes douleurs pendant la nuit. Celles-ci siégent principalement à la face antérieure de la tête de l'humérus, et gênent tellement les mouvements du bras, qu'elle ne peut se livrer à aucun travail domestique. Il existe en outre *une tuméfaction et une tension dans l'indicateur et le médius de la main droite*, qui empêche la flexion. Je fais passer, séance tenante, par l'épaule, des courants tant stabiles que labiles, de 25 éléments de Daniell, qui développent des contractions momentanées et procurent immédiatement une plus grande liberté de mouvements ; mais les doigts restent tendus et gonflés, comme avant le premier traitement. Je fais alors passer par les doigts eux-mêmes des courants stabiles de 30 éléments. Cette opération facilite, à la vérité, la fermeture de la main ; mais le mouvement des doigts devient bien plus dégagé dès que la malade exécute quelques *mouvements dans l'articulation scapulo-humérale elle-même*, et principalement quand elle opère des *mouvements d'élévation de l'avant-bras*. Le jour suivant, je remarque que la main se ferme mieux, que les doigts ne sont presque plus gonflés, etc. (J'omets de citer ici la fin du traitement, parce qu'il n'a présenté aucun intérêt particulier.)

On ne peut certes pas admettre qu'une ou plusieurs contractions exercées par les muscles du bras peuvent par elles-mêmes développer une influence si subite et si immédiate sur la rigidité des doigts. Il est donc plus aisé de se ranger à l'opinion que les quelques mouvements qui ont été opérés dans la région de l'épaule ont excité un fort afflux de liquides dans le creux axillaire, et que cette action, se propageant jusque dans les doigts, y avait été pour ainsi dire préparée par le courant constant qui les avait préalablement traversés. Il est de toute impossibilité de déterminer si cet afflux de liquide s'opère par les vaisseaux lymphatiques ou les veines, ou si tous les deux genres de vaisseaux y concourent à la fois. Mais si l'on considère que les vaisseaux lymphatiques sont exclusivement chargés de la résorption, et qu'ils forment dans les régions articulaires de larges plexus; si enfin, comme l'exemple décisif rapporté (p. 290) semble le démontrer, le courant constant a la faculté de provoquer la dilatation des vaisseaux lymphatiques, on sera en droit de rattacher à ces mêmes vaisseaux cette action de mise en liberté dans le creux axillaire des liquides en stase. Par conséquent, l'action salutaire des courants qui suivent le trajet des muscles au-dessus d'une articulation ne dépend non-seulement de l'augmentation d'une faculté endosmotique, et de l'augmentation d'une faculté de fonctions musculaires, mais encore d'une délivrance du flux de liquides existant dans les vaisseaux lymphatiques qui partent de cette même articulation.

Les différentes considérations dans lesquelles je viens d'entrer fourniront déjà de suffisants points de repère pour établir le diagnostic différentiel et électro-thérapeutique des arthrites traumatiques et des arthrites rhumatismales. Pour être plus complet encore, je mentionnerai la part qu'y prennent aussi les muscles.

Il est vrai que moi-même j'ai rapporté (p. 278) un cas dans lequel, après une lésion intéressant en majeure partie l'articulation scapulo-humérale, il se développa, sans origine rhumatismale évidente, des phénomènes inflammatoires dans le muscle biceps. Dans le rhumatisme chronique en général, tous, ou presque tous les muscles environnants prennent part au travail inflammatoire. Plus je poursuis ce sujet, plus aussi j'acquiers la conviction que c'est de cette circonstance que dépendent en grande partie les phénomènes parétiques et la grande tendance aux contractures et aux atrophies qui, dans beaucoup de cas, frappent les muscles ; et par conséquent, ce ne sont pas seulement les douleurs qui, comme on le sait, partent en général des parties tendineuses des capsules articulaires, qui sont les seules causes morbides en jeu dans les différentes évolutions rhumatismales.

Je me verrai forcé de revenir sur ce sujet en traitant des paralysies et des atrophies. Je me contenterai donc d'indiquer ici seulement les inflammations musculaires qui compliquent les rhumatismes articulaires, lorsqu'on vient à presser les faisceaux musculaires isolés, qui se traduisent par des douleurs et, d'après nos propres observations, ont une grande tendance à changer de place dans l'intérieur du muscle ou à quitter un muscle pour un autre. L'emploi méthodique du courant constant consiste donc :

1° A provoquer la catalyse dans l'intérieur de la partie tendineuse de l'articulation qui est frappée ou d'inflammation, ou d'exsudation, ou de sclérose ;

2° A exciter ou à accélérer un flux de liquides par des actions qui agissent sur les vaisseaux qui se dirigent vers l'articulation ;

3° A enlever l'inflammation musculaire qui complique souvent l'arthrite ;

4° A enlever les contractures secondaires des muscles, contractures entretenues par la douleur et les irritations inflammatoires;

5° A enlever enfin les états paralytiques et atrophiques qui affectent les muscles à la suite d'inflammations, d'inactivités ou de gênes de la circulation.

Il ressort donc des exemples déjà cités, et des indications générales émises, quelles sont les manières au moyen desquelles on peut arriver à satisfaire les exigences qui se montrent sous les plus diverses formes. Il nous reste encore à indiquer les modifications que doit subir l'emploi du courant, selon les difficultés périodiques de la maladie.

Aux quelques exemples d'arthrites rhumatismales rapportés déjà, je joindrai encore le cas suivant : Charles Zimmermann (nº 726), tailleur, âgé de 35 ans, souffre, depuis de longues années, d'inflammations de l'articulation du coude droit. C'est à la suite de ces attaques, et par suite du développement qu'a acquis l'olécrâne, que depuis dix-huit mois l'extension de l'avant-bras se trouve limitée dans le coude. Ces différentes attaques ont été combattues par des applications de sangsues et des frictions.

Aujourd'hui, 14 mai 1858, l'inflammation existe depuis trois jours ; elle est très-vive, car toute l'articulation est gonflée ; la peau est chaude, tendue et luisante ; l'avant-bras est immobile et forme avec le bras presque un angle droit ; la pression de l'articulation cause des douleurs intolérables. Je fais appuyer le coude sur une plaque de 3 pouces (p. 292), qui est vissée à la petite table (p. 51) et se trouve en communication avec le pôle négatif ; le deuxième électrode, semblable au premier, est appliqué à la face externe, de sorte qu'un courant, à peine douloureux, de 20 éléments de Daniell, agit pendant environ cinq minutes, tandis que l'électrode positif change de place de minute en minute. A la fin de la séance, voyant disparaître la tension et l'œdème, je provoque alors dans les extrémités supérieures des extenseurs de l'avant-bras et dans les terminaisons inférieures des extenseurs du bras, quelques légères contractions momentanées labiles, à la suite desquelles l'extension et la flexion dans l'articulation du coude devient plus facile, et la diminution de la douleur très-sensible. Le jour suivant, le malade m'annonce que l'amélioration s'est soutenue. Je constate que les mouvements sont plus libres, et que la rougeur et la tension de la peau sont presque effacées.

Mais trouvant l'articulation encore très-chaude, état que j'attribue à l'influence consécutive du courant, je remets la séance au lendemain. En effet, le 16 mai, la tuméfaction et la chaleur ont presque complétement disparu ; l'amélioration a fait de sensibles progrès dans la partie externe de l'articulation, qui a été presque exclusivement soumise à l'action des courants. Le malade accuse cependant encore des douleurs dans l'intérieur de l'articulation et à la face interne du côté de la flexion. Je fais passer, pendant six minutes, des courants semblables aux premiers du côté de la flexion, vers le côté de l'extension. — Le 17 mai, même traitement. A la suite de cette séance, le malade se déclare lui-même guéri; il veut essayer de reprendre ses travaux. Le 19 mai, il revient cependant encore pour une légère gêne qu'il éprouve dans l'articulation au moment de la flexion. J'y remédie en faisant passer par l'articulation, au moyen de réophores en plaques, des courants stabiles de 20 éléments de Daniell, pendant quinze minutes. Le malade, à la suite de cette séance, est délivré de tous ses maux (1).

Dans cet exemple, comme dans tous les cas de rhumatismes aigus dans lesquels j'avais obtenu des succès rapides, aucun traitement antérieur local n'avait été employé, c'est-à-dire point de sangsues ni de frictions. Au contraire, dans les cas de rhumatismes aigus et subaigus dont j'ai parlé plus haut (p. 361), cette médication avait été employée, et j'ai cru remarquer que l'action du courant constant n'avait pas produit d'aussi bons effets. Je ferai d'autant plus ressortir cette

(1) Je viens d'apprendre (18 juillet 1858) par un autre malade, que la guérison de Zimmermann s'est maintenue.

remarque, qu'elle se rapporte même aux rhumatismes invétérés, et qu'il m'a toujours semblé avoir obtenu mes plus heureux résultats sur des malades qui n'avaient été soumis qu'à une médication interne, et chez lesquels ni enveloppe chaude ni sèche n'avait entouré les articulations affectées.

L'iode et le mercure me paraissent contraires, en tant qu'ils diminuent l'excitabilité des tissus et les effets catalytiques du courant. En général, j'ai trouvé l'excitabilité plus augmentée à la suite de frictions balsamiques ou alcooliques (1). Si le courant constant lui-même rencontre dans quelques cas une certaine résistance, là où d'autres moyens ont déjà été employés, il est très-osé d'attribuer à ces mêmes moyens des effets qui reviennent peut-être ou à la maladie ou au courant constant lui-même.

On peut avoir les mêmes doutes à l'égard d'une observation que je crois avoir faite, que, dans les phénomènes rhumatismaux qui présentent encore un caractère inflamma-

(1) D'après mes observations, les moyens internes sont loin d'être indifférents pour les effets du courant. Ainsi, d'après mes recherches sur des hommes sains et malades, je me crois en droit de pouvoir dire que les sels laxatifs diminuent généralement l'excitabilité des nerfs et des muscles pour le courant. Le vin, la bière et les eaux minérales ferrugineuses paraissent au contraire l'augmenter. Je traite en ce moment un homme affecté de *tabes dorsalis abortiva*, dont les nerfs présentaient il y a quatre semaines encore un haut degré d'abaissement d'excitabilité ; il avait bu dans cet intervalle tous les jours une bouteille d'eau de Kissingen (Ragozzi), et aujourd'hui, non-seulement son excitabilité, *mais la faculté de conduction des tissus se trouve augmentée*, car antérieurement, un courant de 25 à 30 éléments, prenant son point de départ dans la nuque, provoquait à peine une sensation de goût, tandis qu'à cette heure elle se développe dès qu'un électrode touche le sacrum; ce qui, comme nous l'avons vu p. 134, démontre la faculté de conduction des tissus la plus élevée. J'aurai d'ailleurs occasion de revenir avec plus de détails sur ce sujet, dans le chapitre où je traiterai des paralysies et des spasmes centraux.

toire, le courant constant a des effets bien plus prompts pendant la saison froide que pendant les chaleurs, ce qui porterait à croire qu'on pourrait, dans des cas convenables, modérer ou régler les effets catalytiques en se servant du froid.

Je rapporterai cependant quelques cas de succès pendant l'emploi simultané d'autres moyens :

Madame Markgraf (n° 337), ménagère, âgée de 60 ans, d'un aspect sain, souffre, depuis de longues années, de tiraillements dans les membres, surtout dans les épaules; antérieurement elle avait éprouvé des douleurs dans la tête et dans les yeux. En 1849, l'état de la tête s'améliora de beaucoup, à la suite de bains russes; mais depuis cette époque les épaules s'entreprirent tout à fait. Depuis une année, elle est particulièrement affectée d'une violente douleur au bord de l'acromion droit, qui gêne tellement l'élévation du bras, surtout le mouvement du bras en arrière, qu'elle fut obligée de négliger ses travaux d'intérieur. Dès le moindre travail, il se développe une faiblesse paralytique du bras, avec un fourmillement très-incommode dans les doigts des deux mains; elle souffre aussi de l'épaule gauche, et depuis longtemps il existe des gonflements articulaires des doigts. La tête de l'humérus, dans l'articulation de l'épaule droite, est visiblement gonflée; elle fait saillie en dedans et se trouve être très-douloureuse à la pression. Quoique dans ce cas on ait pu supposer une disposition goutteuse (nous constaterons cette disposition plus tard, chez une fille de la malade), l'inflammation actuelle de l'articulation de l'épaule, qui, depuis peu, a augmenté, à la suite d'un refroidissement, paraît être d'une nature franchement rhumatismale. — Le 4 décembre 1856, je fis passer des courants stabiles de 20, 30, 35 éléments de Daniell par les muscles de l'épaule; ils produisirent peu d'effets. Des courants passant par les points douloureux eux-mêmes, c'est-à-dire par la tête de l'humérus, sont plus efficaces. La malade peut joindre ses deux mains derrière son dos ; elle peut même nouer son tablier, ce qui lui était impossible avant ce traitement. Le 15 décembre, voulant de nouveau rentrer en service, je lui conseillai de se faire poser quelques sangsues à la face interne de la tête de l'humérus (car à cette époque je ne pensais pas encore à agir sur l'inflammation directement par le courant, que j'employai alors seulement pour faire disparaître les contractures soudaines des muscles).

Dans mon journal, je trouve une note du 8 décembre (1), qui porte que quatre sangsues, appliquées *loco dolenti*, ont beaucoup facilité la mobilité du bras ; mais il existe encore de la douleur et de la tension dans le deltoïde (peut-être aussi dans la bourse muqueuse sous-deltoïdienne et dans d'autres muscles), de la faiblesse dans le bras, de sorte que quand la malade veut porter en avant sa main, préalablement placée sur son dos, elle est obligée de la traîner lentement le long de la hanche. Des courants stabiles descendants de 30 éléments de Daniell, passant par le muscle biceps, coraco-brachial, grand pectoral, etc., rétablissent presque complétement ce mouvement, si modifié dans son évolution.

Le 9 décembre, le mouvement est devenu plus libre encore, le fourmillement des mains a disparu ; mais on trouve encore une tension au point d'extension du deltoïde à l'humérus. — Je fais passer des courants stabiles descendants de 30 éléments de Daniell par le deltoïde.

11 décembre. — La malade se plaint plus du bras gauche que du bras droit. Je traite par les courants stabiles les muscles tendus des deux côtés.

12 décembre. — Bras droit en bon état ; à gauche,

(1) Je suppose qu'on a omis de noter quelques séances, du 4 au 8 décembre.

tension dans le deltoïde, que j'enlève aussitôt. La malade se déclare parfaitement guérie, et se remet en route (par un temps affreux). J'ai appris, il y a peu de jours, par sa fille, affectée d'une *arthritis nodosa*, que sa mère, depuis son traitement, n'a pas cessé de jouir d'une santé parfaite.

Madame Louise Schultz (n° 492), âgée de 54 ans, se présente, le 11 mai 1857, à ma consultation. Depuis la Noël, elle est affectée d'une inflammation rhumatismale de l'articulation scapulo-humérale droite. Des vésicatoires et un traitement électrique (continué pendant trois semaines) n'ont eu aucun effet. La douleur dans la tête de l'humérus l'empêche d'élever le bras et de le porter en arrière. La tête de l'humérus est douloureuse à la pression ; elle est un peu gonflée, le bord de l'acromion est également douloureux. Des courants de 30 éléments de Daniell en alternatives polaires, passant pendant quelques minutes par les muscles de l'épaule, produisent un bon effet ; je prescris cependant une application d'une sangsue artificielle.

14 mai. — La sangsue produit peu d'effet ; l'état de la malade est peu amélioré. — 25 éléments de Daniell (renversement alternatif des électrodes) développent des contractions labiles dans le deltoïde, qui paraissent efficaces pour l'élévation du bras (1). Frictions avec une pommade composée d'iodure de potassium et d'axonge.

15 mai. — La malade ne peut encore bien élever son bras. — 25 éléments de Daniell (renversement alternatif des électrodes), passant par le trapèze en tous sens, jusqu'à obtenir une vive rougeur de la peau, de là dans toute la fosse sous-épineuse, et dans la partie supérieure du trapèze, font qu'immédiatement après cette opération la malade peut élever son bras.

(1) Dans les observations où je n'indique pas la durée du traitement, il dure de deux à trois minutes.

16 mai. — Les mouvements en tous sens paraissent plus libres ; la douleur fixée au bord de l'acromion a disparu. La malade fait usage de la pommade prescrite ; mais elle dit que l'amélioration s'est déclarée immédiatement après la séance. Je répète le traitement d'hier, et le reste des douleurs disparaît.

Ce dernier cas nous montre combien sont efficaces les courants qui, par leur action, développent un grand afflux d'humeurs au-dessus de l'articulation affectée. J'ai déjà attiré plus haut l'attention du lecteur sur ce point. Il est à même aussi de voir à cette heure de quelle manière les « *courants de l'épaule*, » que j'ai employés longtemps avec succès dans les inflammations rhumatismales de l'articulation de l'épaule, d'après l'analogie des contractures paralytiques (p. 213), répondent pour la plupart des cas aux indications que j'ai plus tard exposées, en me fondant toutefois sur une analyse plus exacte des phénomènes morbides. En effet, des courants qui, de la fosse sous-claviculaire, descendent dans le grand pectoral et le muscle deltoïde antérieur (1), feront non-seulement

(1) J'ajouterai ici une observation anatomique dont j'ai omis de parler plus haut, en traitant des mouvements de l'épaule. Il y a quelques années, en poursuivant mes recherches sur les points d'immergence des nerfs dans les muscles, je trouvai sur le cadavre bien proportionné d'un tisserand, que du *côté gauche* la couche supérieure du grand pectoral passait par-dessus la région du cœur pour aller s'insérer au bord du sternum ; mais que les fibres de la couche profonde s'inséraient aux côtes, de manière à laisser libre entre la troisième et la sixième côte un espace triangulaire à côté du sternum, dont la forme et la position correspondaient à peu près à celles du cœur. A droite, la région correspondante des côtes était recouverte par des insertions de fibres musculaires. Je n'ai plus eu occasion depuis d'examiner si cette asymétrie était plus ou moins normale. On pourrait presque le supposer, en ce que cette conformation des plans musculaires me paraît si liée à la fonction du grand pectoral, qu'elle paraît destinée, dans les efforts musculaires, à protéger contre toute déformation le couvercle cartilagineux qui recouvre

disparaître la contraction de ce muscle, mais exerceront encore une influence catalytique sur la partie antérieure de la capsule articulaire, qui, en général, prend, comme on le sait, une grande part à l'inflammation.

Un courant ascendant dans la fosse sous-épineuse excitera un afflux considérable de liquides au-dessus de l'articulation ; des courants dirigés par le deltoïde postérieur augmenteront la puissance fonctionnelle de ce muscle. Le hasard, donc, a fourni, dans cette occasion, une véritable base physiologique à une combinaison purement empirique.

On peut à peine établir une distinction marquée entre le rhumatisme aigu et le rhumatisme chronique. Ce qu'on pourrait plutôt distinguer, ce serait, après le rhumatisme aigu, un rhumatisme prolongé et un rhumatisme récidivant. Plus haut, déjà (p. 311), j'ai indiqué combien serait utile, dans les hôpitaux, l'emploi du courant constant pour abréger la durée des rhumatismes : un deuxième exemple jettera un plus grand jour encore sur cette proposition.

Madame Grunwald (n° 486), âgée de 53 ans, après s'être exposée à un fort refroidissement, est réveillée, dans la nuit du 16 avril 1856, par une violente douleur dans l'épaule, le dos et le bras. L'avant-bras est fléchi, la douleur et la tension du biceps empêchent la malade de l'étendre, soit volontairement, soit avec le secours de l'autre main ; de même il lui est impossible de soulever le bras. Le médecin appelé conseille des applications de cataplasmes *loco dolenti*, des pilules de sublimé et d'opium. Ce traitement est fidèlement suivi pendant trois semaines. Les douleurs et la fièvre ont

cette partie du cœur. (Il faudrait avant tout examiner le grand pectoral des grimpeurs.) J'ai également été frappé par la circonstance que beaucoup de personnes exécutent le mouvement d'élévation du bras plus loin à droite qu'à gauche, mouvement dans lequel les fibres du grand pectoral sont intéressées.

diminué ; mais, le 4 mai, l'extension du bras n'est pas encore possible; insomnies complètes, à cause de fortes douleurs dans la partie externe de l'articulation scapulo-humérale, douleurs que la pression réveille également. Il existait évidemment encore des restes d'une arthrite aiguë qui s'était étendue au biceps et qui avait été beaucoup améliorée par le temps et les moyens médicaux. La malade étant maigre et très-sensible, je fais passer un courant stabile descendant, de 10 éléments de Daniell seulement, par le muscle biceps, en employant de larges réophores et en suivant la direction des fibres musculaires. *Une minute* après, la malade pouvait déjà étendre son bras. Le lendemain, la malade prétend avoir profondément dormi, ce qu'elle n'avait pas fait depuis l'invasion de sa maladie (évidemment à la suite de l'action somnifère du courant, effets qui se traduisent très-facilement chez les personnes sensibles, et auxquelles on administre le courant à petites doses). Elle accuse encore des douleurs dans l'épaule, et un examen plus approfondi montre, en effet, que l'élévation du bras est rendue très-difficile, en apparence, par une contracture qui existe dans le muscle deltoïde. Des courants stabiles de 20 éléments de Daniell (1) descendants dans le deltoïde antérieur pendant une demi-minute, et ascendants dans le deltoïde postérieur pendant la même durée, un courant ascendant pendant une demi-minute dans la fosse sus-épineuse, font disparaître tous ces phénomènes. Huit jours après, madame Grunwald vint me voir pour me remercier.

Ce que j'ai désigné sous le nom de « *contracture rhumatismale* » doit trouver sa place dans ce paragraphe, parce qu'il s'agit, dans la plupart des cas, d'un reste de myosite et

(1) Quand je n'indique pas dans mon journal la qualité des réophores, j'en emploie ordinairement en forme de boutons de 1 à 1/2 pouce de diamètre.

de raccourcissement musculaire, devenus pour ainsi dire indépendants de l'état morbide primitif, et compliquant ainsi une arthrite.

Le 9 août 1856, se présente à mon dispensaire le maçon Wilhelm Bamann, âgé de 36 ans (t. II, n° 82). Depuis six mois, il marche avec une canne, par suite d'un raccourcissement du psoas iliaque et des fléchisseurs de la cuisse gauche. Cet état s'est établi consécutivement à une inflammation rhumatismale du genou. — Dans mon journal se trouve noté que six applications de courants de 25 éléments de Daniell traversent la cuisse dans les muscles affectés l'un après l'autre, pendant six minutes; c'est-à-dire qu'ils sont ascendants à la face antérieure, et descendants à la face postérieure de la cuisse.

12 août. — Même traitement dans la région inguinale. Depuis cette époque, le malade marche sans canne et sans boiter. Le 21 août, il n'accuse plus qu'une douleur dans le creux poplité et suivant le trajet du nerf crural, douleur que je fis immédiatement disparaître. Six mois après, j'ai appris que la guérison s'était parfaitement maintenue.

Le 12 août 1856 se présente le serrurier Flamming (t. II, n° 97), âgé de 22 ans. Depuis six mois il boite du pied gauche, « à la suite de douleurs dans l'articulation coxo-fémorale et fémoro-tibiale, avec contractures secondaires des muscles, » comme un de mes assistants l'a consigné avec beaucoup trop de laconisme dans mon journal.

De l'examen établi par les courants, je démontre aux personnes présentes que les contractures existent dans le biceps, le demi-membraneux, les adducteurs, même dans le gastrognémien, et, selon toute probabilité, dans les muscles poplités eux-mêmes. Deux séances (12 et 14 août) suffisent pour guérir ce malade.

Madame Mathilde Sparberg (n° 344), âgée de 32 ans, vint

en boitant me consulter, le 10 décembre 1856. Alitée pendant huit semaines pour une inflammation rhumatismale du genou gauche, elle fut guérie par l'emploi de ventouses et de vésicatoires. Depuis trois semaines elle peut marcher, mais à cause du raccourcissement des fléchisseurs elle ne peut étendre la jambe, et marche par conséquent en boitant. Emploi sans aucun succès de frictions alcooliques et de pommades résolutives. Le muscle droit antérieur de la cuisse est fort aplati. Je fais passer par les fléchisseurs, en direction ascendante, et par les extenseurs, en direction descendante, des courants stabiles de 25 éléments pendant quelques minutes. La malade peut immédiatement après étendre la jambe et marcher sans difficulté. Le jour suivant, l'amélioration fait de rapides progrès. Je répète le même traitement, pour faire disparaître entièrement le reste de cet état morbide.

Les exemples que je viens de donner sur les contractions consécutives à des arthrites chroniques suffiront pour le moment, devant revenir à cette question, quand je traiterai des paralysies. Je parlerai, pour le moment, de l'action du courant dans les « arthrites chroniques. » Gurlt, dans ses remarquables *Contributions à l'anatomie et à la pathologie comparées des articulations* (1), a principalement insisté sur la distinction à établir entre la *tumeur blanche*, qui intéresse toutes les parties de l'articulation (par conséquent les épiphyses elles-mêmes), et le rhumatisme, dans lequel l'altération de la membrane synoviale se trouve seule en jeu. Je ne puis nier que la nature de la terminaison de l'inflammation dans certains tissus se trouve, pour ainsi dire, dépendante de certaines différences qui résident dans des dyscrasies invétérées ; mais je crois qu'en rassemblant les symptômes observés dans plus de cinquante cas d'arthrite, j'arriverai à démon-

(1) Berlin, 1854, p. 75.

trer, pour ainsi dire, les transitions graduées, depuis la simple inflammation de la membrane synoviale jusqu'à la tumeur blanche la mieux caractérisée. Je montrerai encore que la nature de l'exsudation qui se produit paraît dépendre de la nature de l'articulation frappée. C'est ainsi que les articulations du genou et les articulations tibio-tarsiennes éprouvent une certaine tendance à des exsudations aqueuses d'une part, et à de l'empâtement des bourses muqueuses de l'autre. Ces empâtements, tant qu'ils ne sont pas compliqués du gonflement des épiphyses, forment, pour ainsi dire, le degré le plus inférieur de la tumeur blanche. Au contraire, les articulations des hanches et toutes les extrémités supérieures paraissent avoir une plus grande tendance à cette pseudo-ankylose mentionnée plus haut (p. 318), et, ce qui est pis encore, à ces altérations profondes de la membrane synoviale elle-même.

Ces indications nous montrent donc qu'au point de vue électro-thérapeutique, pour établir un pronostic certain, il ne nous faut pas chercher à différencier l'inflammation aiguë de l'inflammation chronique, ni trop s'occuper de la durée de la maladie, mais qu'il faut s'attacher bien plus à rechercher le genre d'exsudation, et surtout l'espèce de dégénérescence de laquelle surtout dépend en grande partie le pronostic du traitement. Une arthrite peut parfois persister pendant des mois entiers sans entraîner des altérations notables; dans ce cas surtout, quand il ne s'agit que de rétablir la circulation troublée des humeurs, le courant constant présentera des effets curatifs très-rapides ; mais lorsqu'il existera des altérations anatomiques profondes, l'emploi du courant rencontrera de grandes difficultés, et il faudra, de la part du médecin comme du malade, une grande résignation et une grande patience.

J'ai observé, en été 1856 (t. II, n° 85), une tumeur blanche du genou qui ne datait que de trois mois. J'en avais entrepris le traitement, dans le seul but de faire disparaître les douleurs et les contractures qui existaient dans les muscles de la cuisse. Je trouve consigné dans mon journal qu'en dirigeant des courants sur les bourses muqueuses tuméfiées qui se trouvaient autour de la rotule, j'obtenais une diminution notable de ces tumeurs. Ce traitement soulagea beaucoup le malade, facilita la marche, à laquelle il s'exerçait assidûment tous les jours, et à mon retour d'un voyage que j'avais entrepris, j'appris qu'il était inutile de poursuivre le traitement, vu que le reste de l'affection s'était dissipée par elle-même.

Cette observation a dû m'échapper, ou bien elle ne m'avait pas paru très-évidente, car il m'est arrivé de renvoyer plusieurs malades atteints de tumeurs blanches confirmées, et dont je n'ai pas voulu entreprendre le traitement. Plus tard encore, en soumettant à l'action du courant constant un cas de tumeur blanche invétérée, je suis arrivé à me convaincre de son inefficacité quand l'affection s'était étendue aux épiphyses. Cette opinion n'est en partie justifiée que dans les cas où tous les phénomènes inflammatoires ont disparu et que tous les tissus sont complétement desséchés. Pour décider une semblable question, des expériences entreprises dans les grands centres hospitaliers sont tout à fait indispensables. Pour moi, je puis dire que, dans le courant de cette année, j'ai obtenu, par l'emploi du galvanisme, d'excellents résultats dans quelques gonflements pâteux des articulations du genou et de l'articulation tibio-tarsienne. A cette occasion, j'ai fait une observation qui non-seulement intéressera le lecteur au point de vue thérapeutique, mais encore au point de vue de la physique : c'est la préparation que comporte avec lui le courant induit pour accélérer l'efficacité ultérieure du courant continu.

Le sujet de cette observation est Rudolf Flachs (nº 650),

âgé de 17 ans, qui me fut adressé, le 5 mars 1858, par le docteur Neidhardt, pour se faire traiter de gonflements douloureux et volumineux des articulations tibio-tarsiennes. Cette affection datait de la Noël.

Ce malade, debout, présente l'aspect d'un individu atteint de pieds bots; cet aspect se fait surtout remarquer au pied gauche, qui est fortement gonflé, principalement à la partie interne de l'articulation, et par une subluxation spontanée du tibia, et qui représente presque la forme d'un pied valgus. On peut à peine sentir les os à travers les infiltrations pâteuses qui existent aux deux pieds; la pression de toute cette région est très-douloureuse; la station debout et la marche sont impossibles; le mouvement dans les articulations tibio-tarsiennes est très-limité, et celui des orteils est presque nul; en marchant, le malade repose sur le sol la semelle du pied en plein, mais il ne le peut détacher qu'en exécutant des mouvements anormaux. Dans ce cas, de très-forts courants étaient indiqués. Les 5, 8, 10, 12, 14, 15, 19, 21 mars, je fais agir sur ces parties 60 éléments de Daniell; je fais passer par la tumeur des courants en partie stabiles et labiles, et je provoque des contractions momentanées dans les muscles contractés. Déjà, à la suite des premières séances, on s'aperçoit que l'empire de la volonté sur les muscles malades est revenu, et à la fin de mars les pieds avaient réacquis leurs formes et leurs mouvements relativement normaux. Mais, ce qui traîna le traitement en longueur, ce fut une douleur qui siégeait dans la profondeur de l'articulation tibio-tarsienne, et qui reparaissait chaque fois que le malade restait quelques instants debout. Cette douleur, en raison de l'examen anatomique, et surtout à cause de son inconstance, pouvait à peine être attribuée à une altération essentielle des tissus. J'avais observé, dans l'intervalle de ces séances, que chez plusieurs autres malades le courant induit se montrait plus efficace que le courant constant dans certains cas de douleurs osseuses ou périostiques. Dans les premiers jours d'avril, je fis donc passer à travers les articulations de vifs courants induits, qui, à la vérité, procurèrent parfois au malade un soulagement immédiat, qui cependant ne se soutenait pas toujours; et, selon le dire du malade lui-même, ces courants semblaient avoir moins d'efficacité que les courants constants eux-mêmes. Antérieurement déjà, j'avais observé que, dans certaines circonstances, l'application préalable de courants induits plaçait pour ainsi dire les tissus dans un état tel, que les effets catalytiques des courants constants s'établissaient d'une manière plus satisfaisante. J'employai donc sur Flachs, et successivement, des courants induits et des courants constants. En agissant de la sorte, je fis, pendant le mois d'avril, une série d'essais, dont les résultats peuvent être résumés dans les propositions suivantes :

1° Il est très-douteux que les courants induits ou les courants constants (stabiles ou labiles) agissaient mieux les uns que les autres pour la disparition de la douleur.

2° Mais on ne peut conserver aucun doute sur leur efficacité simultanée; aussi il m'arrivait qu'en faisant passer à travers l'articulation, au moyen de larges réophores, un courant de 60 éléments de Daniell, et que, par le changeur de courants, je remplaçais ces courants, toutes les 5 à 10 secondes, par de forts courants induits, il m'arrivait, dis-je, de faire éprouver un mieux sensible à mon malade.

3° Les effets étaient encore plus tranchés et plus soutenus, quand je n'employai que le courant constant, dont je changeai la *direction* toutes les cinq à dix secondes. Toujours est-il qu'après trente séances, vers le 24 avril, le malade se présenta comme guéri.

J'eus l'occasion bientôt d'examiner, dans un cas tout à fait semblable, la valeur du courant induit. Le 25 mai, se présente à la consultation le nommé Franz Hönniger (n° 732), ouvrier ferblantier. Depuis sept semaines il est atteint d'un gonflement rhumatismal du genou et de l'articulation tibio-tarsienne gauche. Il éprouva un certain soulagement par l'application de bains russes; mais l'amélioration ne fit pas de progrès.— Tumeur dure et douloureuse à la malléole interne; le genou est roide, et les bourses muqueuses qui existent sous deux côtés de la rotule sont enflées. Marche rendue très-laborieuse, à cause de douleurs dans l'articulation tibio-tarsienne. Je fais passer par cette région un très-fort courant induit pendant dix minutes, au moyen de réophores en boutons (1). Le malade se loue beaucoup de l'effet produit, il paraît pouvoir mieux s'appuyer sur son pied; mais le jour suivant il m'annonce que la douleur est revenue, qu'elle se fait surtout sentir pendant la marche au bord de la *malléole interne*. J'emploie comme ci-dessus, pendant quinze minutes, le courant induit. A cette séance, la douleur ne disparaît pas; mais en faisant agir, au moyen des mêmes réophores et sur les mêmes points, des courants stabiles de 40 à 50 éléments de Daniell pendant deux minutes environ, j'enlève complétement la douleur, et je rends la marche plus facile au malade.— 27 mai. Le malade a éprouvé, pendant toute la journée du 26, une sensation de brûlure dans les points où le courant avait agi. Pendant la nuit, la tumeur malléolaire a disparu; le malade n'accuse plus qu'une tension dans les muscles de la cuisse, tension que je fais immédiatement disparaître par l'emploi de courants stabiles ascendants, et le renversement alternatif des réophores. — Emploi de 40 à 50 éléments de Daniell. — Le malade reprend son travail; mais il me revient le 29 mai, en se plaignant de douleurs dans le genou. Il existe encore du

(1) Quand je ne détermine pas le courant, je parle toujours d'un courant secondaire à interruptions rapides, venant d'un appareil à traîneau, qui marche au moyen de trois éléments de Daniell.

gonflement et de la douleur à la pression, dans la région des bourses muqueuses, et principalement aux points d'insertion du vaste externe et du vaste interne. Cet état morbide disparaît à la suite d'une séance prolongée : 20 à 30 éléments de Daniell, réophores en plaques ; courants stabiles, et alternatives polaires pendant trois minutes. Après cette séance, le malade vient m'annoncer plusieurs jours après qu'il peut reprendre ses travaux, et qu'il est complétement délivré de toutes ses infirmités.

J'ai déjà rapporté plus haut (page 371) des exemples d'exsudation aqueuse dans le voisinage de la rotule, dans les bourses muqueuses, et dans le tissu conjonctif. Je ne possède qu'une observation d'épanchement aqueux dans la cavité même du genou, que je crois devoir relater ici.

M. Hans de K..., inspecteur du chemin de fer d'Anhalt (n° 632), fut pris, au commencement de janvier 1858, à la suite de fatigues et d'un refroidissement subit, d'un gonflement du genou droit, accompagné de fortes douleurs, de fièvre et de sueurs. Une application de ventouses, des frictions avec de l'onguent gris, de la pommade iodée, et enfin la compression directe du genou par des emplâtres iodés employés tour à tour jusqu'au delà de février, amendèrent cette affection, et permirent au malade de marcher, quoique avec une certaine difficulté. Quand il vint me consulter ce jour-là, je trouvai son état assez satisfaisant pour lui conseiller de continuer le traitement prescrit par son médecin. Huit jours après, il revint pour me montrer son genou qui, selon toute apparence, à la suite d'un nouveau refroidissement, a empiré ; la récidive me paraît même en voie de progrès. La rotule est soulevée par le liquide épanché, et se trouve ainsi éloignée du fémur de quelques pouces. Toutes les bourses muqueuses du voisinage de l'articulation sont gonflées ; tout mouvement est impossible, tant à cause de la tension produite par l'épanchement que par la tête même du tibia. La circonférence du genou droit présente 3 pouces de plus que celle du genou gauche.

Pendant la nuit, fortes douleurs et chaleur incommode dans le genou ; pas de fièvre marquée, mais les urines sont fortement chargées et troublées ; tendance aux sueurs. Depuis l'emploi de l'onguent gris, saveur et goût métallique dans la bouche. J'hésitai à commencer un traitement galvanique, craignant que le malade, au bout de quelques jours, ne pût plus venir chez moi ; mais il m'apprit lui-même que, d'après l'avis de plusieurs médecins qu'il avait consultés, tous avaient assigné un temps plus ou moins long à la durée de son affection ; selon les uns, quelques mois même. En présence de ces faits, je lui déclarai vouloir bien essayer de le soulager, et abréger autant qu'il serait en mon pouvoir sa maladie. Je commençai le traitement le 18 février, en faisant passer immédiatement suivant le trajet des grands troncs vasculaires, et le long des muscles droits antérieurs de la cuisse et le vaste externe, pendant environ trois minutes, quelques courants stabiles et labiles rougissant la peau, et excitant des contractions momentanées, afin de pouvoir rendre la circulation des liquides plus libre au-dessus de l'articulation.

Ce traitement resta sans influence visible sur l'état du genou ; les douleurs reparurent la nuit. Le 19 février, le gonflement du genou se montra plus dense, et les mouvements dans l'articulation parurent encore plus limités. Je fis alors passer à travers le genou, les muscles vaste externe et vaste interne et leur voisinage, pendant cinq minutes environ, des courants de 40 éléments de Daniell en alternatives polaires, des réophores en plaques. Les muscles se gonflent, et la peau rougit fortement. Pendant tout le jour, le malade éprouva dans tout le genou une chaleur brûlante ; dans la nuit, il fut pris dans tout le genou d'une violente douleur pongitive et de sensations douloureuses consécutives, rappelant les interruptions douloureuses des courants (page 138). Le lendemain matin, le malade peut descendre sans aide de son lit, la tension et la douleur du genou ayant considérablement diminué. Le 20 février, je trouve le genou presque aussi chaud qu'après la séance de la veille ; la rougeur a disparu, et la tuméfaction est moindre. Je fais simplement passer quelques alternatives polaires, provenant de 40 éléments de Daniell, par les muscles, et je préviens le malade que j'allais suspendre tout traitement pendant quarante-huit heures. Le 22, la modification qu'on remarque au genou est très-évidente ; la position de la rotule est presque normale, la dilatation de la capsule par l'épanchement du liquide a considérablement diminué ; les mouvements du genou sont plus libres (dans la station debout, ils peuvent aller jusqu'à 150°). Le gonflement de la bourse muqueuse, au point de l'insertion du biceps, n'est plus si tendu, ni si dur ; mais, par contre, on trouve tout autour du genou un bourrelet induré et très-large. La chaleur du genou affecté est toujours plus élevée que celle du genou opposé, et l'on peut parfaitement s'assurer du gonflement épiphysaire. Alternatives polaires provenant de 40 à 50 éléments de Daniell, pendant trois minutes, par les muscles vaste externe, vaste interne, droit antérieur, et pendant deux minutes, à travers le genou lui-même. — Le 24, la tumeur a diminué, la flexion du genou est plus libre et plus facile (elle va jusqu'à 130°) ; chaleur peu considérable ; point de difficulté à la marche ; le gonflement de la bourse muqueuse du biceps a disparu ; le bourrelet qui existe sous la rotule est bien plus aplati. Alternatives polaires, pendant trois minutes seulement, à travers le genou. Même traitement le 26 février, et les 1er, 4, 10, 15 mars. Dès le 4 mars cependant, on ne trouve plus d'anomalies dans la forme et la flexion du genou, et les trois dernières séances ne sont employées qu'à faire disparaître une douleur qui a son siége fixe au bord interne de la rotule.

Quelques semaines plus tard, le malade me quitte, ayant été envoyé, pour remplir ses fonctions, dans une autre station.

Quoique le courant constant m'ait fourni maintes preuves difficiles de son action catalytique, j'avoue cependant que l'observation rapportée ci-dessus m'a moi-même fort étonné, et je ne sais si, dans ce cas, on n'eût pas eu affaire à une guérison spontanée. Ces doutes ne seront écartés de mon esprit que quand d'autres expérimentateurs auront obtenu les mêmes résultats. Jusqu'ici, je n'ai pu rencontrer une semblable occasion. Il est très-difficile de déterminer si, dans des cas semblables, les courants induits eussent été efficaces; mais on peut toujours les essayer quand il n'existe pas de cortége inflammatoire. Il faudra alors se servir de larges plaques entourées d'éponges, afin d'arriver à une rubéfaction de toute la peau du genou. On ne pourra produire cet effet que lorsqu'on aura produit une excitation des vaisseaux telle, qu'à la suite de leur rétrécissement, premier effet du courant induit sur ce genre de tissus, on obtiendra leur dilatation secondaire, qui sera poussée aussi loin que possible (1); mais comme cette dilatation sera nécessairement très-peu uniforme (déjà en raison de la différence des résistances que présente chaque vaisseau selon sa position), je crains bien qu'on n'arrivera pas à produire des effets catalytiques suffisants. En tout cas, pour arriver à de tels buts, le courant magnéto-électrique (par son action électrolytique plus forte, page 225) doit être préféré au courant électro-magnétique, par cette raison que Duchenne aussi fait ressortir, comme un de ses principaux défauts, qu'il rougit plus facilement la peau, c'est-à-dire qu'il dilate plus

(1) Tout récemment, j'ai observé que lors de l'emploi de courants constants stabiles, la peau peut également dans certaines circonstances présenter au pôle zinc une pâleur cadavérique (selon toute appa-

facilement et plus rapidement les vaisseaux que le courant électro-magnétique lui-même (1).

rence par suite du rétrécissement du calibre des vaisseaux). J'aurai occasion de revenir plus tard sur la valeur physiologique et thérapeutique de ce fait.

(1) Connaissant depuis longtemps l'excellent livre de Froriep (*Beobachtungen über die Heilwirkung der Electricität. Erstes Heft : Die rheumatische Schwiele*. Berlin, 1843), dont j'ai déjà mentionné (p. 225) les éloges que cet auteur s'est acquis par l'emploi de courants électriques dans le traitement des paralysies, je n'ai pourtant remarqué que pendant l'impression de ce livre, que c'est à Froriep aussi que revient le mérite d'avoir le premier employé des courants électriques dans le traitement des arthrites rhumatismales. Les cas de rhumatismes articulaires aigus, subaigus et chroniques, dans lesquels cet auteur a reconnu l'efficacité des courants *magnéto-électriques* (voy. Ouv. cité, p. 28-38), ne permettent plus de douter, je crois, que dans certains cas, au moyen d'un *appareil de rotation*, on peut faire disparaître non-seulement des douleurs, mais encore des gonflements articulaires, non d'une manière aussi brillante qu'avec le courant constant, mais toujours avec plus de facilité que si l'on emploie les courants électro-magnétiques. En faveur de cette opinion milite aussi la circonstance que Froriep connaissait *parfaitement la valeur antiphlogistique du courant électrique*, il ajoute lui-même, en rapportant une cure heureuse d'une arthrite rhumatismale subaiguë (Ouv. cité, p. 35), « qu'il est d'un intérêt tout particulier de voir comment des phénomènes qui expriment complétement le caractère de l'inflammation rhumatismale, comment ces phénomènes disparaissent rapidement et complétement sous l'influence de l'irritation électrique, et qu'en même temps il se produit dans le tissu conjonctif une résorption de l'exsudat qui s'y était développé. » Autant que je sache, cette importante remarque est passée presque inaperçue, par la raison peut-être qu'elle ne présentait aucun lien avec des faits thérapeutiques, et surtout physiologiques, et peut-être aussi parce que Froriep lui-même, dans la préface de son livre, prétend que le choix de courants électriques dans des buts médicaux n'est qu'une question de commodité. Les électrisateurs ultérieurs laissèrent tomber l'opinion de Froriep parce qu'ils se servaient pour la plupart d'appareils électro-magnétiques, qui produisent ou peu ou point du tout les effets annoncés par cet auteur. Le docteur Moritz Mayer est le seul qui rapporte dans son travail les observations de Froriep (*Die Electrici-*

Ce n'est pas, comme nous l'avons déjà dit, l'exsudation seule qui aggrave l'arthrite rhumatismale, mais bien l'hypertrophie et la dégénérescence des tissus, principalement les altérations de la membrane synoviale. De ce que le courant peut être très-efficace pour le premier genre d'altération, il ne s'ensuit pas qu'il puisse le devenir aussi pour le dernier genre. Pour qu'une dégénérescence dyscrasique se redresse, s'efface, s'enlève comme, par exemple, une dyscrasie syphilitique se dissipe, la première condition semble être que les humeurs soient infectées par un virus (mercure, ou un virus syphilitique récent) (1).

tät in ihrer Anwendung auf praktische Medicin. Berlin, 1854, p. 138).

Dans un petit chapitre intitulé : *Die Electricität in Krankheiten, welche auf Anomalien der Se oder Excretion beruhn*, il désigne les rhumatismes de la peau, du tissu conjonctif, des muscles, des inflammations rhumatismales chroniques du périoste et des articulations (d'après Froriep) des gonflements des ganglions lymphatiques, des tophus goutteux, l'aménorrhée, la dysménorrhée, et l'ouïe dure (d'après d'autres auteurs), comme des maladies dans lesquelles l'électricité s'est montrée très-utile, quoique après un emploi prolongé et pénible, parce que « d'une part elle excite l'activité des vaisseaux lymphatiques, et que d'un autre côté elle provoque des contractions dans les capillaires, augmentant ainsi la *tonicité des vaisseaux*; » il cite comme exemple le fait très-intéressant du docteur Cahen, qui est parvenu, en employant pendant six mois les effets d'un appareil d'induction, à enlever la douleur et des gonflements goutteux des articulations de la main et des doigts. — Ce qui vient d'être communiqué ici convaincra peut-être les médecins qu'il peut exister certes bien des moyens pour arriver à de certains buts, mais qu'il faut avant tout les appuyer par des raisons scientifiques.

(1) D'après la découverte remarquable d'Auzias Turenne de Paris, découverte qui a d'abord été confirmée par Sperino de Turin, (Voy. *De la syphilisation et de la contagion des accidents secondaires de la syphilis*, Communications à l'Académie de médecine, Paris, 1853), mais qui ne paraît destinée à être connue dans toute sa valeur que par W. Boeck de Christiania, on guérit complétement une syphilis secondaire et tertiaire, en vaccinant les malades avec du pus d'un ulcère syphilitique primitif. Si ce fait est confirmé, et je suis loin d'en douter d'après les communications orales que M. Boeck m'a lui-même faites, il

On a vainement espéré, en thérapeutique, que l'iode et le soufre viendraient à triompher des dégénérescences rhumatismales des tissus. Le courant constant serait-il destiné à combler cette lacune? Il serait téméraire de demander aujourd'hui au courant que, partant d'un point malade, il étende ses effets catalytiques sur des points éloignés. De même encore, devant les difficultés qu'on éprouve à déterminer sur le vivant le point de démarcation de l'exsudation et de la dégénérescence, la seconde question que l'on peut adresser au courant et qui peut se résumer, à savoir, si dans les limites qu'il circonscrit il peut éveiller et fortifier la tendance régénératrice des nouveaux tissus (*nisus reformativus*); toutes ces questions resteront certes encore longtemps sans réponse.

Ce qui toutefois me paraît prouvé, c'est l'utilité incontestable du courant constant dans les arthrites où selon toute probabilité il existe déjà certaines dégénérescences de tissus.

Pour l'articulation scapulo-humérale notamment, où se développe plus fréquemment que dans les autres articulations une inflammation chronique, on peut admettre une altération de la membrane synoviale (excroissances villeuses, connues par les travaux de Rokitansky) (1), lorsque des douleurs se produisent, non-seulement à l'élévation et à l'abaissement du bras, mais lorsque, en opérant ces mouvements, on entend dans l'articulation des crépitations, et qu'on perçoit des soubresauts musculaires, de manière à ce que, dans le mouvement d'abaissement du bras surtout, les fibres du del-

s'ouvre de nouveau un vaste champ à la thérapeutique expérimentale. Et si à cette heure on peut déjà émettre une hypothèse pour relier cette découverte à des faits connus, on peut la rattacher à celle des ferments, sur lesquels M. le docteur Moritz Traube, de Ratibor, vient de publier récemment des vues et des applications si étendues et si fertiles (*Theorie der Fermentwirkungen*. Berlin, 1858).

(1) *Spec. path. Anat.* 1844. Bd. II, p. 335.

toïde paraissent se trouver dans un va-et-vient vibratoire.

Un exemple fera mieux comprendre cet état, ainsi que l'action du courant constant :

Madame veuve Caroline Streicham (n° 64), 60 ans, ouvrière, se présente à ma consultation, le 24 février 1848. Depuis dix-huit mois, elle souffre de douleurs atroces dans l'épaule gauche ; elle en rapporte la cause à l'habitude qu'elle a de croiser, pendant son sommeil, les bras au-dessus de sa tête, et que peut-être à la suite de cette position elle a gagné un refroidissement. Depuis trois mois, beaucoup de remèdes ont été employés sans avoir eu de succès ; au contraire, les douleurs, d'une part, et les difficultés dans les mouvements, n'ont fait qu'augmenter. Depuis six semaines environ, elle ne peut plus guère élever le bras que jusqu'à 45 degrés, par suite d'une forte douleur, et surtout d'une certaine résistance dans l'articulation ; dans l'abaissement, les douleurs sont encore plus vives. Elle croit à une luxation. En effet, la position de la tête semblerait indiquer une subluxation en avant ; il existe une grande sensibilité à la pression à la partie antérieure de la capsule articulaire, le long du tendon de la longue portion du biceps ; mais cette douleur est très-vive aussi au bord de l'acromion, où, selon toutes les apparences, il se développe une sclérose de la capsule. Comme semblent le prouver leur amaigrissement et surtout la rigidité, la partie supérieure du biceps, du coraco-brachial, et la partie moyenne du deltoïde située sur la bourse sous-deltoïde, ont dû évidemment participer aux conséquences de l'inflammation et à l'exagération de la sensibilité. Insomnie complète, à cause des douleurs ; la malade ne trouve aucune position convenable pour le repos de son bras. Je fais immédiatement quelques essais préliminaires, pour m'assurer la part que prennent les différents muscles dans ce trouble des mouvements, trouble qui, selon toute probabilité, provenait d'un état inflammatoire, compliqué en partie d'hypertrophie, et surtout d'usure des tissus. L'état présent indiquait donc la marche fatale vers la pseudo-ankylose. — 30 éléments de Daniell, réophores en plaques, alternatives polaires, de secondes en secondes (1), renversement des réophores pendant deux minutes, ne produisent aucun effet sensible sur l'élévation du bras. Des courants stabiles descendants, de 30 éléments, dans le coraco-brachial et le biceps, facilitent par contre l'élévation ; et, en faisant agir des courants labiles sur tous les muscles environnant l'articulation, on s'aperçoit de leur efficacité en tant que la malade, quoique éprouvant de fortes douleurs, peut complétement élever le bras. Mais lorsque, dans cet acte de l'élévation, le bras est arrivé à presque 90 degrés, évidemment dès que l'humérus a butté pour ainsi dire contre le bord *sclérotisé* de l'acromion, le bras retombe subitement. Ce fait seul paraît démontrer que, dans cette affection, les muscles n'ont été intéressés que secondairement. Je n'entrerai pas ici dans tous les détails consignés dans mon journal, desquels il résulte qu'en quatorze jours, jusqu'au 8 mars (en tout six séances), l'action ordinaire catalysante du courant, développée sur la capsule enflammée elle-même, tantôt sur la partie interne, tantôt sur la partie acromiale, permirent à la malade de passer des nuits sans éprouver aucune douleur, et rendirent les mouvements libres en tout sens à l'articulation.

Les 10, 13, 18 mars, séances. Repos de huit jours ; « car

(1) C'est-à-dire alternatives polaires dans lesquelles les réophores sont éloignés de secondes en secondes, de manière à provoquer une contraction momentanée, liée à des oscillations considérables de courants. A la suite d'une semblable contraction, il se produit ordinairement dans les muscles dont le niveau de leur puissance fonctionnelle n'a pas baissé, une augmentation de cette puissance, et leur épaississement musculaire. Pour de plus amples détails, je renvoie au chapitre des Paralysies.

« l'articulation paraît devenir plus lisse, et le tremblement du « deltoïde devient de plus en plus faible. »

Entre le 15 mars et le 21, la malade peut se livrer à certains travaux assez pénibles, en éprouvant toutefois encore des douleurs et surtout quelque gêne dans les mouvements. Je continue le traitement le 30 mars, 10, 13, 16, 22 avril, 3, 8, 21, 26, 27, 29 mai, 1er, 5, 11, 16 juin. L'amélioration étant arrivée en mai à un très-haut degré, je résolus d'employer six séances à des expériences comparatives avec le courant induit. Le résultat en est très-variable : on ne peut sûrement l'évaluer, à cause de l'emploi antérieur du courant constant ; il semble que les progrès en mieux ne sont pas très-notables.

Les séances suivantes, reprises avec le courant galvanique, procurèrent par contre une amélioration si marquée et si rapide à ma malade, qu'elle jugea dès cette époque ne plus avoir besoin de mon ministère. A l'abaissement du bras, il se produit encore un tremblement fibrillaire dans le deltoïde, phénomène qui semblerait indiquer qu'il existe encore quelques inégalités sur les surfaces articulaires ; par contre, la sclérose de la capsule qui existait au bord de l'acromion, et par conséquent le danger de la pseudo-ankylose, a complétement disparu. J'ai choisi cet exemple, en raison de ce que toutes les parties de l'image morbide s'y trouvent pour ainsi dire réunies, peut-être pas avec des caractères parfaitement tranchés, mais parce que, dans leur développement même, une certaine uniformité harmonique a pour ainsi dire présidé.

Dans d'autres cas, on rencontrera des parties articulaires isolées atteintes avec une plus grande violence. Je traite actuellement la femme Wilke (n° 753), qui m'a été envoyée par M. le docteur Niedt. Chez cette dame, en présence des phénomènes qui existent, il était permis de supposer une profonde dégénérescence du tendon de la longue portion du biceps. Une application persévérante du courant continu a enlevé à cette malade en grande partie cette crainte si légitime, et aujourd'hui on peut regarder la guérison comme assurée.

S'il est nécessaire de bien connaître l'anatomie pathologique, il ne faut pas non plus se laisser décourager par les résultats qu'on trouve dans les dissections ; le médecin qui se trouve appelé à traiter les paralytiques ne doit pas si facilement supposer un état incurable, surtout s'il n'y est pas forcé pour une longue expérience, ou si des essais entrepris sans opinion préconçue ont pour ainsi dire fixé d'avance son jugement. L'opiniâtreté avec laquelle des tissus dégénérés vivent dans leur nouvel état est telle, qu'on doit s'estimer très-heureux d'arriver par une pratique compliquée et difficile à les faire rentrer dans leur état primitif et normal.

L'articulation coxo-fémorale, lorsqu'elle devient le siége d'une inflammation rhumatismale chronique, présente aussi certaines particularités anatomiques. Quoique ici on ne soit pas toujours en droit d'appeler cette inflammation « inflammation goutteuse, » la dégénérescence des tissus s'attaque inexorablement à la tête du fémur (peut-être faut-il rapporter cette tendance à une manière particulière d'être des vaisseaux nourriciers de l'os). L'ostéoporose, ainsi nommée par Rokitansky, produit un trouble plus funeste encore du mouvement, dès que sa durée est plus longue, et qu'elle passe à l'état de sclérose ou bien encore à l'état d'usure des cartilages. Dans les hospices seuls, les praticiens pourront déterminer l'action du courant constant, dès le début de cette maladie si perfide. Tout ce qui va suivre devra pour ainsi dire engager les expérimentateurs dans cette voie ; ils rencontreront toujours avec sûreté des résultats favorables.

La résolution de contractures secondaires, consécutives à des arthrites aiguës guéries, m'a de tout temps amené des malades chez lesquels des pseudo-ankyloses rigides et inflexibles s'étaient déjà formées : aussi ces états se trouvaient à peine accessibles à l'action du courant, toute trace d'inflammation ayant disparu.

Dans des cas semblables, je cherchai surtout à augmenter chez ces malades la puissance fonctionnelle des muscles, qui presque toujours étaient simultanément affaiblis dans tout le membre. (Je parlerai principalement de ces essais dans le chapitre où je traiterai des paralysies, en recherchant de quelle manière se comportent sur des muscles affaiblis, lorsque surtout des obstacles mécaniques empêchent ces muscles de développer leur activité, les différents effets du courant constant.) De là il advint donc que j'eus occasion de traiter quelques cas dans lesquels l'inflammation articulaire n'avait pas encore cédé, et où par conséquent l'emploi du courant se trouvait encore être indiqué. Parmi les cas les plus instructifs, je rapporterai le suivant :

Auguste Benbenek (n° 582), domestique, âgé de 26 ans, fut atteint, au mois de mars, de douleurs dans l'articulation coxo-fémorale gauche ; bientôt elles disparurent, pour reparaître avec plus de violence dans la hanche droite. Le malade fut soigné par plusieurs médecins ; divers traitements furent tentés ; mais la difficulté dans les mouvements et la claudication augmentèrent à un tel point, que le malade se vit forcé d'entrer dans un hôpital, dans le courant de l'été de 1857. Il y fut soumis à plusieurs traitements infructueux, et en dernier lieu à une cautérisation transcurrente au fer rouge. Ce traitement, loin d'améliorer son état, l'aggrava à un tel point, qu'il demanda son exeat et vint chercher des secours dans une clinique particulière, où il fut soumis à l'iode, tant à l'intérieur qu'en applications locales ; mais voyant qu'à la suite de l'emploi prolongé de ce médicament, aucune amélioration ne se produisait, il s'adressa à moi, le 15 octobre 1857. Il existe un gonflement de la tête du fémur, peut-être même une dilatation simultanée du bord de la cavité articulaire.

Lorsque le malade est debout, et que dans cette position il cherche à placer son pied droit sur les bâtons d'une chaise, ce mouvement est non-seulement très-douloureux dans toute la région de l'os, mais encore impossible ; il ne peut se baisser qu'en portant en arrière le pied droit, ni croiser le pied droit sur le gauche ; et, dans le décubitus dorsal, il lui est impossible de ramener la cuisse droite aussi près du ventre que la cuisse gauche. Il boite en marchant, tout en éprouvant de fortes douleurs dans l'articulation ; ces douleurs se reproduisent avec une grande violence pendant la nuit. A partir du sacro-lombaire, tous les muscles de la cuisse jusqu'aux orteils se trouvent dans une contraction anormale ; ils sont en partie aplatis et atrophiés, surtout les fessiers, qui sont flasques et pendants, et sur lesquels se distinguent encore parfaitement les cicatrices provenant du cautère actuel. Dans la région inguinale, les ganglions lymphatiques sont gonflés. (Le malade fait remonter leur tuméfaction à l'époque où la cautérisation transcurrente a été appliquée.)—La première séance procure déjà un grand soulagement quant aux douleurs qui résultent de la marche. — Pendant cinq minutes, à travers la hanche, courants stabiles de 25 éléments de Daniell, réophores en forme de plaques de 3 pouces de diamètre. — Le traitement des muscles, le 16 et le 21 octobre, agit bien ; mais ce qui paraît réussir le plus est une très-simple application du courant sur l'articulation elle-même. J'ai toujours obtenu de cette manière d'agir, en la modifiant toutefois selon les cas particuliers, de très-bons résultats. Je pliai un essuie-mains humide, de façon à ce qu'il correspondît à peu près à la circonférence de la fesse malade ; entre les plis de cette serviette, j'introduisis une plaque de cuivre de 4 pouces carrés : cette plaque se trouvait en communication métallique avec le pôle positif de la chaîne. Le malade s'étant assis sur la région malade, j'appliquai le deuxième réophore, qui était aussi large que possible, alternativement sur les ganglions inguinaux, sur le grand trochanter, ou sur le muscle qui me paraissait avoir, à cause de son état de contraction ou d'atrophie, le plus besoin d'une action particulière du courant. En somme, j'avais institué un traitement en tout semblable à celui que j'ai rapporté pour l'exemple cité page 292, avec cette différence que l'intensité d'application du courant était dix fois plus forte. La force du courant était telle (20 à 25 éléments de Daniell), qu'elle produisait une vive sensation, mais pourtant pas par trop douloureuse. A chaque séance, j'obtenais un soulagement immédiat : une seule fois, après le 25 octobre, il se développa une recrudescence dans l'articulation, ce qui m'obligea d'interrompre tout traitement pendant trois jours. Le malade, après ce court laps de temps, présenta une amélioration des plus décisives ; les nuits furent calmes, la marche plus facile, et les mouvements tellement libres, que Benbenek put élever son pied sans difficulté sur le bâton d'une chaise. Douze séances avaient été employées, jusqu'au 31 octobre. A cette époque déjà, le malade pouvait faire de longues courses, et n'en ressentait que quelques douleurs passagères.

Le 4 et le 6 novembre, je repris le même traitement ; je ne lui cachai pas alors qu'il n'était plus en ma puissance de le guérir de sa dégénérescence osseuse. Quelques chirurgiens très-expérimentés lui ayant aussi affirmé l'incurabilité de son état, il revint me voir cinq mois après, le 26 mars 1858, pour m'annoncer qu'il cherchait à se placer comme domestique. La marche était devenue plus facile, mais il restait affecté d'une légère claudication ; depuis le 27 octobre 1857, la mobilité de l'articulation n'avait pas augmenté, comme je m'en suis assuré en lui faisant porter le pied sur une chaise. J'employai Benbenek pendant quelque temps dans ma maison, pour des travaux intérieurs, et lorsqu'il y a peu de temps il me quitta pour suivre une famille à la campagne, il était parvenu, en marchant lentement, à dissimuler parfaitement le défaut de sa hanche.

Un malade attaqué d'une semblable affection m'a rapporté que la cautérisation transcurrente avait aggravé son état pendant quelques mois, mais qu'à la longue les douleurs s'étaient dissipées d'elles-mêmes. Dans le cas que je viens de rapporter, j'ai lieu de croire que l'action du courant a de beaucoup hâté l'amélioration, et j'espère qu'il rendra un jour superflu l'emploi du fer rouge dans les maladies articulaires. J'en suis d'autant plus convaincu, qu'un traitement analogue a été très-efficace dans le cas suivant :

Une femme, âgée de 58 ans, m'est adressée par le docteur Flies de Posen, pour une affection très-ancienne et très-douloureuse de l'articulation coxo-fémorale droite. Les trois premières séances avec le courant constant restèrent sans aucun résultat. J'appliquai alors, pendant cinq autres séances, le courant induit, qui ne produisit qu'une amélioration passagère. Je pris une seconde fois le courant constant, en opérant de la même manière que chez Benbenek. En dix séances les progrès furent rapides et décisifs. Dans ce cas, cependant, il est possible qu'il revienne une bonne part de l'amélioration à l'emploi préalable des courants induits (1).

Le pronostic dans ces affections, comme dans les inflammations traumatiques, dépend surtout de la plus ou moins grande usure des faces articulaires. Cette dernière terminaison paraît surtout appartenir à un âge avancé, et donne lieu, par conséquent, à la coxalgie sénile, qui ne diffère peut-être que sur ce point d'une arthrite ordinaire. J'ai traité pendant quelque temps un monsieur (n° 237), âgé de 66 ans,

(1) Depuis ce temps j'ai établi, par une série considérable d'observations, l'utilité incomparable du courant constant dans le traitement des arthrites sans l'emploi simultané du courant induit ou d'autres moyens. (Avril 1860.)

affecté depuis de longues années d'une arthrite coxo-fémorale. Chez ce malade, l'amélioration ne se soutenait pas toujours, peut-être par les raisons indiquées plus haut, quoique cependant son mal n'arrivât plus à son état primitif. Ce malade a pu se convaincre, l'été dernier, qu'une saison de quatre semaines, passée aux eaux thermales de Tœplitz, ne lui avait pas été aussi favorable que le peu de séances par le courant constant, qui lui avaient procuré immédiatement un si grand soulagement. Depuis bien des mois je n'ai plus revu ce malade. Chez lui, du reste, je n'ai pas employé le même traitement indiqué dans les deux observations citées plus haut. J'ai le regret aussi d'avoir, après dix essais, renvoyé, sans obtenir aucun soulagement, un malade que M. le docteur Tomson de Lunden m'avait envoyé pendant l'été 1857, et qui, depuis quatre ans, était atteint d'une coxite chronique. A cette époque encore, je ne croyais à l'action du courant qu'autant qu'il existait de la contracture. (Ce malade était en outre affecté d'un spasme de la vessie, compliqué d'un catarrhe vésical. L'un et l'autre s'amendèrent sous l'influence de ces quelques séances.) Plus tard, j'ai maintes fois eu occasion d'observer dans le traitement des états spasmodiques de la vessie qui compliquent les catarrhes et les blennorhagies chroniques les heureux effets du courant constant.

Le court exposé que je viens de donner suffira peut-être pour indiquer les limites dans lesquelles le courant constant sera utile dans les arthrites et leurs terminaisons : 1° dans l'inflammation aiguë, son action sera entravée par une fièvre immodérée, entretenue par des états dyscrasiques ; mais le courant triomphera facilement de cet état fébrile lorsque cet état ne sera qu'une conséquence de l'affection locale ; 2° il guérira d'autant plus facilement l'exsudation et la modification des tissus, que ces états seront encore liés à une irritation inflammatoire ; enfin, 3° dans les exsudations ou les indurations qui ne sont plus liées à un état inflammatoire, son efficacité sera augmentée en alternant ses applications avec celles du courant induit. Depuis que j'ai trouvé qu'une application prolongée (de 20 à 30 minutes) de courants faibles remplit toutes les conditions qu'on désire obtenir, je suis revenu de l'emploi simultané des deux courants, emploi qui offre quelquefois des inconvénients.

III. — RHUMATISMES MUSCULAIRES.

Nous avons vu que souvent l'inflammation des articulations se complique de l'inflammation des muscles et des tendons voisins. Les phénomènes inflammatoires de l'articulation peuvent disparaître en peu de temps, tout en laissant une grande gêne dans les muscles, gêne qui peut se rapporter à une sensibilité particulière des nerfs qui animent les fascia, et alors il peut, en apparence, se développer un rhumatisme musculaire indépendant, voire même une parèse, une contracture (induration des muscles, d'après Froriep), ou une atrophie secondaire des muscles. Si l'on compte ici aussi les cas où le siége de l'inflammation et de l'exsudation se trouve être dans les nerfs cutanés qui rampent sur ou sous les fascia et qui, par ce fait, empêchent l'activité musculaire de se produire, on se verra forcé, pour ainsi dire, d'adhérer à l'opinion de certains auteurs, qui veulent que les muscles soient les lieux les plus fréquents de dépôt du rhumatisme. Par contre, l'inflammation rhumatismale tout à fait indépendante des muscles paraît être une maladie assez rare, parce que je n'ai observé qu'au cou et aux membres quelques cas d'atrophie et de parèse, qui peut-être eussent pu être interprétés comme la terminaison d'une myosite indépendante. Je crois, cependant, qu'il faut être très-prudent pour conclure d'une myosite rhumatismale, comme point de départ de la parèse ou de l'atrophie, si l'on considère, d'après ce qui résulterait des exemples rapportés plus haut, que l'inflammation rhumatismale d'un muscle, là où elle se joint secondairement à une arthrite, peut subsister pendant assez longtemps sans passer à un état atrophique. Il est vrai de dire que j'ai vu des cas dans lesquels il se produisait subitement dans les muscles d'un membre, à la suite d'un refroidissement, des douleurs, de la faiblesse et de l'amaigrissement, tout ce qui, en un mot, pouvait constituer tous les symptômes d'une myosite rhumatismale. Je vais communiquer ici un cas, pour montrer seulement combien ces faits se distinguent, sous le rapport du diagnostic et de la thérapeutique, des myosites rhumatismales, qui compliquent si souvent les arthrites, et représentent, pour ainsi dire, le début d'une forme maligne d'atrophie, et qui, en somme, reconnaissent pour cause, probablement, d'autres altérations anatomiques (soit des nerfs ou des vaisseaux).

Gustave Mühn (n° 480), âgé de 33 ans, ouvrier, se présente, le 26 avril 1857, à ma consultation. Il est élancé, maigre, mais d'un aspect général sain. Employé dans un four à chaux, son travail l'expose à de fréquents refroidissements. Se reposant, il y a trois semaines, dans un endroit frais, il se réveilla avec de vives douleurs dans l'épaule gauche et le bras gauche. Il lui fut impossible de travailler, et, malgré tous les secours médicaux, il se produisit bientôt un affaiblissement paralytiforme, un notable amaigrissement général, et surtout une sensation douloureuse et sourde dans l'os du bras. Ces phénomènes persistent encore aujourd'hui ; ils sont même en voie de progrès, surtout depuis quelques jours, à la suite d'une application, dans une clinique libre, de neuf ventouses sur l'épaule gauche, et de frictions répétées sur cette région avec de l'huile de térébenthine. Il y a huit jours qu'un état analogue commença à se développer, par faibles degrés, à l'épaule droite. Le malade n'a éprouvé, ni antérieurement, ni actuellement, aucune douleur dans l'articulation. Depuis les progrès de la faiblesse, un faible mouvement fibrillaire, qui dure encore aujourd'hui, s'aperçoit dans les muscles de l'épaule gauche. Vus à nu, tous les muscles de l'épaule, la portion supérieure du trapèze, le deltoïde et le biceps, sont aplatis. Les muscles de l'avant-bras, du côté de la flexion, sont amaigris, comme d'ailleurs l'assure le malade, et comme le confirme la comparaison du bras droit. La pression sur les muscles paraît très-sensible en quelques points, notamment au biceps ; le malade accuse en outre certaines sensations douloureuses, qui paraissent limitées au trajet du plexus brachial (il en est de même pour les nerfs radial et médian à l'humérus). Toutes ces douleurs augmentent en pressant sur le trigone cervical. Le plus important symptôme est la faiblesse des muscles de l'épaule et du bras. Le malade peut élever son bras sans produire aucune tension ; mais dès qu'on charge l'avant-bras ou la main d'un poids d'une ou plusieurs livres, le malade se voit forcé d'appuyer son coude sur le tronc. Il se trouve incapable, par conséquent, de soulever à bras tendu une chaise, même très-légère. En essayant ce mouvement, tous les muscles entrent dans un état de violente contraction, et il éprouve de très-vives douleurs. Ce qui frappe surtout l'observateur, c'est l'excitabilité outrée de tous les muscles du bras et de l'épaule gauche. Un courant de 20 éléments de Daniell, sans distinction de la direction, produit, dès sa première application, des contractions momentanées d'entrée et de sortie dans le trapèze, le deltoïde, le biceps et le triceps. A droite, cette excitabilité manque. Il est difficile d'apprécier ici l'action que la friction de térébenthine a eue sur la part de ce phénomène. L'action paralysante de la contraction momentanée est aussi évidente, et il semblerait, au premier abord, en la voyant si bien se développer, que l'on a affaire à une de ces formes si bien tranchées d'atrophie primitive.

Je n'entrerai certes pas dans les mille détails d'un traitement qui a exigé deux mois et trente séances ; toujours est-il que le malade peut retourner à son travail, en acceptant toutefois un labeur moins dur. Je reviendrai sur toutes ces particularités, plus loin, dans le chapitre où je traiterai des atrophies : là, tous ces faits seront importants, sous le rapport de la physiologie et de la thérapeutique. Je dois pourtant ajouter que, pendant le traitement de Mühn, il se produisit dans quelques muscles (le sous-épineux et le sus-épineux), qui avaient été par hasard négligés, une tendance à l'atrophie, et que plus tard aussi je découvris qu'il existait dans la famille de cet individu une certaine disposition héréditaire à cette affection. (Le frère de ce malade était mort de phthisie pulmonaire, et longtemps auparavant il était atteint d'un « dessèchement » du bras droit). Enfin, tout l'été 1857 se passa avant la guérison de Mühn, et avant que tous ses muscles eussent réacquis leur puissance fonctionnelle (sous l'influence du courant, leur volume redevint normal en peu de temps).

Je communiquerai en temps opportun une série complète d'observations suivies, qui montreront parfaitement que, dans le cas que nous venons de citer, nous avons eu affaire aux débuts d'une des formes les plus malignes de l'atrophie musculaire, atrophie qui même au commencement ne cède pas au courant induit, et qui, en général, au moment où on l'observe, est devenue tout à fait incurable. J'ai cru nécessaire de parler de ce fait, afin de mettre les praticiens en garde contre cette affection si perfide, qui, sous le masque d'un simple rhumatisme musculaire, cache les plus grands désordres pathologiques, et pour leur rappeler qu'en présence d'un rhumatisme il est toujours utile d'examiner les parties très-attentivement et de ne pas reculer devant les difficultés qu'offre quelquefois un examen à nu. Dès qu'il existe des douleurs dans les muscles ou les troncs nerveux, avec *augmentation rapide de la faiblesse*, et *un amaigrissement notable, sans contractures musculaires et sans signes d'inflammation articulaire ou tendineuse*, il faudra marcher très-prudemment, et d'après ma conviction profonde, le courant constant seul pourra alors enrayer les progrès de l'atrophie. D'après ce que j'ai dit déjà plus haut dans une note, on verra qu'il s'agit ici de *névrite aiguë*, maladie sur laquelle j'ai depuis ce temps fait de nombreuses observations.

Que le rhumatisme musculaire soit localisé dans le muscle lui-même, dans les fascia ou dans les nerfs, il se caractérisera toujours, en général, par ce vague avec lequel la douleur change de place à chaque mouvement qu'opère le malade; cette douleur varie tout aussi bien quand la partie lésée est abandonnée à elle-même, mais surtout d'une manière plus frappante encore sous l'influence du courant. Il suffit quelquefois, pour faire disparaître un point douloureux, de l'application d'un très-court contact des électrodes d'un courant sensible; mais à peine le malade a-t-il fait un mouvement pour examiner si son muscle est libre, qu'il désigne déjà un autre point de ce muscle ou d'un muscle voisin comme le lieu où la douleur a passé; souvent même la douleur quitte les parties molles pour se fixer sur les os.

Aucune combinaison anatomique ne peut rendre compte de ces pérégrinations de la douleur. Tantôt on les rapportera au trajet des fibres musculaires, tantôt à celui des fibres nerveuses; finalement, on admettra une hypothèse, on mettra en jeu une matière liquide quelconque qui est entraînée dans les vaisseaux sanguins et lymphatiques, si toutefois cette matière n'est pas arrêtée dans sa marche par l'action électrolytique du courant. Nous croyons qu'on peut suivre une pareille manière de voir lorsqu'on entreprend le traitement d'une douleur rhumatismale. Il faut attaquer l'ennemi par une forte décharge, c'est-à-dire avec des réophores larges et des courants sensibles, afin de lui couper toute retraite. Dans presque tous les muscles, on peut provoquer des contractions labiles, qui les gonflent et rendent ainsi plus facile l'échange de matière dans les parties infectées. Quelques séances suffiront pour faire disparaître de telles douleurs rhumatismales ou certains troubles dans les mouvements, à moins toutefois que les malades ne se trouvent sous des influences nuisibles persistantes, comme par exemple un logement humide, qui entretient la dyscrasie pendant un temps plus ou moins long.

Dès qu'il s'agira de la décomposition électrolytique d'un exsudat liquide ou d'une partie d'humeur, on comprendra qu'il faudra accorder le premier rang au courant constant, et la mesure de l'emploi d'autres appareils électriques pourra être jugée suivant les facultés électrolytiques que ces mêmes appareils peuvent développer dans leur action (p. 225). Ainsi, on reconnaît aussi, d'après les observations de Froriep, que les actions électrolytiques d'un appareil de rotation magnéto-électrique seront en général plus efficaces que celles produites par un appareil d'induction galvanique (1).

Je crois à peine nécessaire de chercher à prouver les succès que le courant constant a obtenus dans un grand nombre d'affections de cette espèce, alors que tout appareil depuis l'intervention de la machine électrique, a pu enregistrer en sa fa-

(1) Dans mon travail sur la valeur antiparalytique des différents appareils galvaniques, qu'on trouvera dans les notes, j'ai donné comme résultat de mes expériences que la valeur antiparalytique, sinon toute la valeur thérapeutique d'un appareil électrique, se trouvait être subordonnée à sa propriété électrolytique. C'est pour ce fait que je préfère donc employer un appareil magnéto-électrique, plutôt que les appareils à induction de Duchenne et de du Bois-Raymond. Je conseille toujours de se servir du courant induit de *premier ordre* où la valeur électrolytique du courant doit être mise en jeu quand on n'a pas à sa disposition les appareils nécessaires pour développer le courant constant.

veur une foule de résultats heureux, et où l'effet du traitement dépend autant de la position et de la manière de vivre du malade.

3° *Douleurs périostiques rhumatismales.* — Ces douleurs mériteraient à peine d'être mentionnées, si je n'avais observé que l'application du courant induit rendait d'excellents services. L'application préalable, dans ce cas, d'un courant électro-magnétique augmente de beaucoup l'influence favorable du courant constant. J'ai déjà, à propos du rhumatisme articulaire, rapporté certains faits qui rentrent dans cette catégorie (1).

L'*odontalgie*, qui n'est le plus souvent qu'une périostite rhumatismale, se trouve être aussi puissamment soulagée par l'application du courant constant sur les parties lésées.

Dans plusieurs cas de douleurs périostiques, j'ai cru observer, bien plus que dans les autres douleurs rhumatismales, cette facilité de l'irradiation des douleurs qui masquent pour ainsi dire le véritable siége du mal. Un malade, que M. le docteur Westphal m'avait adressé, était depuis plusieurs mois affecté d'une odontalgie violente d'un côté, compliquée en outre d'un certain état congestif, qui même avait nécessité le recours à la saignée. A l'examen de la bouche du malade, il fut impossible de découvrir une dent gâtée. Je fis passer un courant stabile de 15 éléments de Daniell par le nerf sous-orbitané et sous-maxillaire, pendant une minute et demie. La nuit suivante fut calme; la douleur se limita à une seule dent, qui, arrachée, guérit le malade de sa névralgie. J'ai observé plusieurs autres cas de ce genre sur d'autres parties du corps.

(1) Dès que l'on sera convaincu de l'existence d'une exsudation palpable, provenant d'une périostite, l'utilité du courant induit sera très-limitée, et l'on fera bien de ne se servir, comme dans les inflammations articulaires, exclusivement que du courant constant.

Le docteur Hildebrand m'adressa la femme Schoneberg, qui depuis neuf mois, à la suite d'une couche, était affectée de violentes douleurs dans la cuisse et la jambe. Ces douleurs suivirent le trajet des nerfs sciatique et péronier, et se trouvaient compliquées d'une forte contracture du biceps et du demi-tendineux. Dans la nuit les douleurs étaient plus fortes, et le pied se trouvait complétement engourdi. Deux séances (courants stabiles, de 20 à 30 éléments de Daniell pendant trois minutes suivant le trajet des nerfs), le 28 et le 29 juin 1857, suffirent pour faire disparaître les douleurs. Il ne reste sensible qu'un petit point situé au bord externe du tibia, où il se formait une petite tumeur pâteuse. Quelques sangsues appliquées sur ce lieu en firent promptement justice (à cette époque je n'employais pas encore le courant dans les inflammations). Le moment serait convenable de dire ici quelques mots sur les effets du courant constant dans les différents lumbagos, c'est-à-dire des rhumatismes des fascia et des parties tendineuses musculaires, de la région du dos, ainsi que des douleurs irradiantes qui, d'ordinaire, les accompagnent ; mais la belle part qui revient au courant induit dans ce genre d'affection, me les fait passer sous silence.

Dans le chapitre suivant, je traiterai des rhumatismes nerveux ou des névralgies rhumatismales, ainsi que d'autres névralgies, dans lesquels les phénomènes électrolytiques du courant se sont montrés très-efficaces.

IV. — EFFETS ANTI-ARTHRITIQUES.

La classe de malades goutteux fut une des premières à avoir recours au courant constant.

Dans l'arthrite noueuse (*arthritis nodosa*), il arrive parfois qu'à la suite de la disparition des gonflements épiphysaires de certaines articulations, principalement dans l'articulation scapulo-humérale, la « *paralysie* » persiste, parce que, dans le cours de l'affection, les muscles se sont amaigris, ils restent alors contracturés du côté des fléchisseurs, et paralysés du côté des extenseurs. Dès qu'à travers de semblables muscles on dirigeu n courant constant, ils se gonflent, reçoivent de nouveau l'influence de la volonté, et les phénomènes paralytiques disparaissent en peu de temps.

Je ne pensais nullement à traiter aussi les tumeurs goutteuses qui existaient encore sur les malades, sachant que bien souvent elles disparaissaient spontanément, quoique de nombreux faits de guérison eussent été indiqués par ceux qui, avant moi, s'étaient occupés d'électrothérapie. Je renvoyais donc presque tous les goutteux chez lesquels le traitement galvanique musculaire n'était pas indiqué. Mais le 30 novembre 1856 se présenta à ma consultation la femme Biesenmayer (n° 332), âgée de 34 ans, mère de sept enfants, brodeuse en argent. Cette femme est d'une très-faible constitution ; depuis l'âge de dix-huit ans (1) elle est affectée de gonflements goutteux des épiphyses supérieures des premières phalanges. Cet état est principalement prononcé aux deux premiers doigts de la main droite ; les doigts sont déplacés en dehors ; il existe une faiblesse progressive dans les deux mains ; plus développée à droite qu'à gauche, avec une très-grande tendance au tremblement. Il y a deux ans, la malade fut atteinte d'un gonflement des articulations des genoux et des régions tibio-tarsiennes, la marche ne fut plus dès lors possible qu'à l'aide des béquilles. Les extrémités inférieures furent soulagées par l'emploi de bains sulfureux ; mais les extrémités su-

(1) Parmi les goutteux que je renvoyais se trouvait une fille âgée de 18 ans, affectée de goutte articulaire confirmée aux deux mains, avec déplacement monstrueux des doigts en dehors. Ce déplacement se remarque quelquefois chez des personnes employées à de forts travaux manuels.

périeures restèrent dans le même état. Ce dont la malade se plaint le plus aujourd'hui, c'est des douleurs qui existent dans la main droite ; et, de plus, une tendance qu'a cette même main, à la suite d'un travail, à cause de la faiblesse des extenseurs amaigris, à rester dans la flexion. Pour la faire sortir de cette position, la malade se voit forcée d'employer sa main gauche. Les accès de douleurs sont fréquents, surtout à chaque printemps. Je la soumis pendant quatre séances à un courant stabile, que je dirigeais suivant le trajet des nerfs, et à des contractions galvano-toniques des extenseurs, dans le seul but de modérer la douleur et la faiblesse. J'atteins ce but ; mais je ne réussis à faire complétement disparaître le tremblement de la main qu'en faisant passer des courants stabiles descendants de 25 éléments de Daniell par le deltoïde antérieur, et des courants stabiles ascendants du même nombre d'éléments par le deltoïde postérieur. Quant aux tumeurs elles-mêmes, je ne les soumis à aucun traitement. Le 14 décembre, la malade fut tellement satisfaite du traitement qu'elle put reprendre ses occupations. Cinq mois après, à la suite d'une broderie fatigante, elle revint me voir en accusant des douleurs et un gonflement plus fort dans les premières articulations des doigts. Depuis de longues années, elle n'a pas passé un hiver aussi tranquille que celui qu'elle vient de traverser ; et l'accès du mois de mars n'a pas apparu cette année. Je fais passer des courants douloureux de 30 éléments de Daniell et plus du nerf radial profond jusqu'à la main ; les douleurs disparaissent immédiatement ; et, ayant répété trois fois cette opération jusqu'au 19 mai, le gonflement articulaire diminue. Je renvoie la malade. Elle ne revient que le 28 février 1858, après huit mois de tranquillité. Nouvelle difficulté d'étendre la main et les doigts. Les tumeurs articulaires sont à peu près dans le même état qu'au mois de mai 1857. Je constate cette fois que les difficultés de certains mouvements des doigts doivent être principalement mises sur le compte des inter-osseux et des lombricaux, qui se trouvent être dans un état de contracture et d'atrophie secondaires. Je traite pendant quatre séances les muscles et les tumeurs, et j'arrive, au 1er mars, à guérir la paralysie des doigts. Je m'aperçois que non-seulement les gonflements des bouts supérieurs des phalanges ont disparu, mais que les épiphyses sont atrophiées; les doigts peuvent être étendus presque d'une manière normale. Mais, dès que la malade fléchit ses doigts, les phalanges tombent vers la paume de la main; cette nouvelle position provient de ce que *les capsules articulaires dilatées par un gonflement qui a duré plusieurs années*, ne sont pas revenues sur elles-mêmes à mesure que la disparition des tumeurs osseuses s'effectuait. Après cinq séances, ne pouvant rien espérer de ce côté, je renvoyai la malade le 16 mars (1).

Chez deux autres personnes, la femme Niemek (n° 627) et la femme Hellevey (n° 633), affectées depuis de longues années d'une déformation semblable des premières phalanges des doigts, je n'ai poussé le traitement qu'au point de leur faciliter les mouvements, et durant cette application, j'ai constaté une notable diminution des tumeurs.

Ces trois malades n'avaient que des incommodités locales, sans aucune tracé de fièvre. Chez la femme Bœtticher, au contraire, on remarquait de fréquents accès de fièvre, son urine formait des dépôts rougeâtres; aussi le traitement électrique fut-il sans donner lieu à un beau résultat. Enfin, chez la dame Buchholtz (n° 755), âgée de soixante ans, l'application

(1) Jusqu'à ce jour (2 août) madame B. n'a plus éprouvé de douleurs; son état est très-satisfaisant. Le relâchement particulier des articulations est toujours le même. Quoique ayant traité plus de vingt cas de ce genre, je n'ai jamais assisté dans l'arthrite nouvelle à une marche aussi *spontanée* vers la guérison.

du courant constant ne fit pas disparaître tout à fait les douleurs dans les os tuméfiés du carpe, ni dans les articulations des doigts, et le courant induit réussit mieux dans ce cas ; partout l'usage alternatif des deux courants agissait bien non-seulement sur les douleurs, mais encore sur les tumeurs. Cette observation m'engagea à l'emploi alternatif des deux courants, comme je l'avais déjà pratiqué sur le malade Flachs (337), sur l'ouvrier Schultze (n° 768) souffrant depuis neuf mois d'une affection goutteuse de diverses articulations, et chez lequel des gonflements articulaires des premières phalanges des doigts menaçaient depuis quatre semaines de rester tout à fait stationnaires. Il me fut donc permis aussi de me convaincre, ce qui, antérieurement pouvait être attribué à une guérison spontanée, que sous les yeux de l'observateur, les tumeurs goutteuses diminuaient sous l'influence des courants électriques.

Je crois devoir me limiter, et ne donner ici que des indications générales, n'ayant pour but aujourd'hui que de traiter de l'électrothérapie des *nerfs* et des *muscles*, et de ne parler des phénomènes électrolytiques qu'accidentellement et pour ainsi dire sous forme d'introduction. Je terminerai ce court chapitre en faisant remarquer que Cahen, en appelant l'attention des observateurs sur les bons effets des courants électriques dans le traitement des tumeurs goutteuses, a bien mérité de la science médicale (p. 188).

Tout ce que je puis dire en terminant, c'est qu'il faudra traiter tout accès de goutte par des moyens internes ; mais dès que la fièvre aura cédé, on pourra sans aucun danger employer les courants électriques ; on choisira surtout les courants qui posséderont à un haut degré une propriété électrolytique suffisante pour activer la résolution goutteuse, et dans ce cas, comme je l'ai indiqué plus haut, on préférera les courants magnéto-électriques aux courants électro-magnétiques, à moins toutefois, que, par une certaine modification des appareils, ces courants ne développent une plus grande somme d'électrolyse. On n'arrivera toutefois que graduellement et très-lentement au but qu'on se propose, et, dans de certains cas très-opiniâtres, on ne réussira nullement, à moins d'employer de forts courants constants de 30 à 60 éléments de Daniell; plus le volume de l'os affecté est développé, moins il faudra attendre jusqu'à la disparition complète de l'inflammation locale. Lorsque donc on aura à traiter des gonflements non douloureux et devenus stationnaires, il faudra pour commencer un traitement électrique attendre la réapparition des douleurs. Pour moi, je crois que dans les cas où les douleurs ne reparaissent plus, l'action électrique sera peu efficace, tout à fait comme dans les cas de tumeurs blanches chroniques, lorsque l'*ostéoporose* sera déjà passée à l'état d'*ostéosclérose*. Une foule de questions resteront encore ainsi à élucider pour l'emploi des courants électriques. Telles sont celles de savoir si, à l'époque où son application sera encore efficace, existent déjà les dépôts uriques et phosphatés qu'on rencontre si souvent sur les cadavres des arthritiques, et de quelle manière s'opérera la décomposition de ces sels. Il sera utile d'examiner ces questions en dehors du corps humain, en s'appuyant sur des expériences physiques et chimiques.

On s'étonnera moins des faits que je viens de citer, si l'on considère que le gonflement d'un os ne peut être mis dans le principe que sur le compte de la substance fondamentale gélatineuse, et qu'en présence de mes observations sur le rhumatisme, on est obligé d'admettre, sans aucun doute, l'action directe du courant sur d'autres tissus gélatineux de l'économie. On concevra aussi que dans ces cas comme dans le rhumatisme le succès thérapeutique dépendra en grande partie des conditions si obscures encore que la circulation générale fournit à chaque instant.

Quant à la valeur antidyscrasique du courant constant dans l'arthrite, on ne peut guère, à l'époque où nous sommes, pas plus que pour le rhumatisme prononcer un jugement définitif. Tout ce que l'on peut faire, surtout après l'observation citée plus haut (p. 35), c'est d'engager les médecins à diriger leurs recherches dans ce sens.

J'ai observé encore une particularité digne de remarque sur le courant constant. Dans quelques cas, son application *réveillerait et développerait*, pour ainsi dire, des affections goutteuses qui se trouvent à l'état latent dans les articulations. En voici un exemple.

Caroline Resener (n° 765), âgée de 51 ans, se présente à ma consultation le 14 juillet 1858. La goutte est héréditaire dans sa famille, depuis de longues années elle souffre de douleurs lancinantes dans la tête.

Depuis six mois elle éprouve des douleurs dans l'épaule droite et une grande difficulté dans les mouvements. Cet état s'aggrave surtout durant la nuit par la chaleur du lit; la malade est alors forcée de laisser à l'air son bras qui se roidit à un tel point, qu'il lui faut l'aide de la main gauche pour ramener ce bras sur le corps. Le jour, l'élévation du bras droit s'opère assez bien, mais les mouvements en arrière et en avant sont difficiles; pendant que ces mouvements s'opèrent, on remarque une certaine contracture du deltoïde aux points où ce muscle s'insère à l'humérus, évidemment à cause d'un gonflement de la tête de cet os, qui, à la simple pression, paraît être très-douloureux. Tout travail est pénible par suite de cette difficulté d'action. La première séance dans laquelle je dirige le courant à travers les muscles ne produit aucun résultat; mais (le 16 juillet), après la deuxième séance où le courant traverse la tête de l'os, les phénomènes suivants apparaissent : chaleur interne, et douleurs vives s'irradiant jusque dans la main, élévation tout à fait impossible du bras jusqu'à la position horizontale ; impossibilité d'opérer les mouvements d'avant en arrière, et d'arrière en avant, douleurs atroces à la pression sur le bord de l'acromion ; cette douleur descend en suivant le trajet des fibres musculaires au deltoïde. Le 18 juillet, une application de faibles courants stabiles soulagent la malade, elle peut mettre son bras sur la tête, le mouvement en arrière s'opère quoique avec une certaine difficulté. — 19 juillet. Douleurs, mais moins de trouble dans les mouvements. Urines rouges, langue saburrale, pouls un peu élevé, peau chaude. Potion gommeuse au nitrate de potasse, et au chlorhydrate d'ammoniaque. — 20 juillet. Le trouble dans les mouvements existe encore, urines moins rouges, langue très-chargée, constipation. Potion avec du nitrate de potasse. Chlorhydrate d'ammoniaque et sulfate de soude. — 24 juillet. Depuis hier la chaleur dans le bras a disparu, état généralplus satisfaisant; la malade en élevant le bras n'éprouve plus qu'une légère tension dans les muscles, cette tension cède à l'emploi de courants stabiles de 15 éléments, appliqués pendant trois minutes au moyen de réophores en plaques de 3 pouces de diamètre. — 3 août. La malade revient pour m'annoncer qu'elle se porte bien, tout en éprouvant encore quelquefois des sensations désagréables dans son épaule, elle peut travailler, son sommeil n'est plus troublé par des douleurs, en un mot elle se croit guérie. Ce cas pourra donc encore servir pour éclairer les expérimentateurs sur la valeur thérapeutique des exacerbations que le courant provoque souvent dans les arthrites rhumatismales. Si donc la fièvre est non-seulement le résultat de l'affection locale, mais (ce dont je doute encore), un effet du courant, la signification antidyscrasique du courant n'en deviendrait que plus probable (1).

(1) Duchenne a déjà indiqué que dans les douleurs articulaires les courants électriques produisent une aggravation passagère. (Com-

V. — EFFETS ANTINÉVRALGIQUES.

Les névralgies diffèrent des affections douloureuses, en ce qu'elles se limitent à des voies nerveuses déterminées, mais elles se rapprochent des autres douleurs en ce que dans l'acception rigoureuse du mot, elles ne forment pas une classe de maladies indépendantes, mais qu'en général elles ne sont qu'une conséquence d'états morbides très-différents.

La sensation douloureuse est la réponse normale qu'une fibre nerveuse, sensitive, saine, donne à toute irritation anormale qui agit sur un point quelconque de son parcours. Il peut se faire, quoique cela ne soit pas encore bien prouvé, que l'état moléculaire d'une fibre sensitive s'écarte tellement de l'état normal, que les irritations normales, par exemple celles que produit la circulation, en venant à la toucher d'une certaine manière, troublent cette fibre nerveuse complétement. Il serait donc permis de dire que de semblables névralgies doivent leur origine à une *hyperesthésie*, c'est-à-dire à une excitabilité de la fibre nerveuse augmentée d'une manière anormale. Mais cependant, il est à peine possible de prouver d'après l'opinion de Romberg, que toutes les névralgies soient des *hyperesthésies*. Comme en employant le courant électrique, on peut éloigner d'un nerf maintes irritations, comme aussi d'autre part le courant est en état de déprimer l'excitabilité de la fibre nerveuse, nous trouverons dans le but de son

parez Duchenne, dans Erdmann's *Oertl. Anw. der Elektr.* 2 te. Aufl. Leipzig, 1858, p. 262.) Mais il proteste formellement contre cette supposition qu'il a eu affaire dans ce cas à une « *arthrite chronique* »; il conclut qu'il n'a rien obtenu par l'emploi du courant induit qu'autant qu'il n'avait eu affaire qu'à une *arthralgie*. Baierlacher, au contraire, (*Die Induction's-Elektricität.* Nürnberg, 1857, p. 218), se fondant sur les observations de Froriep, parle de la faradisation comme d'un moyen *résolutif*. Il cite Schnitzer comme étant celui qui avant Cahen avait déjà appliqué l'électricité au traitement des nodus goutteux.

emploi thérapeutique une occasion suffisante pour soumettre à une discussion sérieuse et approfondie la doctrine des névralgies. Je ne veux cependant pas expliquer par des exemples les effets catalytiques du courant dans les différents états névralgiques. En lieu convenable, je traiterai des *névralgies excentriques*, c'est-à-dire de ces névralgies qui ne forment que des symptômes des maladies des organes centraux.

1° *Les névralgies rhumatismales* sont certes des névralgies les plus fréquentes. Elles appartiennent à cette classe d'affections rhumatismales qui, de tout temps, ont été rangées parmi les maladies nerveuses. A la rigueur, comme je l'ai déjà indiqué plus haut, on devrait faire entrer dans cette catégorie beaucoup de rhumatismes musculaires, en ce que, comme semble le prouver l'expérience thérapeutique au moyen du courant constant, ces affections ne sont que des rhumatismes des nerfs cutanés. Même les troncs nerveux des extrémités supérieures lorsqu'ils se trouvent exposés à un refroidissement, comme cela a lieu si fréquemment chez les femmes, sont très-souvent frappés de névralgies qui se transforment facilement en anesthésies et en parèses.

La sciatique rhumatismale est certes la névralgie la plus fréquente. C'est à sa position anatomique que ce nerf doit ses fréquentes attaques, parce qu'en se déshabillant il est exposé à des refroidissements subits. Le diagnostic différentiel de la sciatique et d'autres douleurs excentriques provenant d'une irritation siégeant dans le bassin ou dans la moelle sera facile à établir. Dans le *tabes dorsalis* les douleurs sciatiques qui accompagnent cette affection sont périodiques et revêtent le caractère lancinant. Cependant, à son début, il peut se développer des phénomènes qui pourraient faire soupçonner une sciatique double. Dans ce cas on évitera toute erreur en observant la marche et l'oscillation que les malades éprouvent lorsqu'ils sont debout et qu'ils ferment les yeux, l'état de la vessie et du rectum, la contraction du ventre et de la poitrine, l'inégalité de la dilatation des deux pupilles. Une certaine difficulté se rencontre quelquefois pour la sciatique hémorrhoïdale: dans ce cas, le diagnostic par voie d'exclusion et le résultat négatif d'une expérience thérapeutique, dirigée sur le nerf sciatique, démontrent que, selon toute apparence, il existe une dilatation veineuse dans le creux du bassin, exerçant une certaine pression sur les nerfs sacrés et produisant ainsi les symptômes de la sciatique (1). Le signe le plus important et le plus positif de la sciatique rhumatismale, est sans contredit la douleur qu'on développe par la pression sur le trajet du nerf à sa sortie du bassin ; quelquefois, il existe un point douloureux périostique sur le grand trochanter, qui augmente encore la sûreté du diagnostic. Il faudra aussi porter son attention si la maladie n'a pas débuté subitement, si la périphérie du corps n'a pas été frappée par le froid, etc. Sur trente cas de sciatiques, je n'ai rencontré que cinq cas qui provenaient d'origines syphilitiques, goutteuses, hémorrhoïdales ou centrales. On n'observe pas toujours dans la sciatique rhumatismale des phénomènes excentriques partant du bout supérieur du nerf. On ne trouve qu'une extension de la douleur suivant le trajet du nerf sciatique, du nerf péronier, et jusque dans les expansions nerveuses du mollet et du pied. On peut par le courant délivrer de la douleur le bout supérieur du nerf, mais il faudra toujours combattre par un traitement local les douleurs qui continuent à exister dans l'expansion périphérique. Toutes ces propositions peuvent être démontrées avec une telle précision et une telle clarté par la voie expérimentale

(1) Je ne connaissais pas encore à cette époque la *névrite du plexus sacré*, sur laquelle j'ai dernièrement appelé l'attention des médecins. Comparez surtout l'extrait de mon discours prononcé sur la paraplégie urogénitale dans le cercle des médecins de Berlin, réunion du 22 février 1860, et publié dans la *Gazette méd. centrale* (1860, n° 21).

que l'effet thérapeutique uni à quelques faits histologiques que je désignerai tout à l'heure, nous donnent sur le vivant une image des altérations anatomiques, qui probablement forment la base de la maladie, et dont les données fournies par les autopsies nous sont presque complétement inconnues. Les troncs nerveux sont composés de faisceaux primitifs (*funiculi primitivi*), lesquels, comme Fontana l'a découvert, ont une position vermiforme, et sont reliés les uns aux autres par une très-fine membrane, de manière à ce que le faisceau de fibres nerveuses peut se déplacer légèrement, dans les mouvements passifs, dans l'intérieur du tuyau formé par le névrilemme et une couche épithéliale, sans toutefois que les fibres isolées se déplaçassent les unes à l'égard des autres. Plus un nerf se trouve être exposé à des changements de position, plus le tuyau névrilemmatique est fort, et moins aussi le liquide qui doit servir à le lubrifier fera défaut.

Il y a dix ans environ, en faisant, sur des mammifères et sur des hommes, des recherches sur les nerfs qui, du plexus brachial se rendent aux muscles et à la peau, j'ai rencontré de temps à autre à la face interne du tuyau névrilemmatique de minces couches de tissu conjonctif gélatineux embryonnaire, qui peut être facilement déplacé, et qui est évidemment destiné à servir de coussinet protecteur aux fibres nerveuses. Le tuyau névrilemmatique lui-même est fourni de semblables appareils pour protéger les fibres nerveuses. Il y a déjà longtemps (1), j'ai observé sur les faisceaux des racines des nerfs spinaux, aux points où ils traversent la dure-mère, de petits tubercules formés de tissu conjonctif embryonnaire qui protégent les fibres nerveuses (2). On trouve également dans les

(1) Müller's *Archiv für Anatomie*, 1841. S. 516.

(2) Ils forment le point de départ des névromes qu'on a récemment observés dans ce point.

trajets des troncs nerveux des gonflements du névrilemme, qui semblent avoir une signification identique.

En 1836, me livrant, sous Froriep, à des recherches nécroscopiques, ce professeur distingué observa que dans le tétanos traumatique on pourrait suivre, à partir de la plaie, par exemple des nerfs plantaires, non-seulement une inflammation progressive et uniforme des nerfs jusque dans la moelle, mais encore qu'on trouvait sur le trajet des nerfs, principalement sur le péronier et le sciatique, de petits tubercules d'un rouge gris qui étaient formés, d'après une analyse microscopique instituée par moi-même, tout comme est la substance d'un névrome que j'avais examiné de corpuscules fusiformes, c'est-à-dire de cellules prolongées (1).

Ce court exposé peut nous autoriser à supposer qu'une faible inflammation et une certaine exsudation dans le névrilemme renferment les causes de la sciatique rhumatismale (2).

En s'appuyant sur cette hypothèse, le traitement électrique

(1) Le résultat de la première recherche nécroscopique fut fait par moi (en 1836), sur un névrome sarcomateux du nerf sciatique, que Dieffenbach avait enlevé à une femme âgée de 50 ans. Cette observation se trouve reproduite dans l'ouvrage de Romberg. (*Nervenkrankheiten.* Bd. I, p. 208. 1840.)

(2) Comparez la thèse *De tetano*, de Friedrich. Berolini, 1837. S'il y a quelque espoir de découvrir un jour un moyen thérapeutique pour combattre cette terrible affection, le courant constant pourra peut-être se présenter en première ligne; mais alors il ne faudra pas l'employer, comme le fait Matteucci, sur le trajet de la moelle exclusivement, mais bien au contraire diriger le courant le long du trajet du nerf enflammé, afin que son action enlève les exsudats qui se sont développés dans la région lésée. Car comme Friedrich semble l'avoir trouvé, on peut, par une légère pression sur le nerf enflammé, provoquer immédiatement les spasmes reflexes les plus violents; toutefois, il serait utile que le courant suivît également le trajet du tronc nerveux jusqu'à la moelle. Il ne faudrait pas non plus perdre le temps par l'emploi d'autres moyens et appliquer dès le début des crises le courant; on pourrait peut-être préalablement saigner le malade, ou lui pratiquer une émission sanguine locale.

devient pour ainsi dire rationnel. Dans quelques cas il suffit, pour faire disparaître cette affection si douloureuse, de diriger plusieurs courants stabiles sensibles et douloureux même, suivant le trajet du nerf jusqu'au dos du pied.

Ferdinand R..... (nº 157), d'Ostrowit, près de Dantzig, fut pris, au commencement de l'année 1856, après un refroidissement, d'une attaque de sciatique rhumatismale. Cette affection résista à tous les moyens connus; et les médecins se virent contraints, au mois d'août 1856, de l'envoyer à Tœplitz. En passant par Berlin, il consulta le docteur Wolffsohn; les douleurs ayant augmenté pendant le voyage, il lui était presque impossible de continuer sa route.

M. Wolffsohn me l'adressa. R..... souffrait principalement le matin et le soir, et les douleurs étaient si vives quand il était assis qu'il se voyait forcé de manger debout; il boitait en marchant sur la pointe du pied, à cause d'une contracture secondaire des fléchisseurs de la jambe; une simple pression sur le nerf sciatique lui causait de très-violentes douleurs. Du 25 août jusqu'au 29, cinq séances furent employées à faire passer durant quatre à cinq minutes le long du nerf sciatique jusqu'à la malléole externe des courants stabiles descendants, de 25 à 30 éléments Daniell. Le malade en éprouva un tel bien, qu'au lieu d'aller aux eaux, il s'en retourna guéri. L'année suivante, j'appris par madame Mathilde R...., sa belle-sœur, qu'il n'y avait eu aucune récidive. Cette dame (nº 548), qui vint me consulter le 4 juillet 1857, était affectée, à la suite d'un refroidissement, depuis dix-huit ans, d'une sciatique antérieure, c'est-à-dire d'une douleur siégeant le long du trajet du nerf crural et du saphène interne jusqu'à la malléole interne. Tous les extenseurs de la jambe étaient faibles et atrophiés. Treize séances ont suffi pour la guérir complétement.

D'après mes observations ultérieures, on favorise beaucoup l'effet efficace du courant stabile en l'appliquant de 6 en 6 pouces le long du trajet du nerf, et en provoquant, à la fin de la séance, dans le domaine du nerf lui-même, deux à trois contractions momentanées par le moyen d'interruptions unipolaires. Cette dernière application servira à résoudre les contractures des muscles secondaires qui rendent si souvent la marche pénible et difficile.

Le 11 février 1856, le docteur Schulz m'envoya le maçon Wolfermann (n° 625). Cet homme fut pris, à la suite d'un refroidissement en juin 1857, d'une douleur subite dans tout le trajet du nerf sciatique, avec impossibilité de se baisser. Une application de ventouses, des bains russes et des frictions, n'eurent qu'un succès incomplet. Pas de douleurs en marchant ; mais le malade en éprouve de très-vives dès qu'il est couché ou qu'il veut soulever un lourd fardeau. En toussant, les douleurs se répercutent aussi jusque dans la malléole. Les douleurs sont très-variables ; en général, elles sont violentes à la face externe de la jambe, aux trois derniers orteils. La pression sur la partie supérieure du nerf sciatique développe une vive douleur qui s'irradie jusqu'à la malléole ; il existe une forte tension et une immobilité des extenseurs du pied, de sorte que les mouvements des orteils sont rendus très-difficiles. En appliquant pendant une minute et demie des courants stabiles descendants de 30 à 40 éléments de Daniell, au moyen de boutons d'un pouce et demi, et provoquant des interruptions unipolaires sur la partie supérieure du nerf sciatique, je soulage immédiatement le malade. Le jour suivant, M. W..... n'accuse plus qu'une douleur et une tension dans la jambe et le pied ; je la fais immédiatement disparaître, en faisant passer pendant trois minutes des courants inconstants (1) de 48 à 50 éléments

(1) Je désigne dans mon journal, par *courants inconstants,* des courants labiles dès que j'emploie des oscillations très-rapides et des

de Daniell, au moyen de boutons d'un pouce et demi, à travers les extenseurs et les interosseux du pied. A la suite de cette séance, le malade est guéri.

On peut même guérir des sciatiques invétérées en deux ou trois séances, avec une dépense plus faible encore de courants ; j'en pourrai rapporter ici plusieurs exemples. Cependant, dans certains cas très-opiniâtres, il faut quelquefois dix à quinze séances. Dès que la première séance n'a pas produit un heureux résultat, il ne faudra pas se rebuter ; il faudra supposer, au contraire, que l'on se trouve en présence d'exsudats au lieu d'une simple stase. Dans des cas semblables, on devra appliquer un bouton sur le point douloureux du nerf sciatique et diriger de ce point quatre à cinq courants stabiles dans tous les sens, en maintenant toutefois une distance de 4 à 6 pouces, pour faire en sorte que les lignes de jonction du point d'application à l'électrode négatif forment les rayons d'un cercle appliqué autour du point douloureux. (Dans mon journal je désigne ces courants sous le nom de *courants circulaires.*) Ce n'est que lorsque la douleur a quitté ce point qu'on doit passer au traitement des branches nerveuses inférieures, et surtout ne pas oublier, lorsque les douleurs s'étendent jusqu'aux muscles jumeaux et soléaires, ce qui arrive assez souvent, et ce qui pourrait traîner le traitement en longueur, de produire alors des interruptions unipolaires.

Le traitement décrit plus haut (p. 351) pour Benbenek, à propos de l'arthrite, peut facilement et efficacement se recommander quand on a à traiter chez des femmes des douleurs siégeant à la partie supérieure du nerf sciatique. Tout

interruptions fréquentes. En voyant ce grand nombre d'éléments, il ne faut pas penser tout d'abord que ces courants soient très-douloureux, parce que tout dépend de la qualité de la résistance et de l'excitabilité.

médecin qui aura fait usage dans le traitement de cette névralgie une fois du courant constant, sera pleinement convaincu, même sans expérience comparée de la plus grande supériorité, quant aux effets et à leur promptitude, de ce même courant sur le courant induit. Dans les derniers mois de mes expériences comparées sur l'efficacité des deux espèces de courants, j'ai rencontré deux cas où le courant induit a semblé me procurer un meilleur résultat.

Une dame de 44 ans (n° 708), très-maigre, était affectée depuis un an d'une sciatique. Dans les dernières semaines, cette affection s'était augmentée et avait provoqué des crampes douloureuses dans les mollets. J'employais avec un plein succès, les 2, 4 et 6 mai 1858, les courants constants, tels que je les applique dans l'inflammation de l'articulation coxo-fémorale. Après la quatrième séance du 8 mai, la malade revint me voir le 10, en accusant une nouvelle recrudescence des douleurs.

J'employai alors, les 10, 13, 16 et 19 mai, de la même manière, de faibles courants induits (évitant les contractions momentanées); à la suite de ces nouvelles applications, la malade fut radicalement guérie. J'ai observé un effet tout semblable chez la jeune Emma Bencke, âgée de 16 ans, et affectée depuis deux ans d'une violente sciatique (n° 701). Les deux premières applications du courant constant la soulagèrent; mais, après la troisième séance, les douleurs furent plus vives; trois applications avec le courant induit guérirent tout à fait la malade.

Dans d'autres cas, je suis arrivé aux mêmes résultats en employant de faibles courants constants, qui diminuèrent pour ainsi dire l'excitabilité exagérée que de forts courants avaient développée antérieurement. J'obtins ainsi la guérison de l'ouvrier Krotofel (n° 607) et de l'ouvrier Rasch, sans avoir besoin d'un courant induit; dans ces deux cas, il se produisit pendant le traitement des intermittences de pis et de mieux ; mais la guérison toutefois se maintint.

Le courant constant laisse de beaucoup en arrière l'application répétée des vésicatoires qui, comme chacun le sait, compte de si nombreux succès. Un des exemples les plus évidents est le suivant :

Le 8 octobre 1857, le docteur Prietsch m'adressa David Schultze (n° 580).

Se trouvant en Russie, au commencement de l'année de 1857, il y fut pris d'une attaque de sciatique. Depuis cette époque, il a successivement passé des mois entiers dans les hôpitaux de Varsovie et de Posen, où il fut soumis à différents traitements, qui restèrent tous sans résultats. Finalement entré à l'hôpital de Berlin, on lui appliqua, sans en avoir obtenu le moindre effet, une série de vésicatoires de 8 pouces carrés sur la région fessière et le mollet. Impossibilité absolue de tout travail; les douleurs sont continues ; elles augmentent d'intensité dans les simples accès de toux, et dès que le malade cherche à soulever le moindre fardeau. En treize séances (du 8 au 25 octobre), je fis disparaître cet état si grave ; et le malade reprend son travail parfaitement guéri. Dans l'*exeat* d'un hôpital, par où le malade avait passé, et dans lequel plusieurs moyens héroïques avaient échoué, se trouvaient consignés, sous forme de note, de la part du médecin traitant, les doutes les plus formels sur l'existence réelle des douleurs qu'il accusait. C'est là le fait de bien des praticiens de croire à la simulation, de la part de certains malades, quand les phénomènes pathologiques qu'ils éprouvent ne se traduisent que comme phénomènes subjectifs : l'emploi énergique du courant galvanique éloignerait tous les doutes dans des cas semblables.

En résumant donc un grand nombre de mes observations, je puis affirmer que le courant constant guérit la sciatique plus rapidement que le courant induit (notamment le courant électro-magnétique).

Il faudra donc débuter de suite dans le traitement d'une sciatique par le courant constant ; et s'il arrive que les douleurs récidivent, ce qui semblerait indiquer que l'excitabilité est augmentée, ou qu'il existait une dilatation des vaisseaux sanguins, on devra passer au courant induit, ou bien encore à l'application de courants constants très-faibles.

Il n'y a rien d'étonnant que la sciatique hémorrhoïdale résiste à l'action du courant électrique; dans une sciatique syphilitique où la dyscrasie me parut être guérie, je me vis forcé de suspendre, après quelques séances, tout traitement, parce qu'il existait encore à la tubérosité de l'ischion une violente douleur.

J'ai observé plus tard que l'application locale peut, dans le traitement des névralgies et paralysies syphilitiques, même en présence de périostites, soulager et accélérer l'effet de la médication interne, qui de son côté augmente notablement l'excitabilité des nerfs et des muscles. (Avril 1860.)

Chez certains ouvriers qui, comme les blanchisseurs, les tanneurs, etc., etc., exposent journellement à des alternatifs de froid et de chaud les mains et les avant-bras, on observe très-fréquemment des névralgies rhumatismales des nerfs des bras. Le siége du mal se trouve être presque toujours dans les branches nerveuses de l'avant-bras. De semblables affections névralgiques se soulagent en fort peu de temps. Le cas suivant est un exemple très-intéressant (1) :

Emma S..... (n° 562), âgée de 21 ans, fut, à la Noël 1855,

(1) J'ai observé et guéri depuis des névralgies beaucoup plus importantes, qui provenaient d'une *névrite brachiale*. Cette maladie d'après mes recherches peut aussi devenir la cause de paralysies et d'atroptises progressives, même d'attaques épileptiformes dès qu'elle se combine avec une *myélite cervicale* partielle. (Avril 1840.)

prise d'une attaque de pneumonie. Cette affection fut traitée par des fomentations froides sur le cou et la poitrine. A la suite de cette maladie jusqu'en juillet 1856, Emma S.... fut journellement tourmentée des heures entières par des accès d'oppression et de spasmes généraux siégeant dans tout le corps, avec perte de la voix (sans syncope). A partir de cette époque, les crises devinrent plus rares, et, vers Pâques 1857, disparurent complétement. Il existe maintenant une faible oppression accompagnée d'une toux sèche; des douleurs et de la sécheresse dans le larynx; tremblements nerveux du bras droit; tendance à des palpitations : manque d'appétit et langue très-chargée. La région du cou, notamment dans la fosse sus-sternale, est très-sensible au toucher et au froid; à droite la moindre pression sur le plexus brachial vers le trigone cervical est très-douloureuse. Tous les nerfs du cou présentent une sensibilité exagérée sous l'influence du courant; aussi suis-je forcé de n'employer que 6 éléments de Daniell. J'arrive successivement, pendant la durée de cinq séances (du 26 au 30 juillet 1857), à porter les éléments à 15 et à diriger des courants stabiles dans tous les nerfs du cou sur le plexus du brachial droit; et, petit à petit, à diminuer cette sensibilité nerveuse si augmentée. Le 3 novembre suivant, la malade, en venant me visiter et me remercier, n'avait plus éprouvé aucun symptôme fâcheux depuis la dernière séance; les accès nerveux ayant complétement disparu, il n'existe actuellement qu'un manque d'appétit et un état saburral des premières voies. Je lui prescrivis quelques moyens internes, et la congédiai dans d'excellentes conditions.

2. Les *névralgies de la tête* sont aussi des affections très-fréquentes, surtout si l'on y rapporte certaines céphalalgies diffuses qui, dans la plupart des cas, sont d'origine rhumatismale ou goutteuse. Selon toutes les apparences, elles ont leur siége dans le péricrâne, la dure-mère et parfois jusque

dans l'encéphale. Dans beaucoup de cas, il suffira de faire passer avec une certaine prudence, pendant dix minutes, à travers les tempes et le front, un faible courant induit, au moyen de larges réophores, pour soulager immédiatement les malades, en ce que ce courant diminue l'excitabilité de l'encéphale. Cependant, dans les cas où semblent prédominer un état de stase ou des exsudats, on obtient des résultats plus prompts et plus durables, en faisant passer à travers les tissus un courant constant stabile à peine sensible de 8 à 10 éléments, pendant cinq à dix minutes. En enlevant les réophores, il se produit généralement dans la tête un sentiment d'oscillation ou du vertige, mais qui, au bout de quelques secondes, disparaît (p. 135). Dès que les applications du courant constant produisent, comme effet consécutif, l'insomnie au lieu d'un sommeil prolongé, on peut recourir à l'usage des courants induits. Il est généralement impossible de déterminer d'avance quelle sera l'une ou l'autre des deux espèces de courants qu'il faudra employer dans les affections dont nous parlons, ou bien encore s'il y a lieu de les combiner. J'aurai occasion de revenir sur ce sujet en traitant des maladies des organes centraux. En somme il faudra, en présence d'un grand nombre de circonstances, considérer l'influence qu'exerce sur l'encéphale l'état des organes digestifs, notamment le foie, quand même on ne rencontrerait pas des signes d'altérations anatomiques de ces mêmes organes (1). J'ai fait depuis ce temps des observations très-curieuses sur les différentes espèces de névralgies céphaliques, notamment la migraine (hémicrânie). Je me bornerai à dire ici, qu'aussi bien le nerf sympathique cervical que le nerf occipital, le nerf grand auriculaire, aussi bien que les différentes branches du nerf trijumeau, peuvent être les points de départ de ces souf-

(1) Comparez Frerich's *Klinik der Liberkrankheiten*, S. 340.

frances périodiques. Dans beaucoup de ces cas le courant constant compte de nombreux succès. Avril, 1860.

3. Dans les *névralgies de la face*, il faut également se garder de toujours chercher le siége de l'affection dans le trajet nerveux où se montre la douleur. Voici un exemple d'une telle névralgie irradiée ou fausse, si je puis m'exprimer ainsi :

Le 13 mai 1858, mon très-honoré ami M. de Graefe m'envoya une dame, âgée de 40 ans (n° 720), qui, depuis dix-huit mois, est affectée d'une violente douleur dans l'œil gauche. Cette malade croit avoir observé qu'à la suite d'un état catarrhal de cet œil, il y a environ cinq ans, elle éprouva une douleur qu'elle compare à un sentiment de pesanteur. Au mois de janvier 1857, elle fut prise d'un très-violent accès de céphalalgie dans toute la moitié gauche du front et de l'occiput ; cet état fut combattu par une application de sangsues et des fomentations d'eau froide. A la suite de ce traitement il se développa une douleur qui occupait l'œil gauche, la face gauche, enfin toute la partie gauche du corps. Une saison thermale de deux mois à Tœplitz, n'eut aucune heureuse influence sur la douleur. La malade souffre le plus de son œil, la douleur paraît quelquefois se fixer sur le trajet du nerf sus-orbitaire, quelquefois aussi sur le sous-orbitaire. La pression sur l'œil ne l'augmente pas, les exacerbations ont principalement lieu à l'époque des règles. Depuis des années, les urines sont rouges, et forment des sédiments couleur brique ; teint un peu jaunâtre. — Quoique en général, en présence de cette affection, je pensasse à une affection goutteuse, il me fut bien difficile de trouver le point de départ de la douleur. Jusqu'au 4 juin dix séances furent employées sans succès. Je remarquai alors par hasard que des courants labiles inconstants de 10 éléments de Daniell appliqués avec des boutons d'un quart de pouce sur la paupière inférieure, le courant ayant une certaine direction, avaient la propriété de faire excréter des glandes de Meïbomius une sécrétion blanche, en tout semblable à celle que Jüngken a observée et décrite dans la conjonctivite arthritique.

Ni la paupière supérieure du même côté, ni les deux paupières du côté droit, ne présentèrent ce même phénomène, quoiqu'on ne pût observer aucune différence soit à l'œil nu, soit à la loupe, entre les glandes de Meïbomius des deux côtés. Cette sécrétion observée au microscope consistait en globules graisseux d'un volume très-divers ; et, à mesure que l'évacuation s'en effectuait, les douleurs en huit jours disparurent.

Je continuai toutefois le traitement jusqu'au 1er juillet, c'est-à-dire pendant tout le temps que cette sécrétion anormale s'opérait encore. Une seule fois j'observai une sécrétion analogue au point lacrymal inférieur. Au bout de vingt-cinq séances (dont dix avaient été infructueuses et quinze efficaces), la malade s'est trouvée délivrée de ses infirmités. A plusieurs reprises, je me suis assuré de ce que le courant induit n'avait pas la propriété de développer cette sécrétion des glandes de Meïbomius.

4. Les *globes oculaires* sont sujets aussi à des névralgies. M. le docteur Rosenfeld (n° 670) se fit il y a trois ans, pour un abcès de la cornée, des fomentations froides sur l'œil gauche. Depuis cette époque, il éprouvait, que le temps fût beau ou mauvais, une pression et des douleurs dans les deux globes oculaires ; cet état fut passagèrement amélioré par des frictions stibiées pratiquées sur la nuque. En dix-sept séances (du 21 mars au 29 avril), je fis disparaître cette affection. — Le 27 avril 1858, M. de Graefe m'adressa le cordonnier Rosenbruck, de Langführen dans l'Oldenbourg (n° 703). Depuis sept à huit ans, cet homme est affecté de douleurs dans les deux paupières de l'œil droit, surtout dans la paupière supérieure. Ces douleurs s'accompagnent d'un clignotement continuel de la paupière, lequel se transmet jusqu'à la com-

missure de la bouche. Il éprouve aussi une chaleur cuisante et la sensation d'un corps étranger dans l'œil ; la douleur est si vive que le malade contracte toujours spasmodiquement les paupières; quand il veut voir de l'œil droit un objet éloigné, il louche en dedans et voit double. Au bout de trois séances, le clignotement spasmodique diminue, et, après dix séances, le malade quitte Berlin se considérant comme parfaitement guéri. Ne pouvant pas trop le retenir, je ne pus entrer dans une expérimentation assez détaillée pour m'assurer par des expériences du véritable siége du mal, qu'on pourrait rapporter à la glande lacrymale, ou bien aussi à un état de stase dans les lobes antérieurs de l'encéphale, comme les douleurs, qui s'étendaient jusque dans la profondeur de la tête, semblaient l'indiquer.

5. Le *nerf grand auriculaire* et le *ganglion spinal* du deuxième nerf cervical sont aussi très-souvent le siége de douleurs névralgiques. Les douleurs sont remarquables en ce qu'elles s'étendent jusque sur la tête et peuvent ainsi revêtir tous les symptômes de la migraine (1).

(1) Parmi les malades que j'ai traités à Paris, du 26 au 30 septembre 1856, se trouvait Balthazar Petitjean, garçon de bureau à la Monnaie. Depuis dix mois il souffrait d'une névralgie du grand nerf auriculaire gauche ; les douleurs étaient plus vives la nuit que le jour ; elles s'irradiaient, du cou à la tête et au visage, jusque sur la ligne médiane; de même aussi jusqu'à l'épaule, dont elles empêchaient le mouvement. La pression sur le nerf cervical est douloureuse. (Le malade se plaint de ce qu'il occupe une chambre humide.) La première séance, 27 septembre, fait disparaître les douleurs qui existaient à la tête, et la seconde toutes celles qui siégeaient à l'épaule. — Autant que mes courtes notes le constatent, ce malade n'est pas le seul qui ait profité de mon séjour de quatre jours à Paris. Je délivrai l'ouvrier Schwarz, de Strasbourg, de douleurs rhumatismales de l'épaule et du dos, compliquées de contractures ; l'ouvrier Balissier (16, rue Navarin) de douleurs sciatiques; Villemez (205, faubourg Saint-Martin) de douleurs dans la poitrine et les cuisses; J. B. L. Gobert (25, rue Beauveau) de contracture des muscles de la cuisse;

Je me souviensencore d'avoir guéri un menuisier d'accès douloureux de la tête avec nausées, en faisant passer plusieurs courants par le grand auriculaire. Ce résultat me fit supposer que la migraine commune pourrait bien être une névralgie des nerfs d'Arnold, qui, du ganglion de Gasser, vont à la dure-mère.

Un autre cas dans lequel des symptômes analogues se présentèrent, me montra que le siége du mal pouvait provenir d'une névralgie de nerfs cervicaux plus profondément situés encore. Louis Schonerstedt (n° 661), âgé de 28 ans, éprouvait, étant soldat et portant le sac, des douleurs dans la nuque et dans le dos. Depuis deux ans, les accès de céphalalgie débutent toujours par de violentes douleurs de la nuque ; de là elles gagnent l'*occiput* et les *angles externes des yeux*, et se compliquent alors de *dyspnée* et de *nausées.* Les accès sont journaliers; rarement ils laissent le malade huit jours tranquille. Les variations atmosphériques sont sans influence sur la marche des accès. Point d'appétit; douleurs gastriques; langue chargée. Une pression sur les apophyses épineuses du cou et du dos est douloureuse. En tournant le cou, ou quand il soulève les épaules, le malade éprouve de la douleur, et entend un craquement dans cette région ; les muscles de la nuque sont lâches et atrophiés. J'emploie immédiatement pendant trois minutes, sur le dos et la nuque, de forts courants labiles de 20 à 25 éléments de Daniell, afin de tonifier ces muscles, et de faire dissoudre la stase qui s'est formée, soit dans les ganglions spinaux, soit dans les méninges.

et qui depuis trois ans existent comme la conséquence de gonflements des bourses synoviales du genou gauche. Ce dernier cas était très-intéressant; le malade cessa immédiatement de boiter, quoique la tuméfaction pe sistât encore; mais selon son dire elle ne l'incommodait plus.

Après la séance, il se trouva immédiatement plus mal, le lendemain bien mieux.

Un traitement analogue, mais plus énergique : 30 éléments de Daniell, pendant cinq minutes. Jusqu'au 21 mars, il n'y eut plus d'accès. Le mouvement de rotation du cou se fait sans douleurs et sans craquement ; les muscles sont plus gonflés. Même traitement. — 28 mars. Dans le courant de cette semaine (le 23 mars), il n'y eut qu'un accès de douleurs, mais sans dyspnée et sans malaise. Même traitement. — 18 avril. Les douleurs dans la nuque sont rares et peu fortes ; mais le malade éprouve des douleurs d'estomac, accompagnées de manque d'appétit. Même traitement. Le malade promet de revenir à la consultation, dès que les accès reparaîtront.

6. Dans la plupart des névralgies du cou et du tronc, il me paraît en général important de veiller aux ganglions spinaux.

Stachs, laboureur (n° 615), âgé de trente-sept ans, se plaint de douleurs de l'estomac, le 17 janvier 1858. Il y a deux ans, il fut pris, après un refroidissement, d'une diarrhée qui fut guérie par l'emploi des opiacés, mais qui récidive très-fréquemment. Depuis ce temps, il est sujet à des accès de douleurs qui partent d'entre les épaules (de la quatrième et cinquième vertèbre), s'irradiant à gauche vers le mamelon et le creux de l'estomac, et qui apparaissent journellement vers midi, dès que le corps se refroidit, et à l'occasion des moindres efforts. Les accès un peu plus forts se compliquent de malaises et de nausées.

Parfois les douleurs passent dans l'abdomen, et alors la région du thorax est libre.

Le malade a essayé de tout, même de l'homœopathie : des émissions sanguines et des applications de vésicatoires sont restées sans résultat. Stachs se présenta alors à la consultation. Le traitement est dirigé principalement sur les ganglions spinaux des nerfs intercostaux correspondants (20 à 30 éléments de Daniell, courants inconstants).

Dès la deuxième séance, le malade se trouva considérablement soulagé, en ce que les douleurs étaient plus rares et moins fortes, et qu'elles avaient lieu sans malaise. Après la cinquième séance (le 21 mars), il m'annonça que les douleurs n'apparaissaient plus que tous les deux ou trois jours, mais qu'en général elles étaient moins fortes, et n'occasionnaient plus aucun malaise, et elles lui permettent aujourd'hui de se livrer à ses occupations. Douze séances, jusqu'à la fin de mai, suffirent pour faire disparaître tous les symptômes morbides. (Je n'ai pas employé, dans ce cas, les courants induits.)

J'ai traité par les courants constants une névralgie intercostale, remarquable par la violence de ses accès. Ce cas s'est présenté chez le jardinier Kulhmann, trente ans (n° 516), le 30 et le 31 mai 1857.

Depuis quatre ans, il souffrait de douleurs dans la région des dernières fausses côtes gauches, douleurs qui se reproduisaient, même en été, par accès à chaque variation de température. Il est rare que l'accès ait une durée de plusieurs jours dans le cours d'une année, et qu'il se produisit quelques forts accès; les accès plus courts sont plus fréquents, et le malade n'est guère un jour sans souffrir.

Les accès se développent sans frissons, chaleurs, ou de la transpiration, et sans altération visible des urines; mais la nuit ils troublent le sommeil du malade. Un tel accès violent persiste depuis hier, 29 mai, et le malade désespéré vient me trouver à une heure avancée de la soirée, pour chercher du secours. J'applique immédiatement quelques courants douloureux de 40 éléments de Daniell, en direction descendante, d'un quart à une demi-minute de durée (durée totale du traitement, trois à quatre minutes), le long des nerfs intéressés, à partir de la colonne vertébrale, jusqu'à la ligne blanche; ce qui procure au malade un soulagement immédiat. Le sommeil est meilleur. Je répète le même traitement le 31 mai. Toutes les douleurs disparaissent, même lorsque le malade se baisse ou marche. Quinze jours après, le 14 juin, le malade vint me voir pour m'annoncer que, malgré le mauvaïs temps, les douleurs n'ont pas reparu, mais qu'il a éprouvé quelques légères sensations anormales dans les points antérieurement affectés. Même traitement. Six mois plus tard, le 13 novembre 1857, le malade me remercie par écrit, en ajoutant qu'à la vérité il n'était pas absolument libre de toute douleur, mais qu'il ne souffrait plus des accès si violents.

Le 10 février 1858, la mère de ce malade (n° 604) me confirme la guérison de son fils; elle-même souffre d'une arthrite rhumatismale. Cette observation rend vraisemblable que, dans les *névralgies périodiques*, le traitement entrepris en plein paroxysme est celui qui promet le plus de succès.

7. La *queue de cheval* (*cauda equina*) peut aussi devenir le siége de névralgies rhumatismales, sans que la substance de la moelle soit intéressée. Parmi les malades que j'ai eu occasion d'observer et de traiter pour des « *douleurs des reins* » et des « *troubles hémorrhoïdaux*, » j'en ai souvent vu qui, lors d'un examen plus attentif, se trouvaient être affectés de névralgies.

Un des exemples les plus évidents, que j'ai rencontrés dans ce genre, fut le cas de Henri-Joseph Perronet à Paris (cinquante-huit ans), cordonnier, rue de la Grande-Truanderie, 33, qui est affecté depuis quatre mois d'atroces douleurs dans les reins, suivant le trajet des nerfs. Sa marche est tremblante, et le force à tenir la position courbée : à chaque faux pas, tout le corps est agité. On remarque au sacrum les traces d'un ancien vésicatoire qui avait été entretenu pendant des années. Cette cicatrice mesure 6 pouces en hauteur, et 12 pouces en largeur !

Trois séances, avec emploi de 15 à 20 éléments de Daniell,

courant stabile descendant suivant le trajet des nerfs, procurent à Perronet le plus grand soulagement; et le malheureux fondit en larmes en apprenant mon départ, qui interrompait ainsi tout traitement.

8. Je mentionnerai ici aussi la douleur spinale, qui augmente par la pression, et qui, il y a vingt ans, jouait dans la littérature médicale un grand rôle, comme étant un des éléments de l'irritation spinale et de la fièvre intermittente (1). Il n'y aurait pas lieu d'attribuer plus d'importance à cette douleur qu'à toute autre provenant d'une périostite, si elle n'était pas ordinairement compliquée d'accidents « nerveux. »

Un monsieur menant joyeuse vie (n° 370), âgé de trente-deux ans, vint me consulter, le 6 janvier 1857, pour une douleur siégeant vers la neuvième et la dixième vertèbre dorsales, douleur dont il avait été atteint quatre ans auparavant, après des excitations sexuelles. Les douleurs reviennent depuis longtemps, sans que les changements de température ou les excès de boisson les produisent; mais elles apparaissent infailliblement après chaque coït, et persistent des jours entiers : une pression sur les vertèbres, surtout en la faisant sur les deux côtés des apophyses épineuses, la développe aussi.

Des émissions sanguines, des bains chauds et froids n'eurent aucun résultat. Du 6 janvier au 13 février 1857, des courants circulaires stabiles, de 15 à 25 éléments de Daniell, appliqués pendant deux à quatre minutes, améliorèrent l'état du malade à un tel point, que le traitement put être suspendu pendant quatre semaines. Le 16 mars, le malade revint avec un accès de douleurs dont il venait d'être atteint après un coït; il fut de nouveau soumis à cinq séances, jusqu'au 26 mars,

(1) Comp. Stilling's *Phys. path. u. med. Untersuch. über die Spinal-irritation.* Leipzig, 1840. — Romberg's *Lehrbuch der Nervenkrankheiten.* Berlin, 1840, p. 155.

avec une amélioration progressive. Le 20 juillet 1858, après un espace de temps de dix-huit mois, le malade vint m'annoncer que, depuis le traitement galvanique, il éprouvait parfois encore des sensations désagréables, mais qu'il pouvait se livrer au coït sans être attaqué par sa douleur ordinaire.

Le 9 janvier 1857, M. le docteur Westphal m'envoya une jeune dame âgée de dix-sept ans (n° 372), bien menstruée, qui avait été prise, il y a environ dix-huit mois (après une chloro-anémie), dans l'espace de quelques semaines, de douleurs dans toute la région dorsale, qui depuis peu augmentent et reviennent par accès, durant de quinze à trente minutes. La malade ne peut, pendant ces accès, se coucher sur le côté ; elle se sent calmée lorsqu'elle comprime fortement son dos contre un appui. Les douleurs s'étendent presque toujours jusqu'au sternum, se compliquent d'une dyspnée, qui se produit aussi en montant les escaliers. En établissant l'extension du dos, la malade éprouve une raideur dans la première vertèbre dorsale ; de là cette rigidité s'étend jusqu'aux vertèbres lombaires. Le port de la malade est voûté : dès qu'elle soulève les bras, la dyspnée reparaît. Huit séances, du 9 au 17 janvier, produisent une amélioration évidente. Elle dut suspendre le traitement, pour des raisons de famille. J'ai appris depuis qu'à partir de cette époque, elle n'avait plus souffert.

9. Je rapporterai pour terminer le cas suivant :

Un maître d'école (n° 420), âgé de trente et un ans, avait, il y a dix ans, dans un état d'ivresse et de vive excitation, pratiqué le coït pour la première fois. Il fut pris, à la suite, de fourmillements passagers sur tout le corps ; au lieu de ce fourmillement, il éprouvait bientôt tous les soirs et toutes les nuits des secousses dans toute la colonne vertébrale, que ce malade comparait à des décharges électriques.

Dans le début, ces secousses n'étaient qu'externes, et n'intéressaient que des parties isolées de la colonne, par exemple le sacrum ; mais depuis peu elles ont gagné toute la région du dos, et retentissent jusque dans l'intérieur des vertèbres, sans cependant obliger le malade à se courber. Des pollutions rendent ces accès plus fréquents encore. Depuis le premier coït, les érections sont faibles.

Depuis le mois d'avril jusqu'en juin 1857, je trouve consignés dans mon journal, à de grands intervalles, huit traitements très-douloureux de la colonne (25 à 40 éléments, courants stabiles). A chaque séance, il se produisit de l'amendement. Le malade s'en retourna en province et, le 14 août 1857, m'écrivit que depuis ce traitement l'insomnie, dont il souffrait beaucoup auparavant, s'était dissipée, et que les secousses dans le dos étaient devenues de plus en plus rares.

On remarquera que, par ces dernières communications, nous sommes déjà tant soit peu éloignés des névralgies, et que nous avons anticipé sur les maladies des centres nerveux, sur lesquelles nous devons ajouter encore quelques mots.

VI. — EFFETS CATALYTIQUES DANS LES PARALYSIES ET LES SPASMES.

La majeure partie de ce travail devant traiter des paralysies et des spasmes, il ne s'agira ici que d'expliquer quel est le degré d'utilité pratique de l'action catalytique du courant constant dans ces différents états pathologiques. Les paralysies faciales rhumatismales présentent un exemple des effets paralysants qu'une infiltration (infiltration évidemment compliquée d'une altération des vaisseaux absorbants) du tissu conjonctif peut exercer sur les nerfs et les muscles.

Ne voulant pas traiter superficiellement ce sujet si intéressant au point de vue du diagnostic et de la thérapeutique, je me contenterai de dire ici que le traitement des paralysies faciales, entrepris au moyen du courant constant, selon les règles générales de la catalyse, guérit ces affections dans un espace de temps très-limité et très-court, lorsque toutefois l'infiltration n'intéresse que les nerfs et les muscles accessibles au courant. J'ajouterai de plus que ces paralysies, à tous les degrés de leur développement, présentent la meilleure occasion de prouver la supériorité antiparalytique du courant constant sur le courant induit.

On observera, je crois, moins fréquemment qu'un trouble circulatoire dans les petits vaisseaux situés à la surface du corps, et par conséquent visibles, devienne une cause de paralysie (1), et permette de suivre les effets antihémostatiques du courant, dont j'ai déjà parlé plus haut (p. 306). L'observation suivante, qui de prime abord paraît peu intéressante, offre donc, sous ce point de vue, une grande valeur expérimentale.

Le 10 juin 1858, se présente à ma consultation madame Augusta Scholtz (n° 752), âgée de soixante-dix ans, laitière. Cette femme souffre depuis douze ans, mais en particulier depuis trois ans, d'un engourdissement des pieds, consécutif à l'usage fréquent d'une chaufferette. L'engourdissement s'étend de la plante des pieds jusqu'au-dessus des malléoles, et tourmente beaucoup la malade pendant la marche ; elle prétend aussi que cet état se complique d'une gêne circulatoire et d'angoisses. Je croyais avoir affaire à un *émoussement* des fibres sensitives, provenant de la trop forte chaleur de la chaufferette ; et, partant de ce point de vue, je traitai cette maladie singulière et nouvelle pour moi, du 10 juin au 9 juillet, six fois avec des courants labiles constants forts, que je dirigeai sur les pieds, parce qu'un essai m'avait semblé prouver que

(1) Nous savons que l'oblitération de gros vaissaux par des thrombus occasionne parfois des paralysies.

les courants induits ne produisaient pas d'effet. Il est vrai que la malade avait éprouvé quelque amélioration ; mais ses plaintes n'étaient pas en rapport avec la rapidité des effets curatifs que je vois habituellement dans les anesthésies périphériques. Sur ces entrefaites, mon attention fut captivée par l'existence de grandes taches jaunâtres qui entouraient la partie inférieure des deux jambes, et que j'avais regardées comme d'anciennes cicatrices d'ulcères, avec lesquelles elles avaient la plus grande similitude ; mais la malade m'assura que ces taches brunes s'étaient développées depuis douze ans, à la suite de l'emploi de la chaufferette, et que, depuis ce temps, l'engourdissement des pieds s'était également produit.

Dans les taches mêmes on ne voyait pas de veines, tandis qu'au-dessous et au-dessus on voyait une foule de veines variqueuses, serpentées, comme on les rencontre si communément chez les femmes de cet âge. Il était évident que ces taches brunes n'étaient que des restes d'extravasations sanguines, provoquées par la trop grande chaleur, qui finalement avait amené une oblitération des petits vaisseaux, et troublé la puissance fonctionnelle des nerfs cutanés. En effet, l'engourdissement s'étend jusqu'à la circonférence de ces taches, et ce n'est que pendant la marche qu'elle l'éprouve jusqu'au mollet. Je dirige le traitement sur ces taches brunes ; elles pâlissent sous l'action répétée du courant, et se subdivisent en taches plus petites, pendant que simultanément on voit apparaître dans leur circonférence de petites veines : en même temps, le sentiment et la force reviennent dans la jambe, et l'angoisse disparaît. Après sept séances, la malade me quitte, quoiqu'il existe encore beaucoup de taches brunes.

Le lecteur qui a suivi jusqu'ici avec attention mon travail sur les effets catalytiques du courant, aura, j'ose le croire, acquis la conviction que le courant constant est un moyen puissant, et, dans beaucoup de cas, le seul et unique qui puisse amener la résorption d'exsudats et d'extravasats, et qui puisse aussi guérir les stases sanguines dans les vaisseaux. Ces résultats ne feront-ils pas supposer à tout médecin qu'il pourrait y avoir des paralysies et des spasmes d'origines centrales, dans lesquels une action catalytique du courant constant sur les organes centraux serait utile ? Et comme il n'est pas douteux qu'il n'existe dans l'encéphale et dans la moelle des inflammations chroniques, des exsudats, des stases et des extravasats, qui causent des paralysies et des spasmes, on ne peut que poser les questions suivantes :

1° Est-il possible de déterminer le siége de ces états pathologiques avec la certitude qu'il faut pour pouvoir diriger l'action catalytique du courant sur le siége même de l'affection ?

2° Ces difficultés locales, et surtout la résistance provenant des enveloppes osseuses des organes centraux, permettent-elles au courant de développer une action thérapeutique efficace ?

Une série d'observations, qui tous les jours augmentent encore, me permettent, je crois, de répondre affirmativement à ces questions, pour ce qui regarde avant tout les *maladies de la moelle épinière*, et d'exprimer l'espoir que j'arriverai à montrer par des exemples probants la possibilité d'exercer une action catalytique favorable sur les parties isolées de la moelle, d'où dépend la paralysie des extrémités de la vessie ou du rectum.

Je renvoie le lecteur au travail placé à la fin de cet ouvrage, sous ce titre : *Du traitement du* tabes dorsalis *au moyen du courant constant*. Parmi les malades qui, sans être nommés, s'y trouvent désignés, le cordonnier Berthlé (n° 619) a repris son travail : quoique la paralysie du rectum soit guérie et que sa marche paraisse normale et sûre, il vient se plaindre de temps à autre. Chez le deuxième malade, le tonnelier Block (n° 640), il n'existe plus aucune trace de la paralysie de la vessie ; et, quoiqu'il traîne encore ses jambes en marchant, il n'est plus venu me consulter depuis plusieurs mois, ne voulant pas quitter son ouvrage. Le troisième malade, le négociant A. de Fordton (n° 595), est également, comme le docteur Barschall me l'a annoncé, guéri de sa paralysie vésicale (même la nuit), et la marche n'a ni gagné ni perdu. Je saisirai cette occasion pour déplorer à cette heure que je regrette d'avoir, sur l'autorité de Romberg, regardé le *tabes dorsalis* comme une espèce morbide particulière, et d'avoir considéré le balancement du corps ou la chute, le malade ayant les yeux fermés, comme étant le signe pathognomonique de cette terrible affection. Plus mon expérience grandit, plus j'acquiers la conviction que ce symptôme peut exister dans des paraplégies qui ont une valeur et un point de départ anatomo-pathologiques très-différents, et qui demandent ainsi par conséquent une diversité de traitement. Je dois cette explication aux praticiens qui n'appliquent la dénomination de *tabes dorsalis* qu'à l'atrophie déjà complète de la moelle, et qui par conséquent ont été fort surpris de ma hardiesse à vouloir entreprendre la guérison de semblables états pathologiques. Il est cependant intéressant, et tout récemment je l'ai observé de nouveau, de voir que la longue durée des phénomènes qu'on attribue au *tabes dorsalis* n'est pas encore à elle seule une caution de l'existence confirmée d'une atrophie, et par conséquent de l'inefficacité de tous les efforts de guérison.

On sait que dans le cours de certaines paraplégies, dans lesquelles aucun des phénomènes existants ne prouve avec certitude une origine centrale de la maladie, il peut se joindre également à la paralysie des extrémités inférieures une incertitude des mouvements dans les extrémités supérieures. Les opinions qui prédominent encore aujourd'hui dans la pathologie regardent principalement la moelle comme étant formée par l'ensemble des troncs nerveux qui s'en détachent. On suppose donc communément que la cause de la paralysie doit résider exclusivement dans la portion de la moelle qui se trouve située au-dessus de l'émergence des nerfs qui se rendent aux extrémités supérieures, ou qu'il faut du moins, quand il s'agit d'obtenir un effet thérapeutique efficace, que son action ait lieu au-dessus de ce même point d'émergence. Cette dernière opinion cependant me paraît être très-ébranlée par des observations sur lesquelles je me réserve de faire une communication détaillée.

En effet, dans plusieurs cas de paraplégies, où l'affection des extrémités supérieures participait consécutivement à la paralysie des extrémités inférieures, qui semblait provenir d'une affection de la moelle, j'ai trouvé que *des courants qui n'agissaient que sur la partie inférieure de la moelle déterminaient une certaine amélioration de la paralysie des extrémités supérieures*. Antérieurement j'avais déjà observé, et tout récemment j'ai confirmé ce fait, que des courants qui agissent sur les bras seulement peuvent, dans de certaines conditions, augmenter de beaucoup la sûreté de la marche. On pourrait, à la vérité, regarder le cas cité comme apportant une preuve à l'action centripète du courant sur des parties supérieures de l'organe central; d'autant plus que la sensation gustative galvanique semble démontrer jusqu'à quel point, lorsque la faculté de conduction des tissus se trouve être portée à un haut degré, s'étendent les effets de courants dérivés.

Mais comme dans un des cas observés il s'est produit simultanément avec l'action efficace sur les bras un état efficace sur la vessie, il me paraît aussi vraisemblable que cela peut être dans des expériences aussi délicates et aussi difficiles, que la partie inférieure de la moelle peut avoir une influence sur les fonctions des nerfs des bras; *que notamment les voies nerveuses à travers lesquelles se transmettent aux nerfs des bras les influences de l'encéphale, peuvent entrer dans une cer-*

taine dépendance (qu'il nous est impossible de déterminer) de parties de la moelle situées au-dessous des points d'émergence des nerfs du bras. Il est bien entendu que cette explication, si elle est juste, doit également pouvoir s'étendre sur les nerfs cérébraux, et réclamer en faveur de la moelle une action dans certaines influences de l'encéphale sur les nerfs et les muscles, action qui, d'après les opinions physiologiques qui avaient cours jusqu'à ce jour, ne pourrait pas lui être attribuée. Il faudra cependant, dans cette explication du fait cité plus haut, être prudent, par la raison qu'il est possible qu'un courant constant, agissant sur la partie inférieure de la moelle, provoque un mouvement des liquides qui peut décharger les parties supérieures de la moelle. J'ai donné ces indications physiologiques, pour montrer la difficulté de semblables questions de diagnostic et de physiologie, et pour montrer quelle difficulté il y aurait à séparer les maladies de la moelle, dans lesquelles l'action catalytique plus grossière du courant sur les vaisseaux et le tissu conjonctif est en question, d'autres affections de la moelle, dans lesquelles se font valoir les effets plus fins, antiparalytiques ou antispasmodiques du courant, sur les fibres nerveuses et les cellules ganglionnaires.

Ce que je viens de dire peut aussi être rapporté aux maladies de l'encéphale.

Dès que l'action du courant dirigé sur l'encéphale montrera un effet favorable dans des paralysies ou dans des spasmes, on ne pourra pas déterminer avec sûreté si l'on se trouve seulement en présence de l'action catalytique du courant sur la stase, l'inflammation et l'exsudation, ou si, simultanément, on a obtenu des effets sur l'état moléculaire de la masse cérébrale. Trois exemples expliqueront mieux ce que je viens de dire et montreront en même temps avec quelle rapidité le courant produit, dans des cas appropriés, des effets sur l'encéphale.

Wettengel (n° 696), fabricant d'épaulettes, âgé de cinquante-six ans, m'est adressé par M. de Graefe. Le malade a été atteint, il y a de longues années, d'un ictère et d'une fièvre typhoïde; plus tard, d'une ophthalmie de l'œil droit, qui a été traitée avec succès par M. de Graefe. Il y a quatre ans, à la suite d'une grande frayeur, il fut pris (sa femme étant tombée subitement malade) de tremblements du côté gauche, d'abord dans le pied, puis dans le bras; dans ce dernier, le tremblement a augmenté progressivement, et a passé à un état continuel d'agitation (*paralysis agitans*). Il se développa, quelque temps après, une douleur dans le gros orteil gauche, une tension dans l'articulation tibio-tarsienne gauche, et principalement une douleur violente dans l'articulation radiocarpienne gauche; elle ne persiste pas toujours avec la même intensité, mais elle semble être sous la dépendance des influences atmosphériques. Cette douleur n'existe pas la nuit, mais elle incommode toutefois le malade plus que le tremblement des membres.

Tendance depuis peu à tomber en avant. Depuis dix jours, sans cause connue, violentes douleurs et chaleur dans la tempe droite, dans le front, et dans la mâchoire supérieure jusque profondément derrière l'œil, douleurs qui empêchent le malade de dormir. Depuis cette époque, le tremblement des membres gauches est plus fort; il apparaît aussi de temps à autre *dans les extrémités droites*. La conjonctive droite est injectée, l'œil est larmoyant et très-sensible à la lumière, dont l'influence augmente les douleurs. Pour sa maladie de l'œil, il alla consulter de Graefe, qui lui déclara que l'état de l'œil dépendait de l'affection de la tête, et que cette dernière demandait avant tout un traitement approprié.

De mon côté, je croyais pouvoir supposer qu'il existait dans le lobe antérieur de l'hémisphère droit de l'encéphale *une stase* qui s'étendait jusque dans l'œil (comme chez Rosenbruck, p. 386, seulement à un degré plus élevé). Comme dans les autres organes, il n'y avait aucun trouble apparent ni traces de fièvre ; je procédai immédiatement au traitement galvanique, que j'avais si souvent employé dans des cas semblables : à savoir des courants stabiles de 10 éléments de Daniell, pendant quatre minutes, de la tempe droite à la tempe gauche. Pendant la séance, la main droite devient froide comme de la glace, et la main gauche brûlante ; la moitié gauche du front se perle de gouttes de sueur. Je répète le traitement en dirigeant le courant en sens inverse, et alors la température des deux mains s'égalise, et la moitié droite du front commence aussi à transpirer. La douleur de la tempe est plus faible.

20 avril. Cette nuit, la douleur n'a pas récidivé. W. a dormi tranquillement pour la première fois depuis huit jours. La douleur vient de réapparaître sous l'influence solaire. Aujourd'hui, le malade a éprouvé de la tendance à tomber en avant. Je répète le traitement d'hier pendant quatre minutes, et je traite l'articulation radio-carpienne gauche pendant cinq minutes, en y excitant au moyen de larges réophores (trois pouces de diamètre) et en les renversant, des contractions (30 éléments de Daniell).

22 avril. Sommeil bon, point de tendance à tomber en avant, *côté droit tranquille,* le côté gauche se trouve mieux soumis à la volonté du malade. Point de douleurs dans la tête, ni dans l'articulation radio-carpienne gauche. Je traite l'encéphale et l'*œil* pendant trois minutes au moyen de courants stabiles de 8 éléments de Daniell.

23 avril. Le larmoiement a presque disparu ; la conjonctive est moins injectée. Je soumets à cinq séances pareilles le malade jusqu'au 29 avril, en traitant la tête, tantôt le bras et tantôt la jambe gauche, pour calmer, si cela peut se faire,

aussi le tremblement du côté gauche. Je ne réussis pas et renvoie le malade après huit séances, lorsque les douleurs dans les tempes et les yeux, les phénomènes de la paralysie *agitante* à droite, et les tendances à tomber ont complétement disparu (1).

Dans le prochain travail, je serai en état de prouver, par des expériences thérapeutiques, que la paralysie *agitante* ne procède pas toujours de l'encéphale, mais qu'elle provient aussi, dans certains cas, de la moelle, et qu'alors il n'y a pas tendance à tomber.

Peu de temps après le 14 mai, M. le docteur Lehfeld m'envoya le négociant David Scheer (nº 722), âgé de soixante-trois ans. Il y a trois ans, ce malade ressentit dans le pied gauche du spasme et de l'engourdissement, qui s'étendirent peu à peu jusqu'au bras gauche et à la tête. En six mois, tout le côté fut tellement insensible, que le malade ne sentait pas les piqûres d'épingle, même quand ces piqûres provoquaient un écoulement sanguin. Depuis deux ans, il ressent des douleurs dans la moitié gauche de la tête, dans la tempe principalement, et des accès de syncope qui se reproduisent plusieurs fois dans la journée. Ces accès ont une durée d'une demi-minute et plus; ils se compliquent d'un mouvement qui semble lancer en avant le bras ou la jambe gauche (ces deux mouvements n'ont jamais lieu simultanément). Depuis peu, l'œil gauche se trouve lui-même entrepris ; forte injection de la conjonctive, principalement celle de la paupière supérieure, douleur cuisante et photophobie. Depuis six mois, il y a parfois un engourdissement et un spasme dans le bras

(1) Après la troisième séance l'odorat réapparaît, le malade l'avait perdu il y a six ans, à la suite d'un enchifrènement, de telle sorte qu'il ne sentait pas même l'ammoniaque. Il fut très-étonné de pouvoir distinguer l'odeur de la violette.

droit. Le malade n'a aucune conscience de la partie gauche de son corps, il lui semble qu'il ne vit que d'un côté.

M. le docteur Weber, de Leipzig, a fait sur lui des expériences pour s'assurer s'il peut, les yeux étant fermés, distinguer une différence dans des poids qui lui sont soumis dans les deux mains. Le résultat est négatif : le malade ne peut se rendre compte si c'est un poids d'une livre ou de six livres qu'on lui met dans la main gauche. (Ce qu'on est convenu d'appeler le sentiment musculaire n'est donc probablement, dans ce cas aussi, que l'expression des fonctions des fibres sensitives des tissus qui environnent les muscles, ce que Ritter a déjà supposé à une époque où l'on ne connaissait pas encore le théorème de Bell.) Le mouvement du bras gauche est faible, lourd et tremblant ; il y a tendance à des contractures du côté des fléchisseurs, et tendance à fermer la main, comme dans l'*hémiplégie spasmodique double*. Lorsque le malade essaie d'ouvrir la main et d'étendre les doigts, il s'y produit un mouvement de tremblement et vacillement qui se termine par la flexion même de la main et des doigts. Quoique S. ne sente rien au bras gauche quand on le pince fortement, un courant de 40 éléments de Daniell (insupportable pour moi) y produit, au bout de quelques secondes, une sensation légère qui n'augmente pas, et aux points sur lesquels les réophores ont été appliqués, il éprouve peu après une sensation que le malade compare comme si on lui avait fortement pincé la peau, c'est-à-dire que le courant réveille passagèrement la sensation dans le point de son application ! Durant une de ces expériences, le malade est pris d'un accès de spasme dans le bras gauche, avec mouvement de projection en avant de ce même bras, accès qui se termine par une syncope d'une demi-minute.

Pour le traitement de ce cas, je me plaçai au point de vue, abstraction faite des modifications soustraites au contrôle et à l'action thérapeutique du courant, qu'il y avait une stase dans la partie antérieure de l'hémisphère gauche de l'encéphale, et je dirigeai donc le traitement sur l'encéphale et sur l'œil, tout comme chez le précédent malade. Le traitement des membres fut suspendu, parce qu'il me semblait ne devoir produire aucun résultat permanent.

Les trois premières séances, qui furent dirigées sur la tête, donnèrent la faculté au malade de pouvoir mieux étendre la main et calmèrent le tremblement. Après la troisième séance, le malade fut pris, dans la rue, d'un long et violent accès qui ne fut plus suivi d'un second pendant les douze jours que le malade séjourna à Berlin. Mais, comme antérieurement aussi il s'était quelquefois écoulé entre les accès un intervalle de huit jours, je ne puis attribuer à ce temps d'arrêt aucune valeur. Toutefois, ce fut l'amélioration de la céphalalgie, la guérison de l'ophthalmie congestive, et une plus grande tranquillité du bras gauche, dans lequel le plus léger attouchement provoquait une sensation qui cependant était moins prononcée quand on venait à piquer cette région. La tendance à tomber du côté gauche se trouvait aussi diminuée. (Les moyens pécuniaires de ce malade ne lui ont pas permis un plus long séjour à Berlin.) Jusqu'ici, je n'ai pas pu trouver dans la littérature médicale un cas semblable, et je me permettrai donc de le désigner, jusqu'à nouvel ordre, sous le nom d'*hémilepsie*.

Le cas suivant, qui, sous d'autres rapports, se rapproche le plus du cas de Rosenbruck (p. 386), mérite d'être cité ici, parce que, dans les spasmes du malade dont il s'agit, il existait des alternatives spasmodiques entre l'extrémité supérieure et l'extrémité inférieure, qui semblaient indiquer une disposition correspondante normale dans les centres moteurs d'un grand hémisphère.

Maximilien K..... (n° 749), âgé de onze ans, m'est envoyé

le 8 juillet 1858 par M. de Graefe. Au mois de novembre 1857, ce malade avait été atteint de scarlatine, et, pendant la période de desquamation, il fut pris d'une douleur dans la tempe gauche et dans le front; cette douleur siégeait dans l'intérieur de la tête, et se compliquait en outre d'un mouvement spasmodique de la paupière inférieure. Les douleurs cédèrent à une application de sangsues et à d'autres moyens, mais le mouvement convulsif de la paupière persista. Depuis trois à quatre semaines, il s'est joint à cet état une douleur cuisante dans l'intérieur du globe oculaire et dans l'angle externe de la cavité oculaire vers la région de la glande lacrymale, ce qui engagea son médecin traitant, M. Lehfeld, à envoyer ce malade à M. de Graefe. Des frictions avec de la pommade de belladone et des vésicatoires derrière l'oreille firent disparaître cette affection; mais, à la cessation du traitement, il y eut récidive. Les contractions spasmodiques intéressent exclusivement la paupière inférieure, principalement son angle interne, et se reproduisent si fréquemment qu'il y a rarement un intervalle de quelques secondes. Dans la tempe et le front, au-dessus de l'œil gauche, le malade éprouve toujours encore une sensation obtuse mais désagréable, à la suite de laquelle il ferme spasmodiquement son œil; il lui semble avoir un corps étranger dans cet organe. Pour le traitement, je partis d'abord du point de vue que, selon toutes les apparences, il existait une stase dans la partie antérieure de l'hémisphère gauche de l'encéphale.

Le résultat confirma cette manière de voir, en tant que les douleurs et les mouvements spasmodiques de la paupière cessèrent. Cette rémission ne fut cependant que passagère, jusqu'à ce qu'enfin je dirigeasse le traitement sur la paupière elle-même. Selon le mode d'emploi du courant, il y eut, dans le résultat, de très-grandes oscillations. Au bout de quinze séances, le 25 juin, je parvins à faire disparaître complètement les contractions spasmodiques. (L'amélioration avait déjà fait de grands progrès, lorsque le malade prit quelques bains froids de rivière qui semblaient lui être nuisibles.) Le 27 juin, les contractions spasmodiques s'arrêtèrent complétement, et le même jour il se produisit un violent spasme dans les muscles de l'épaule gauche. J'appris alors que, depuis cette scarlatine, le malade avait éprouvé dans cette région une légère sensation spasmodique, laquelle, ne l'incommodant, il n'avait prêté aucune attention. Après avoir fait déshabiller le malade, j'assistai à un spectacle vraiment intéressant : 1° il se produit une contraction du grand pectoral et du deltoïde antérieur qui tire le bras ainsi que l'omoplate en avant, lorsque l'omoplate s'éloigne de la colonne vertébrale et de la cage thoracique. L'angulaire de l'omoplate et la partie supérieure du trapèze paraissent se raccourcir un peu pendant cette contraction ; ou 2° le spasme a lieu dans le biceps seul, ce qui fait exécuter à l'avant-bras un mouvement de flexion de 40 degrés ; ou 3° le spasme a lieu dans le triceps, et le bras se trouve en extension, ou enfin 4° il s'y produit une combinaison des mouvements spasmodiques énumérés sous les chiffres 1 et 2.

Tous ces phénomènes se produisent dans une succession alternative, de sorte que les muscles pris de spasme persistent pendant plusieurs secondes dans leurs contractions. Il faut remarquer que les antagonistes se relâchent véritablement, ce qui est mis hors de doute par l'état des rhomboïdes pendant la contraction du muscle grand pectoral. (M. de Graefe a vu le malade dans cet état, et, d'accord avec moi, il pensait que, dans cet état de spasme, on ne peut invoquer une cause hystérique ou une simulation, parce qu'une combinaison aussi monstrueuse de mouvements ne peut être exécutée volontairement par personne.)

29 juin. Depuis hier le malade remarque également des spasmes dans la cuisse, plus rarement dans la position assise

que dans la marche, où ce spasme se produit à chaque pas. Le spasme intéresse le muscle droit antérieur, le couturier et parfois aussi le vaste interne, qui forment sous la peau des bourrelets musculaires isolés, durs et saillants qu'il est de toute impossibilité de produire volontairement. La contraction dans l'épaule est presque continue, de sorte que la tête de l'humérus semble être luxée et que l'omoplate est fort éloignée de la cage thoracique. *Le spasme de l'épaule et celui de la cuisse ne se produisent pas simultanément, mais toujours alternativement.* Le traitement que je fais suivre au malade devant être discuté plus tard, quand j'exposerai ma méthode, au traitement des spasmes locaux, je me bornerai à dire ici qu'un traitement local des membres ne produisit aucun résultat et que le traitement de l'encéphale auquel j'eus alors recours partit de ce point de vue que la stase devait avoir changé de siége, soit à la suite des bains froids, *soit à la suite du traitement galvanique qui consistait en partie en courants labiles et en courants induits.*

En effet le traitement de l'encéphale moyennant des courants constants exerce une influence salutaire sur le spasme de l'épaule et de la jambe. Dans la cinquième séance le premier disparut même complétement ; le spasme de la cuisse conserva un rhythme plus rare et ne céda qu'à un traitement local, qui n'eut d'effet durable qu'à la suite de la huitième séance (7 juillet) (1).

(1) Antérieurement déjà j'ai observé et traité deux fois un semblable spasme périodique dans le droit antérieur de la cuisse. En premier lieu chez madame Émilie Günther (n° 28), âgée de 58 ans, au mois de juillet 1856, où ce spasme provenait d'un reste d'hémiplégie double; en second lieu, chez madame Dorothée Mundt (n° 543), âgée de 57 ans, de Neuhaldensleben, près Magdebourg. Dans ce second cas, le spasme du droit antérieur de la cuisse était un phénomène tout à fait isolé et se compliquait à son summum d'intensité de violentes douleurs. Dans ces deux cas, le traitement des nerfs et des

Après la disparition des contractions et des spasmes, le malade accusant encore une sensation obtuse dans la tempe gauche, je terminai le traitement par une application de quelques sangsues *loco dolenti*.

Dans les trois avant-dernières séances j'avais employé des courants induits, et comme ils ne modifiaient pas notablement l'état du malade, j'eus recours dans la dernière séance (avant le début du spasme dans les extrémités), à des courants constants labiles qui firent disparaître les contractions momentanées de la paupière. Il est difficile de déterminer si quelque valeur peut être accordée à cette circonstance. Pourtant le cas suivant est remarquable à cause des certaines circonstances semblables dans lesquelles la malade se trouvait.

Mme L... (n. 678), 37 ans, mère de cinq enfants, me fut envoyée le 7 avril 1858, par M. de Graefe, pour la guérir d'un *blépharospasme*.

Il y a longtemps elle avait été atteinte de tumeurs hémorrhoïdales qu'elle avait fait disparaître par l'usage des bains de siége froids; depuis lors la menstruation fut irrégulière, gastralgies, boule hystérique. Il y a sept ans, après une couche, violent chagrin, puis violentes céphalalgies, humeurs noires. Ces accidents se renouvelèrent après la dernière couche, il y a trois ans, sans qu'elle en parlât à un médecin. Souvent elle éprouva après toutes ces manifestations des sensations subites de coups dans les jambes, surtout au genou gauche, et elle vit apparaître dans les deux jambes des taches rondes, bleues, de deux pouces de diamètre qui disparurent en se modifiant de couleur en peu de jours. Depuis deux ans des douleurs déchirantes dans tous les membres, les pieds et principalement dans la tête. Son médecin la traite par

muscles au moyen des courants stabiles n'eut aucun résultat. Je ne connaissais pas alors d'autres modes d'emploi du courant.

les bains sulfureux, croyant avoir affaire à une affection goutteuse héréditaire.

Les affusions froides sur la tête sont faites dans le bain. Après une telle ablution, il se produit subitement des contractions momentanées dans les paupières gauches, puis dans les paupières droites, parfois aussi dans la face avec de violentes douleurs dans la tête, principalement au sommet, mais aussi sur l'os malaire gauche, en un mot sur toutes les parties où l'eau froide avait découlé. La malade sent que les accès de douleurs précèdent les contractions momentanées qui pour quelques secondes ferment l'œil, plus souvent le gauche que le droit. La céphalalgie est plus forte par accès, la nuit principalement. En outre la malade éprouve des douleurs pulsatives dans toute la tête lorsqu'elle gravit un escalier, lorsqu'elle boit des liqueurs chaudes, lorsqu'elle parle, lit ou réfléchit, elle en éprouve même au moindre bruit : point de palpitations de cœur. Tout ce cortége morbide est plus prononcé à l'époque des règles.

La pression sur la tête, surtout au sommet, est douloureuse; alopécie depuis deux ans. J'avais affaire en tout cas à une inflammation rhumatismale du péricrâne provoquée par l'eau froide. J'appliquai immédiatement des courants constants stabiles sur les parties de la tête dénudées de cheveux, ce qui procura un soulagement rapide et réduisit à un faible degré, dans l'espace de peu de jours, les contractions des paupières, fait que M. de Graefe a eu occasion de constater par lui-même. Après la huitième séance, réapparition des règles sans augmentation de la céphalalgie. Du 21 avril au 2 mai, en deux séances, je traitai les parties douloureuses de la tête et de l'os malaire (non pas les paupières) avec un amendement progressif : les contractions cessèrent presque complétement et les douleurs devinrent très-modérées. La gastralgie et la boule hystérique disparurent. Après un refroidissement il survint une pleurésie que le médecin ordinaire traita et guérit en quinze jours par des sangsues, etc., etc., sans que l'état de la tête s'aggravât. Le 17 mai, séance ordinaire, application du courant constant. Dans l'intervalle j'avais obtenu de bons résultats chez d'autres malades en faisant passer par les tempes de faibles courants induits, notamment chez le fabricant de cigares Negedank (n° 694), pour une douleur violente intra-crânienne de nature rhumatismale selon toute probabilité. J'appliquai donc à Mme L..., le 18 mai, un tel courant induit sur le sommet de la tête. Il y eut un résultat immédiat salutaire, mais dans l'après-midi, la malade fut prise subitement d'un accès de céphalalgie et de spasme oculaire tel qu'elle ne l'avait éprouvé depuis longtemps. Elle envoya chez moi, mais je lui fis répondre de venir me trouver; des courants constants, appliqués comme antérieurement sur le sommet de la tête, calmèrent immédiatement les douleurs et les contractions spasmodiques. Mais comme aux époques menstruelles suivantes le cortége morbide reparut, je suspendis le traitement galvanique, et à la recommandation de son médecin ordinaire, la malade prit l'eau artificielle de Carlsbad, et actuellement elle se trouve à Tœplitz. Ce cas, dont je rapporterai en temps et lieu la marche ultérieure, rend vraisemblable que dans le traitement de *stases* de l'encéphale ou de ses enveloppes (qui existent probablement chez Mme L...), au moyen de courants labiles et principalement de courants induits, il faut être prudent, par la raison que ces courants peuvent provoquer un rétrécissement inégal des vaisseaux; surtout lorsque les parois vasculaires ont acquis une plus grande excitabilité, par l'emploi antérieur de courants constants.

J'ai fait ressortir l'avant-dernier cas non-seulement parce qu'il montre que des spasmes alternatifs des membres dépendent d'irritations des grands hémisphères, mais parce que je cherchais l'occasion d'annoncer un fait que j'étudie depuis longtemps et qui dans ce cas s'est pleinement confirmé, à savoir : *que l'interruption d'un courant constant embrassant un nerf musculaire, sa direction, sa force et sa durée se trouvant être dans des conditions convenables, peut avoir, plus qu'aucune autre action du courant, la faculté de surmonter le spasme d'un muscle dépendant de ce nerf. Mais dans ce cas, comme dans beaucoup d'autres, il m'avait semblé probable que l'effet antispasmodique du courant en général et de l'interruption du courant en particulier n'était pas seulement un effet périphérique, se limitant aux nerfs et aux muscles, mais bien que partant de la périphérie, soit par la voie des nerfs ou d'autres tissus conducteurs, il s'étendait aux organes centraux,* dont l'état anormal devient justement la cause de ce spasme. Pour expliquer cette manière de voir, je relaterai encore le cas suivant :

Madame Rosalie L... de Inowraclaw (n. 760), âgée de 25 ans, mère de trois enfants, me fut adressée, le 22 juin 1858, par M. le docteur Barschall. Il y a un an, après ses dernières couches, elle ressentit, à la suite d'un refroidissement et d'un violent accès de colère, dit-elle, des points dans la partie gauche de la tête, elle y prêta cependant peu d'attention. Il y a six mois, à la suite d'une contrariété, elle fut prise d'accidents cataleptiques, qui au début se répétèrent toutes les demi-heures, puis tous les quarts d'heure, depuis peu toutes les cinq minutes, même toutes les minutes et qui durent de quelques secondes à une minute. L'accès consiste dans la chute subite du corps vers le côté où d'après les lois de la pesanteur il doit tomber. Dans la position assise, l'accès revêt donc la forme d'un sommeil subit, et les membres, lorsqu'ils sont soutenus par une chaise, par exemple, conservent leur position ; mais dès qu'on touche une partie quelconque du corps et qu'on cherche à changer la position des membres, les extrémités supérieures et inférieures, les mains et les doigts sont pris d'une tension tonique spasmodique, qu'aucune force ne peut vaincre.

Les médecins qui lui avaient antérieurement donné leurs soins avaient désigné ces états sous le nom de *contractures;* mais M. le docteur Barschall fit observèr avec raison qu'il n'y avait là que des mouvements reflexes, parce que les doigts pendaient relâchés lorsqu'on n'y touchait pas, mais que, par contre, les muscles des doigts entraient en une tension croissante dès qu'on touchait les doigts ou qu'on cherchait à les étendre. Le spasme reflexe tonique apparaît également lorsqu'on essaie d'ouvrir les paupières ou la bouche de la malade. Il apparaît même lorsque la malade tient, au moment de l'accès, un verre à la main; cette main serre alors convulsivement le verre, et le conserve ainsi jusqu'à la fin de l'accès. La terminaison des accès a lieu toujours par la projection en dehors des bras et par l'ouverture subite de la main, c'est-à-dire, par un choc pareil à un choc galvanique intéressant les extenseurs. Les accès qui la prennent pendant le sommeil se terminent de la même manière, et la malade se réveille. Je n'ai pas l'intention de traiter longuement ici le diagnostic et la thérapie de ce cas, qui à cette heure se trouve encore en traitement, et dont l'amélioration est progressive. Je ne citerai que le fait, que les alternatives de bien et de mal de cette maladie m'ont fourni souvent l'occasion de constater *que des interruptions souvent répétées de courants constants qui parcourent les trajets nerveux des bras en direction descendante, ont la propriété de faire disparaître ou de diminuer le spasme reflexe tonique, non-seulement dans les membres traversés par le courant, mais encore uniformément dans tous les membres* de la malade, tandis que des courants labiles et stabiles restent sans effets (1).

(1) M. Schœnlein a vu les accès le 21 juin, la veille de la première

Je n'ai pas l'intention d'attribuer une signification antispasmodique absolue à l'interruption du courant, *mais je voulais annoncer préalablement que, de même que dans les hémiplégies et les paraplégies le courant stabile et labile produit des effets centripètes, de même on observe cet effet dans les spasmes centraux lorsqu'on emploie l'interruption du courant.* Le trajet nerveux est-il dans ces cas l'intermédiaire essentiel et exclusif (s'agit-il, dans l'un des cas, de la transmission d'un état électro-tonique, et dans l'autre cas, de la transmission de l'oscillation négative de courant ?) ou a-t-on affaire simplement à des effets de courants dérivés sur les organes centraux ? Ce sont là des questions que la voie thérapeutique pourra seule résoudre jusqu'à un certain point. Mais en tout cas ces indications suffiront pour montrer quelles difficultés présentent les études « sur les spasmes et les paralysies » que nous publierons dans le deuxième volume de ce travail.

Appendice sur les effets du courant constant dans les affections des organes des sens.

Je ne terminerai pas ce volume sans rétracter en partie les doutes que j'ai omis sur les données datant du commencement de ce siècle, sur les effets curatifs du courant dans les affections des nerfs de l'ouïe et de la vue. Ces données étaient en tout cas exagérées. L'obligeance de M. de Graefe m'a cependant fourni l'occasion de me convaincre que le courant

séance ; quatre jours après, il revit la malade lorsque déjà les accès étaient moins fréquents, et que les membres étaient redevenus mous et flexibles pendant les accès. A l'époque des règles, les accès redevinrent plus fréquents et les membres plus raides. En même temps il y eut une fièvre quotidienne redoublée qui fut guérie en huit jours par le sulfate de quinine. En reprenant le traitement galvanique, les membres perdent progressivement leur raideur de haut en bas. Ce fait démontre que le spasme reflexe tonique ne dépend pas des nerfs cutanés, mais bien des nerfs articulaires. Je reviendrai souvent plus tard sur la valeur de ces nerfs quant au tonus des muscles.

rend d'excellents services dans certaines affections de l'œil dans lesquelles on ne peut pas douter qu'il n'existe des altérations de la rétine, comme dans la photophobie idiopathique, dans certains cas de nystagmus et de myopie et dans les états consécutifs de la rétinite. Je m'abstiendrai d'entrer à ce sujet dans de longs détails, en présence de l'intention qu'a M. de Graefe de publier ses observations, qui, comme je l'espère, seront sous peu de plus en plus nombreuses.

Dans la dureté de l'ouïe j'ai également obtenu, par l'emploi du courant, quelques résultats surprenants, dont cependant la valeur est, à l'époque qu'il est, encore amoindrie par les difficultés que le diagnostic de cet état pathologique présente (1).

(1) Je mentionnerai encore que des médecins scandinaves ont attiré mon attention sur les applications du courant constant qui ont été faites par MM. Crusell et de Willebrand. Dans les applications de la galvanocaustique trouvée par Crusell, et si brillamment perfectionnée par M. Middeldorpf, le courant n'est pas en rapport avec les tissus eux-mêmes, mais simplement avec le fil de platine qu'il rougit, et qui agit de son côté sur les tissus. Il existe donc une différence profonde entre la Galvanocaustique et l'Électrothérapie, en ce que cette dernière s'occupe de l'action électrolytique du courant sur l'état moléculaire des tissus. Crusell a toutefois employé le courant galvanique dans le traitement des taches de la cornée et des tumeurs, et Willebrand s'en est servi pour guérir des rétrécissements de l'urètre. Quoique mes travaux aient une toute autre direction, je ne manquerai cependant pas de publier quelques données historiques dès que je pourrai puiser aux sources littéraires qui jusqu'à ce jour me font encore défaut. Toutefois, en terminant, je répéterai encore que c'est au commencement de ce siècle qu'il faut rapporter les premières applications catalytiques du courant, comme je l'ai déjà démontré dans la partie historique de mon Introduction.

APPENDICE.

I

DE L'EMPLOI DES COURANTS GALVANIQUES DANS LE TRAITEMENT DES PARALYSIES ET DES CONTRACTURES (1).

Dans la séance du 28 mars 1856, M. Remak fit une communication sur l'emploi des courants galvaniques dans le traitement des paralysies et des contractures. Résumant d'abord les travaux et les observations depuis Volta, il démontra, par des expériences pratiquées sur un homme, les idées qu'il avait émises dans son travail « *De l'électrisation méthodique des muscles paralysés* » (2e édition, 1856). Il résulte de ces expériences qu'un courant induit faible, qui, lors de son application, suivant le trajet des fibres musculaires, ne provoque point ou à peine une contraction, en développe une complète dès qu'il est introduit dans le muscle par le point d'immergence de son nerf.

M. Remak indique d'abord la marche qu'il suit dans ses expériences, pour examiner sur des muscles sains et malades les effets du courant continu, du courant interrompu, et du courant induit.

A l'occasion de ces expériences, dont les résultats seront publiés plus tard, M. Remak a fait construire par MM. Simens et Halske quelques appareils, dont il a pu constater l'utilité. Il fait passer ces appareils sous les yeux de la Société, en expliquant leurs effets sur les muscles de l'homme :

1° Un appareil à rouages, qui peut interrompre n'importe quel courant soixante-trois fois (et au-dessous) dans une seconde.

(1) Extrait des *Procès-verbaux de la Société de Hufeland*, du 28 mars 1856.

2° Un compteur de courants électriques, construit sur le modèle d'un cadran télégraphique. Ce compteur permet d'interrompre, dans une seconde, de quatre à soixante fois le courant, et de déterminer très-exactement le nombre des interruptions.

3° Un appareil à extra-courant, dont l'interrupteur est établi de manière à ce que l'opérateur est maître de la fréquence et du rhythme des interruptions et des effets divers qui en dépendent. Cette régularité de l'appareil n'a pas encore été obtenue jusqu'à ce jour.

4° Un changeur de courant, qui, dès la fermeture de la chaîne sur le corps, donne une plus parfaite détermination de la direction du courant dans le corps, et permet de changer facilement cette direction.

M. Remak fait ressortir et démontre par des observations que, dans l'excitabilité si variée que présentent les nerfs moteurs et sensitifs dans les membres paralysés, il faut que le praticien ait à sa disposition différents moyens d'interruptions et d'inductions, afin de pouvoir provoquer de fortes contractions, et rétablir l'excitabilité diminuée des nerfs, sans incommoder les nerfs sensitifs, et sans fatiguer les muscles.

A cette occasion, il mentionne aussi les avantages du changeur de courant, qui permettent (au moyen des alternatives de Volta) d'augmenter l'excitabilité d'un nerf, et de le rendre plus sensible à l'action de faibles courants.

M. Remak a fait un énergique usage du changeur de courants, dans le but de faire disparaître des contractures liées à des états paralytiques.

D'abord il a trouvé qu'une excitation exclusive des nerfs musculaires et des muscles antagonistiques aggravait l'état de leurs contractures, au lieu de l'améliorer.

On sait (et M. Remak l'a également constaté sur l'homme sain) qu'il existe par rapport à l'excitabilité, mise en présence de différentes directions de courants (alternatives de Ritter), une inégalité entre les nerfs des fléchisseurs (nerfs médian et cubital) et les nerfs des extenseurs (nerf radial).

En dix jours, M. Remak, utilisant cette inégalité de l'excitabilité, a calmé chez un homme de soixante ans, hémiplégique depuis cinq ans, une contracture des fléchisseurs de la main et des doigts, en faisant passer par les nerfs des fléchisseurs et des extenseurs un courant induit, interrompu quinze fois par secondes, et changeant de direction à chaque seconde.

Pendant ce traitement, l'état normal d'excitabilité des branches du nerf radial était parfaitement revenu.

Il a fallu, par contre, seize jours de plus pour rétablir pendant quelque temps l'excitabilité, complétement abolie dans le nerf radial lui-même. Pendant le traitement, la chaleur du bras se rétablit, et l'œdème disparut.

M. Remak prouve, par cet exemple, combien une excitation seulement « *locale* » des muscles, c'est-à-dire des branches nerveuses, est peu utile dans tous les cas *où l'excitabilité des troncs nerveux est abolie*.

D'un autre côté, on comprend pourquoi on peut obtenir, au moyen de la faradisation localisée, des effets curatifs dans les cas où, comme cela a lieu notamment d'après les observations de M. Remak dans les paralysies saturnines, l'excitabilité des troncs nerveux, quoique diminuée, n'est pas tout à fait abolie, tandis que celle des branches a plus ou moins disparu. Dans un cas d'atrophie musculaire progressive, M. Remak a trouvé les troncs nerveux moins susceptibles d'être excités que les branches. Il faut, dans chaque cas, déterminer l'état de l'excitabilité du tronc et des branches nerveux, et tâcher de rétablir l'excitabilité tantôt dans une direction centrale, tantôt dans une direction périphérique.

II

CONTRIBUTION NOUVELLE A LA THÉRAPEUTIQUE PHYSIOLOGIQUE DES PARALYSIES ET DES CONTRACTURES (1).

A. *De l'action excitante du courant galvanique constant.* — Depuis six mois, je suis occupé à déterminer les conditions embrouillées d'une expérience faite sur l'homme, et dont j'ai communiqué quelques nouvelles idées dans l'appendice de la deuxième édition de mon travail « *sur l'électrisation méthodique des muscles paralysés.* » Dans les premiers résultats obtenus, j'in-

(1) *Deutsche Klinik*, 1856, n° 35.

dique la circonstance que le courant continu augmente l'excitabilité dans les nerfs moteurs comme dans les nerfs sensitifs, en tant que cette excitabilité se traduit par une contraction momentanée d'ouverture des muscles, qui sont animés par le nerf traversé par le courant. J'ai trouvé, de plus, que la *contractilité d'un muscle,* qui apparaît lorsqu'on fait agir sur lui un courant induit, est augmentée par l'application d'un courant constant d'une certaine force et d'une certaine durée.

Une des plus simples expériences dans ce sens est la suivante. Au moyen d'un faible extra-courant introduit par le nerf, on examine la contraction d'un muscle, par exemple le biceps ; puis on fait passer par la même voie, par le nerf et le muscle, pendant quinze à soixante secondes, un courant continu de 20 à 25 éléments de Daniell. Si on examine maintenant à nouveau la *contractilité du muscle,* comme on l'a fait antérieurement, on constatera que cette faculté est tellement augmentée, que, par exemple, un courant induit *qui, avant le passage du courant continu, n'avait provoqué qu'un léger raccourcissement du muscle, produit actuellement le soulèvement complet de l'avant-bras.*

B. *Des alternatives de Ritter.* — Il y a quelque temps (1), j'ai désigné sous le nom d'*alternatives de Ritter* un phénomène décrit par J. W. Ritter dans ces dernières années.

Ritter avait observé que les extenseurs et les fléchisseurs de la cuisse d'une grenouille, se trouvant à de certains degrés d'excitabilité, se comportaient d'une manière différente à l'égard des deux directions d'un courant galvanique continu ; c'est-à-dire que le courant descendant, passant par tous les nerfs, ne provoquait des contractions momentanées de fermeture que dans les extenseurs, tandis que le courant ascendant n'en provoquait que dans les fléchisseurs. Pfaff s'étant immédiatement prononcé contre ces propositions, à la vérité trop extrêmes, on ne les a plus, depuis cette époque, jugées dignes d'être examinées.

Dans le cours de mes expériences galvaniques, j'ai trouvé qu'il se produisait chez l'homme également des phénomènes qui cor-

(1) C'était à l'occasion d'une communication faite à la Société de Hufeland, sur l'emploi de courants galvaniques pour le traitement de contractures et de paralysies. (Voyez page 416.)

respondaient à ce qu'avait observé Ritter; qu'ainsi, par exemple, un courant continu, passant par le nerf radial et médian, provoquait, selon l'une ou l'autre des deux directions, des contractions musculaires de fermeture plus fortes que dans les extenseurs, et que le même phénomène se reproduisait dans les fléchisseurs, en changeant la direction du courant.

J'ai cependant bientôt trouvé que des alternatives semblables se produisent sur les troncs nerveux dirigés dans le même sens. Ainsi, par exemple, le nerf médian et le cubital; dans les branches d'un seul tronc, par exemple, dans la branche qui va d'un côté au long supinateur, et de l'autre côté dans les branches qui vont aux autres extenseurs. Les alternatives se produisent aussi dans les branches sensitives des troncs nerveux, où elles ont en général lieu dans le même sens que celles qui se développent dans les branches motrices; quelquefois elles vont dans un sens opposé, de manière à ce qu'une direction de courant agisse simultanément sur les branches motrices d'un tronc nerveux, et sur les branches sensitives d'un autre.

A l'occasion de la communication citée plus haut, j'ai déjà indiqué comment j'ai utilisé ces alternatives de Ritter pour enlever une contracture des fléchisseurs de la main, dans un cas d'hémiplégie qui m'avait été envoyé par M. Sachse, médecin-major à Spandau.

C. *De l'influence du courant induit sur l'extensibilité musculaire.* — En 1845, Édouard Weber a conclu de ses expériences sur les muscles de la grenouille que, pendant leur activité, ces muscles deviennent plus extensibles, ou que leur élasticité diminue. Déjà, à l'occasion du malade qui m'avait été présenté par le docteur Sachse, j'ai supposé que l'extensibilité des fléchisseurs, augmentée par le courant induit (les extenseurs étant simultanément excités), avait pris une certaine part au résultat obtenu. Cette supposition se trouva confirmée par deux observations faites depuis lors.

Le docteur Bergson m'adressa une malade âgée de vingt-quatre ans, qui eut, il y a deux ans, pendant ses couches, une attaque d'apoplexie, et depuis lors elle est affectée d'une paralysie du bras droit, compliquée d'une contracture non réductible des fléchisseurs de la main et des doigts. Je fais passer un courant induit par les fléchisseurs de l'avant-bras. Durant l'action de ce courant, on pouvait immédiatement et facilement ouvrir la main, et cette malade vit avec étonnement la paume de sa main, que depuis deux ans elle n'avait pu voir que très-rarement, parce que la contracture ne disparaissait que pendant le sommeil et pendant certaines émotions violentes. M. Bergson, son médecin, assistait à cette séance. Le relâchement des fléchisseurs persista jusqu'au jour suivant. Je reproduisis alors cette contracture, en fermant la main de la malade, et en lui enjoignant de diriger sur les fléchisseurs la faible volonté qu'elle pouvait encore exercer sur ces muscles. Dès ce moment, nouvelle impossibilité d'ouvrir la main. Je fis alors passer le courant uniquement par le tronc du nerf médian. L'extensibilité des fléchisseurs se trouva alors être bien plus grande que lors de la première séance ; elle fut si complète, que je pus malaxer la main comme de la cire, mouvoir tous les doigts dans tous les sens, et donner à la main la forme normale.

Les alternatives de Ritter, employées sur les branches du nerf radial et médian, produisirent alors une contraction des plus complètes des extenseurs, ce qu'auparavant on n'avait jamais pu obtenir. Depuis ce temps, la contracture des fléchisseurs peut être produite par l'excitation exclusive du nerf radial.

Le docteur Ascherson m'amena un malade affecté depuis une année de spasme dans le domaine du nerf accessoire. Cette affection a déjà produit la contracture du sterno-mastoïdien et du trapèze. Le malade peut facilement porter la tête du côté sain, dès que je fais passer un courant induit par le nerf accessoire du côté malade. Il est remarquable que l'excitabilité des muscles raccourcis est moindre que celle des muscles du même nom du côté sain.

Dans un cas de *caput obstipum,* que M. Langenbeck a guéri par l'opération, je n'ai pu constater avant l'opération, dans le muscle raccourci, aucune trace d'excitabilité.

Ces observations renferment des points de vue qui certes peuvent nous conduire à pouvoir résoudre un jour, par l'emploi des courants électriques, les contractures des muscles. Pour cela, il faut pouvoir augmenter l'extensibilité du muscle raccourci, au moyen d'un courant induit agissant sur le tronc nerveux, et pendant ce temps établir une traction sur le muscle, ou bien faire contracter les muscles antagonistes, soit par la volonté du malade, soit par une excitation électrique.

Vu la grande variété des causes qui donnent lieu aux contractures, on ne peut pas encore dire au juste quelles seront les contractures sur lesquelles ce procédé aura une influence durable. Ce procédé mérite en tout cas d'attirer l'attention des chirurgiens et des orthopédistes, parce qu'il est peut-être appelé à remplacer dans certains cas le chloroforme. En effet, d'après une communication orale de M. Langenbeck, toutes les contractures ne sont pas toujours réductibles par cet agent anesthésique.

D. *De l'excitabilité des nerfs de muscles paralysés dans les paralysies centrales.* — Ritter le premier a établi que les troncs nerveux séparés des organes centraux perdent d'abord leur excitabilité à leur bout central, et que cette disparition est progressive du bout central au bout périphérique. Claude Bernard (1) ayant découvert que chez les grenouilles tuées par le curare l'excitabilité des nerfs moteurs disparaît immédiatement, tandis que l'excitabilité musculaire persiste, j'ai consigné à la fin de mon travail « sur l'électrisation méthodique » la supposition que des cas analogues pourraient se produire chez l'homme malade. En effet, j'ai déjà fait ressortir, à l'occasion d'une communication citée plus haut, que chez le malade du docteur Sachse, âgé de soixante ans, affecté d'une hémiplégie consécutive à une apoplexie cérébrale, les troncs nerveux n'étaient nullement excitables; tandis que les branches, et plus encore les muscles, présentaient une excitabilité qui augmentait de jour en jour, sous l'influence du courant induit.

Cette observation, dont la valeur thérapeutique ressort d'elle-même, a été complétement confirmée chez la malade du docteur Bergson, affectée depuis deux ans d'hémiplégie apoplectique. Chez cette malade, les troncs nerveux sont inexcitables; ils le sont moins que les branches, et le nerf médian est plus excitable que le nerf radial. Cette manière de se comporter correspond aux fonctions des nerfs, puisque chez cette femme la volonté n'a qu'une minime influence sur les fléchisseurs, et qu'elle n'en a pas du

(1) *Leçons sur les effets des substances toxiques et médicamenteuses.* Paris, 1857.

tout sur les extenseurs : aussi peut-on, dans ce dernier cas, rétablir plus facilement et plus rapidement que dans le premier, l'excitabilité des nerfs et des muscles.

E. *Des mouvements reflexes toniques, et des alternatives centrales.* — Je ne donnerai ici qu'une simple indication, dont l'emploi thérapeutique restera encore à déterminer dans des cas convenables. On peut chez certaines personnes, au moyen d'un courant provenant d'une batterie et passant à travers un nerf cutané du bras, provoquer des contractions toniques combinées, c'est-à-dire des contractions continues de groupes musculaires qui sont animés par le tronc du nerf cutané excité, ou par un autre tronc nerveux du même membre.

Le rameau superficiel du nerf radial qui longe l'artère radiale est un des nerfs les plus propres à ces expériences.

En faisant passer par le rameau superficiel un courant, et quand les individus sont choisis pour cette expérience, on provoque dans des groupes musculaires une contraction qui peu à peu augmente, et qui chez certaines personnes produit l'extension, chez d'autres la flexion de la main et des doigts. Cette contraction persiste aussi longtemps que le courant passe par le nerf cutané. En changeant la direction du courant, l'extension ou la flexion augmente ; et là où l'extension continuera pendant une certaine direction, la flexion reprendra dans une autre. Dans peu de cas, ce changement de la direction du courant produisit alternativement la pronation et la supination.

Ces expériences semblent démontrer que ces alternatives sont centrales d'origine, et qu'elles ne se rattachent pas seulement aux courants dérivés, comme on pourrait l'admettre de prime abord.

Les mouvements reflexes toniques n'apparaissent en général que lorsqu'il se produit une douleur violente dans le nerf ; cependant cette douleur peut exister sans mouvement, et ce mouvement se développer sans douleur notable. Les effets sont presque constants, à des époques différentes, pour chaque individu.

Il est des personnes chez lesquelles ces effets moteurs n'ayant pas lieu pendant l'excitation des nerfs cutanés, on peut les produire sans douleur notable, en agissant sur les troncs nerveux, et provoquer ainsi toute cette série d'alternatives que j'ai mentionnée dans l'appendice de mon travail sur l'électrisation méthodique.

Je me vois forcé de me réserver pour plus tard une exposition plus développée de ces expériences, qui semblent promettre un nouvel avenir à la thérapeutique électrique des maladies des nerfs (1).

III

DE LA RÉSOLUTION DE CONTRACTURES PARALYTIQUES AU MOYEN DU COURANT CONTINU CONSTANT (2).

Dans la troisième partie des « *Nouvelles contributions à la thérapeutique physiologique des paralysies et des contractures* » (voyez page 420), j'ai montré qu'un muscle contracturé devient plus extensible, lorsqu'un courant induit d'une force à produire des contractions frappe son nerf. Il était tout naturel de rechercher si le courant constant pouvait produire le même effet. La femme hémiplégique dont les fléchisseurs de la main étaient contracturés, et sur lesquels j'avais fait les premiers essais heureux avec le courant induit, était frappée en outre de contracture des muscles du *grand pectoral*, du *grand dorsal*, du *grand* et du *petit rond*, et du *sous-scapulaire*. Toutes ces contractions étaient moins prononcées qu'au deltoïde. La malade ne pouvait pas éloigner son bras du corps, sans que tous les muscles entrassent dans une tension (3) douloureuse, qui ne pouvait pas être surmontée par une traction, dès que j'essayais de soulever le bras.

Ce fut dans la matinée du 25 juin, et en présence de quelques médecins, que je fis le premier essai pour résoudre la contracture au moyen d'un courant constant de 20 éléments de Daniell. Pendant que le courant passait par les muscles, je réussis en peu de secondes à soulever le bras jusque dans la direction horizontale, et la malade elle-même put immédiatement soulever son bras à un point tel, qu'il formait avec le corps un angle de presque 40 degrés.

(1) Quant aux interprétations qu'on pourrait donner aux observations que je viens de communiquer, je les renvoie au chapitre sur les contractions galvano-toniques (page 45).

(2) *Deutsche Klinik*, 1856, n° 28.

(3) La douleur se montre surtout aux points d'insertion des tendons sur le périoste de l'humérus.

La mollesse des muscles frappés par le courant, qu'on remarquait principalement sur le grand pectoral où le courant traversait les nerfs thoraciques antérieurs, mollesse qui persista pendant et après l'application du courant, ne laissait aucun doute que ce résultat miraculeux devait être principalement rapporté au relâchement des muscles contracturés. Cette explication s'est confirmée par une longue suite d'expériences suivies de succès, auxquelles M. Romberg a assisté une fois. Ce n'est pas ici le lieu d'entrer dans des particularités ; je dirai seulement qu'actuellement la malade soulève facilement son bras jusqu'à la position horizontale, et qu'elle exécute, quoique avec moins de facilité, des mouvements qui jusqu'alors lui étaient tout à fait impossibles, tels que le mouvement d'avant en arrière et d'arrière en avant du bras, la flexion et la supination de l'avant-bras. Ainsi se trouve confirmé l'espoir que j'avais émis dans mon travail « *Sur l'électrisation méthodique des muscles paralysés*, » dans lequel je disais que le courant galvanique constant pourrait être utilisé pour la résolution de contractures. Mais il faut remarquer que le courant constant, tout en relâchant les muscles, ne les paralyse pas, comme les observations faites sur les muscles de grenouilles depuis Volta sembleraient l'indiquer ; au contraire, ce courant excite leur excitabilité, non-seulement à l'égard des courants, fait que j'ai démontré il y a peu de temps sur l'homme sain, mais bien encore il semble augmenter l'influence de la volonté ; *car tout muscle délivré de la contracture peut immédiatement exécuter des mouvements volontaires, et cette faculté de fonction ainsi augmentée se montre même pendant l'action du courant.*

La résolution de la contracture présente donc un double avantage : elle délivre les antagonistes affaiblis d'un obstacle puissant qui s'oppose à leur activité, et elle rend également sujets à la volonté les muscles débris de la contracture. J'avais obtenu les premiers et les plus beaux succès par un courant constant descendant dans les nerfs du côté de la flexion du bras : où partaient du grand pectoral, en augmentant graduellement de force jusqu'aux fléchisseurs des doigts, les différentes contractures musculaires. Plus tard j'ai trouvé que, du côté de l'extension où les contractions partaient, en diminuant progressivement de force, des muscles scapulaires de l'épaule au bras, et s'étendaient ainsi jusqu'aux extenseurs des doigts, le courant ascendant relâchait les muscles plus facilement que le courant descendant. Ce résultat est d'autant plus important que les effets relâchants des deux directions de courants, et les effets qui produisaient des contractions momentanées, se correspondent en sens inverse. Dans ce cas, les alternatives apparaissent même entre le muscle deltoïde antérieur, animé par les nerfs thoraciques antérieurs, et entre le muscle deltoïde postérieur, animé par le nerf circonflexe du bras.

D'après mes observations sur l'homme sain, c'est tantôt le courant ascendant, tantôt le courant descendant, tantôt enfin le *second courant* (qu'on ait commencé l'expérience par l'une ou par l'autre des deux directions de courants) qui produit les plus fortes contractions dans les muscles animés par des nerfs de même nom. Comme ces différences sont plus prononcées sur des muscles affaiblis que sur des muscles sains, on comprendra l'utilité des alternatives de Ritter, ainsi que la nécessité d'examiner, avant leur application, la manière de se comporter des muscles à l'égard des deux directions de courants, afin de pouvoir relâcher ou exciter simultanément chacun des côtés.

IV

DE L'ACTION PHYSIOLOGIQUE ET THÉRAPEUTIQUE DU COURANT GALVANIQUE CONSTANT SUR LES NERFS ET LES MUSCLES DE L'HOMME (1).

J'ai eu l'honneur, au mois de décembre 1855, de communiquer à l'Académie une note sur les contractions toniques des muscles de l'homme, au moyen des courants galvaniques constants. En poursuivant depuis cette époque ces recherches, je suis arrivé à mettre hors de doute que ces contractions toniques ou continues, qui surviennent dans un membre pendant le passage par un tronc nerveux d'un courant constant, soit que ces contractions se produisent dans les muscles antagonistes, soit dans les muscles animés par ce même nerf, sont de nature reflexe, et peuvent par conséquent être produites par l'excitation

(1) *Comptes rendus de l'Académie des sciences*, septembre 1856.

galvanique de certains nerfs cutanés. Il est donc démontré que l'excitation continue des fibres nerveuses sensibles, que produit l'action d'un courant continu, peut se transmettre chez l'homme jusqu'aux centres nerveux, et de là développer des contractions continues dans les muscles. (Comp. plus haut, p. 47.)

A cette époque aussi, une autre série de recherches anatomiques et physiologiques m'avait conduit à employer sur l'homme, contre les contractures des muscles, les effets des courants électriques. Édouard Weber avait découvert, en 1845, que l'action d'un courant induit sur les muscles de la grenouille rendait ces derniers plus souples et plus mous. La première expérience, tentée (le 13 juin 1856) sur une femme atteinte depuis deux ans d'hémiplégie compliquée de contractures, sembla donner raison de ce qu'avait observé Weber; mais je reconnus bientôt que, quoique ces muscles fussent délivrés de la contracture, le courant induit ne leur procurait pas la faculté de rentrer sous l'empire de la volonté.

J'entrepris la même expérience, mais en me servant, au lieu d'un courant induit, d'un courant constant prenant sa source dans une batterie de 20 éléments de Daniell. Dès que pendant quelques minutes j'avais dirigé le courant par les muscles contracturés de l'épaule, j'eus la satisfaction d'observer qu'ils devenaient plus mous, et qu'ils commençaient à obéir à l'influence de la volonté de la malade. Poursuivant cette expérience pendant un mois sur la même personne, je me laissai captiver par des phénomènes qui me firent supposer que la cessation des contractures morbides ne devait pas être attribuée à un simple fait périphérique, mais bien encore qu'elle reconnaissait pour cause une excitation des centres nerveux. Dès lors je dirigeai mes recherches vers une application thérapeutique des contractions galvano-toniques que je venais de découvrir en opérant sur moi-même. J'appliquai donc le courant constant dans le traitement des contractures rhumatismales, arthritiques ou paralytiques; en un mot, dans cette foule d'affections morbides qui se lient à l'hémiplégie cérébrale.

Dans le cours du traitement de ces hémiplégies, pendant lequel les courants n'étaient dirigés que par les extrémités, j'ai cru observer plusieurs fois que la paralysie de la face ou de la langue, ou bien encore cette certaine faiblesse intellectuelle, qui d'ordinaire accompagne ce genre d'affection, se trouvaient plus ou moins améliorées. Pour moi, il ne restait aucun donte que l'action du courant se transmettait aux centres nerveux ; aussi entrepris-je de guérir la chorée partielle et générale, certaines autres paraplégies, mais surtout un genre de paralysie qui, sous le nom de *tabes dorsalis*, est très-connue en Allemagne, et que d'ordinaire on suppose être causée par une atrophie de la moelle épinière.

En considérant mon hypothèse comme démontrée, je parvins à guérir des névralgies anciennes et très-rebelles des extrémités, qui toutes provenaient d'un trouble central. J'étais donc arrivé à admettre que le courant constant se trouvait être en état d'exciter non-seulement les centres nerveux, mais bien encore de régler et de rétablir les cellules ganglionnaires centrales, et que par conséquent, sous l'influence du courant, ces cellules pouvaient revenir à leur état normal. J'ai observé un grand nombre de fois que, quand un courant traversait le tronc nerveux d'un muscle atrophié, ce muscle augmentait de volume ; je ne puis croire que cet effet soit purement périphérique, car je ne l'ai observé que dans des cas où les muscles étaient sujets, pendant le passage du courant, à des tremblements ou à des contractions violentes, qui, selon mes expériences physiologiques, doivent être considérés comme des mouvements reflexes. (Comp., p. 48.) En outre, il résulte de mes recherches microscopiques, faites pendant ces dernières années, que la partie centrale des fibres nerveuses, découverte par moi en 1837, et connue actuellement dans la science sous le nom de *cylindre d'axe de Purkinje*, que cette partie centrale, en présence de liquides et délivrée de sa gaîne, peut se gonfler ; quelque temps après la mort, elle perd cette propriété endosmotique, et subit un endurcissement analogue à la rigidité cadavérique de la fibre musculaire.

Je ne veux ni ne peux entrer en ce moment dans des détails sur l'application méthodique des courants constants au traitement de toutes les maladies nommées dans ce travail. La guérison des contractures rhumatismales en quelques minutes même est un fait acquis ; et je suis convaincu que, par l'emploi méthodique de ce courant, on parviendrait à améliorer certaines déviations scoliatiques et le rétrécissement de la cavité pectorale, affection qui survient si souvent dans la jeunesse, par suite d'une contracture et d'une faiblesse des muscles respiratoires.

V

NOTE ADDITIONNELLE AU MÉMOIRE SUR L'ACTION PHYSIOLOGIQUE ET THÉRAPEUTIQUE DU COURANT GALVANIQUE CONSTANT SUR LES NERFS ET LES MUSCLES DE L'HOMME (1).

Un oubli involontaire m'a fait omettre dans mon mémoire de parler de la guérison de douleurs rhumatismales, qu'on obtient aussi par l'emploi des courants constants. J'ai rencontré un certain nombre de malades qui ne présentaient pour ainsi dire qu'un trouble des fonctions musculaires, et qui ont pu être guéris en peu de minutes par l'emploi de courants modérés. Je remercie MM. Cazalis, Moissenet, Follin, Broca, de leur bienveillant concours dans cette circonstance.

Dans les cas d'anciennes contractures, que j'ai eu l'honneur de traiter sous les yeux de la commission nommée par l'Académie aujourd'hui même, j'ai été forcé d'employer des courants plus forts, pour faire cesser ces mêmes contractures, et rendre ainsi aux centres nerveux l'empire sur les membres antagonistes affaiblis.

Je ne puis terminer cette note sans remercier MM. Rayer et Despretz, qui m'ont si bien facilité mes expériences, et M. Hulot, directeur des travaux galvanoplastiques de la Monnaie, pour avoir mis à ma disposition ses excellentes piles galvaniques.

VI

DES EFFETS THÉRAPEUTIQUES DU COURANT GALVANIQUE CONSTANT DANS LES PARALYSIES, LES DOULEURS ET LES SPASMES (2).

M. Remak fait une communication sur les effets thérapeutiques du courant galvanique constant dans les paralysies, les douleurs et les spasmes. Il donne d'abord un résumé des essais infructueux

(1) *Comptes rendus,* du 29 septembre 1856.

(2) Extrait du *Procès-verbal de la Société de médecine scientifique,* du 19 janvier 1857.

qu'ont entrepris, au commencement de ce siècle, les physiciens et les médecins, dans le but d'utiliser la pile de Volta pour la guérison des maladies des nerfs et des muscles ; puis il fait l'historique de ses propres expériences physiologiques, qui précédèrent ses expériences thérapeutiques, renvoyant ensuite à son mémoire « *De l'électrisation méthodique* » et à ses travaux publiés dans la *Clinique allemande* et dans les *Comptes rendus hebdomadaires de l'Académie de Paris*.— M. Remak ayant réussi, au mois de juin 1856, à résoudre des contractures paralytiques au moyen du courant galvanique constant, il était naturel d'essayer l'action du courant sur des hémiplégies apoplectiques. Les résultats furent favorables ; et dans un cas il obtint non-seulement la guérison des contractures, mais encore celle des mouvements choréiques qui agitaient les membres paralysés (1). Ces résultats engagèrent M. Remak à employer le courant dans la chorée, et tout récemment dans le bégaiement et dans la *paralysis agitans*, ce qu'il fit avec succès. D'un autre côté, les résultats obtenus dans le traitement des paraplégies encouragèrent M. Remak à essayer le courant dans le traitement du *tabes dorsalis ;* de même que les résultats prompts qu'il obtint en général dans le traitement des contractures rhumatismales et des douleurs qui les accompagnent, le conduisirent à traiter toutes les espèces de rhumatismes par le courant galvanique constant. C'est dans cette dernière série de maladies que M. Remak obtint le plus grand nombre de succès. Il se réserve de publier plus tard un tableau statistique exact des 378 malades qu'il a traités. Le temps ne lui permettant pas de s'étendre plus longuement, M. Remak se borne à désigner finalement les affections dans le traitement desquelles le courant constant s'est montré efficace :

1° *Rhumatismes aigus* (on faisait simultanément des émissions sanguines) *et chroniques*, contractures rhumatismales, paralysies et névralgies, notamment aussi la sciatique.

2° *Hémiplégies cérébrales*. Dans des cas convenables, la guérison ou l'amélioration peut avoir lieu après quelques séances ; dans d'autres, le traitement dure plus longtemps, et peut même échouer complétement.

(1) M. Remak présenta à la Société ce malade qui avait eu une attaque d'apoplexie en 1847.

3° *Paralysies apoplectiques spinales.* Dans ces affections, le pronostic paraît être en général moins favorable : aussi jusqu'à ce jour M. Remak n'a-t-il réussi qu'à améliorer l'état des malades ; il n'a pas encore obtenu de guérison.

4° *Tabes dorsalis.* M. Remak a obtenu des résultats favorables chez des hommes et des femmes, même dans quelques cas anciens, en diminuant les troubles sensitifs (anesthésies et douleurs), en rendant la marche meilleure et en donnant plus de forces, et en guérissant la paralysie de la vessie ou du rectum (1).

5° *Atrophie musculaire progressive.* Plusieurs cas ont démontré l'effet prompt avec lequel le courant augmente la force des membres atrophiés.

6° *Chorée.* M. Remak présente une jeune fille de vingt-trois ans, affectée depuis douze ans de chorée partielle d'un côté, qui a été guérie en un seul mois (août).

7° *Bégaiement.* M. Remak présente un garçon de douze ans, chez lequel treize séances ont presque complétement guéri le bégaiement.

8° *Tremblement des membres*, traité plusieurs fois sans succès, parfois cependant aussi avec un résultat très-rapide, notamment le *tremor potatorum.*

9° *Paralysis agitans.* Plusieurs cas ont été traités sans succès. M. Remak présente un homme de soixante ans, affecté depuis seize ans de tremblement de la tête et de tous les membres, et chez lequel quinze séances ont suffi pour faire disparaître presque complétement l'affection. Du reste, le traitement continue.

10° *Spasme des écrivains.* Amélioration rapide dans quelques cas, aucune dans d'autres.

11° *Faiblesse et tremblement* de quelques membres (isolés), provenant d'attaques d'épilepsies : furent guéris dans deux cas. Dans l'un de ces cas, la maladie datait de quatre ans, et les attaques se reproduisaient, jusqu'au jour où le traitement fut commencé, au moins tous les trois mois une fois. Depuis le 27 août 1856, elles ne se sont plus reproduites. Le malade n'est plus en traitement depuis le 26 octobre 1856.

(1) M. Remak présente des malades affectés des états pathologiques énumérés sous les n°s 2, 3 et 4.

VII

DES BASES PHYSIOLOGIQUES DE L'EMPLOI DE COURANTS GALVANIQUES AU TRAITEMENT DES PARALYSIES (1).

Revenant sur une communication faite le 19 janvier 1857 à la Société de médecine scientifique, M. Remak communique quelques nouvelles observations sur les bases physiologiques de l'application thérapeutique des courants constants au traitement des paralysies. M. Remak débute par montrer à la Société comment, à la suite d'expériences faites sur la cuisse de grenouille, par Volta, Ritter, de Humboldt, Nobili, Marianini, il était venu *à se former l'opinion* que le courant continu, agissant sur le muscle ou sur le nerf musculaire, n'était en état d'augmenter l'excitabilité et de le soumettre à la volonté qu'autant qu'il provoquait des contractions momentanées.

On regarde généralement comme l'expression de cette excitabilité la faculté qu'a le muscle de se contracter momentanément. Quoique dans certaines paralysies la faculté des muscles de se contracter momentanément soit même augmentée, on ne chercha pourtant qu'à guérir les paralysies au moyen d'une action provocatrice de contractions momentanées. Le traitement galvanique des paralysies ne fut cependant pas mis en usage, à cause des difficultés que présente l'application des courants continus, jusqu'à ce que Neef eût rendu accessible aux médecins le courant galvanique induit (provoquant des contractions momentanées).

On ne songea pas à employer les courants constants dans le traitement de la paralysie, en ayant soin toutefois d'éviter les contractions, par ce seul fait acquis à la science depuis les expériences de Volta sur la cuisse de grenouille, expériences qui d'ailleurs n'avaient jamais, en fin de compte, été tentées sur l'homme, qui admettaient une action paralysante du courant continu sur les muscles.

En instituant, en 1855, des expériences sur l'homme sain,

(1) Extrait des *Procès-verbaux de la Société de Hufeland*, 27 mars 1859.

M. Remak ébranla fortement cette opinion; car il observa alors que le passage d'un courant continu par un tronc nerveux n'abolissait pas l'influence de la volonté sur les muscles animés par ce nerf. Heidenhain observa, en 1856, qu'une cuisse de grenouille, maltraitée par des courants induits ou par une autre action, réacquérait, au moyen d'un courant continu, la faculté de se contracter.

M. Remak lui-même trouva que, non-seulement chez l'homme sain, la faculté de fonction d'un muscle augmente lorsqu'il est parcouru par le courant continu, mais il vit encore qu'un courant continu, entrant dans le muscle et dans son nerf par la peau, devenait un excellent moyen pour résoudre des contractures, et pour soumettre à la volonté les muscles délivrés de cette tension pathologique. En traitant les hémiplégies par les courants constants, il vit bientôt que la résolution des contractures paralytiques dépendait non-seulement de l'action locale du courant sur le muscle ou sur le nerf musculaire, mais qu'elle devait être essentiellement basée sur le principe des mouvements galvanotoniques reflexes, découverts par lui. M. Remak démontre cette proposition, en communiquant une série d'observations faites en traitant des paralysies apoplectiques cérébrales et spinales; il relève principalement un cas d'hémiplégie cérébrale datant de deux ans, compliqué de contractures rigides des muscles des bras et des cuisses, chez une femme de trente-huit ans. Des courants continus, passant par les nerfs du bras paralysé, résolurent les contractures des cuisses, de même qu'en faisant passer des courants par les nerfs de la cuisse, du côté paralysé, on hâtait la résolution des contractures du bras. Ces courants provoquaient dans les extenseurs paralysés du bras des mouvements reflexes toniques, d'où il résultait un empire de plus en plus prononcé de la volonté sur les extenseurs, et de même une plus grande réceptivité du bras pour l'action médiate du courant (1).

(1) J'ai répété une semblable expérience, le 2 avril, en présence des professeurs Louis Fick de Marbourg, et de Dittrich et Gerlach d'Erlangen. La main, fermée par des contractures, s'ouvrait lorsqu'un courant continu de 30 éléments de Daniell parcourait pendant 20 secondes le nerf crural en direction ascendante; mais ce résultat n'eut pas lieu, lorsque, sur la demande de M. Fick, on fit passer le cou-

M. Remak rattache à ces expériences une indication des difficultés que présente la réalisation thérapeutique des mouvements galvano-toniques reflexes, à cause des rapports reflexes particuliers dans lesquels certains nerfs cutanés se trouvent être avec des groupes musculaires déterminés; rapports que Schrœder Van der Kolk a déjà entrevus il y a longtemps, en se basant toutefois sur des faits anatomiques; de même qu'à cause des différentes manières de provoquer des mouvements reflexes, que présentent les nerfs sensitifs dans les différentes parties de leur trajet.

M. Remak se réserve d'approfondir petit à petit d'autres bases physiologiques de la galvanothérapie des maladies des nerfs et des muscles. Il ne donne qu'un résultat très-succinct d'un grand nombre d'observations faites sur la valeur physiologique et thérapeutique des contractions momentanées.

Dans une longue série d'expériences, pendant lesquelles on faisait alternativement passer à travers des muscles paralysés tantôt des courants induits, tantôt des courants constants, M. Remak a trouvé et constaté, même sur des malades déjà traités pour des paralysies centrales par des courants induits, que des contractions cloniques ou tétaniques que le courant induit provoquait, quoique augmentant la faculté de contraction d'un muscle, diminuaient pourtant la faculté de fonctionner d'autant plus que les organes centraux paraissaient être plus intéressés par la paralysie. M. Remak a de plus trouvé que quand on veut, par l'emploi des courants continus, augmenter la faculté de fonctionner d'un muscle ou d'un nerf moteur au moyen de contractions momentanées, ces contractions doivent être transformées en contractions toniques, en dirigeant simultanément le courant sur le nerf sensitif, ou bien en employant les alternatives de Volta ou de Ritter, ou bien enfin cette forme d'alternatives que l'auteur désigne sous le nom d'*alternatives polaires*, parce qu'elles consistent dans un changement d'entrée du courant aux deux pôles, la

rant par le nerf médian et le nerf crural du côté sain, quoiqu'il y provoquât plus de douleurs. Depuis lors, des courants semblables que je dirigeais par les nerfs de la jambe paralysée, ont eu pour effet, que, dans une certaine position du bras, la malade pouvait ouvrir à volonté la main sans qu'on fût obligé de faire passer un courant par le bras lui-même.

direction restant ou alternant elle-même. Ces explications ont la même valeur pour les interruptions du courant dans les paralysies du nerf sensitif.

VIII

DE L'ÉPAISSISSEMENT DES MUSCLES PAR L'APPLICATION DE COURANTS GALVANIQUES CONSTANTS (1).

J'ai laissé de côté la première moitié de ce travail, ne voulant pas de nouveau livrer au lecteur la polémique qu'il contient. Ce que j'ai dit au mois d'août 1856, je puis le confirmer pleinement aujourd'hui, parce que mes expériences sur les effets du courant constant comprennent une série de 592 malades. Il est inutile de dire que je n'entendais pas alors parler des dernières périodes de l'atrophie musculaire progressive ; je ne voulais parler que de certains états qu'on désigne mieux sous le nom général d'*amaigrissement*, parce que j'ai dit expressément que l'épaississement musculaire a lieu dans les maladies les plus diverses. Quant aux conditions dans lesquelles cet épaississement se produit, et quant à sa valeur pratique, je renvoie au travail que je publierai dans quelques mois, et qui donnera un aperçu de tout ce que j'ai observé dans ce sens. Pour le moment, je ne dirai qu'un mot de l'origine physiologique de ce phénomène. Lorsqu'on fait passer chez une grenouille non blessée, et dont le sang n'a pas été diminué par le jeûne, un courant constant de 10 éléments de Daniell pendant deux à quatre minutes, de manière à ce que les électrodes métalliques glissant sur les troncs nerveux produisent un tétanos (tonique) de toute la cuisse, par des oscillations de la densité, on observe non-seulement les vaisseaux sanguins de la peau dilatés d'une manière frappante et remplis de sang, mais encore les muscles injectés et tellement gorgés de vaisseaux sanguins dilatés, qu'à chaque coupe qu'on opère sur eux, il s'écoule une grande quantité de sang rutilant, tandis que les muscles de la jambe non galvanisée ont leur aspect ordinaire, pâle et exsangue. En outre, la masse musculaire de la cuisse

(1) *Deutsche Klinik*, 1857, n° 45.

galvanisée est plus dure et visiblement gonflée, même lorsque, par des incisions, on évacue le sang.

Lorsqu'on excise alors deux muscles correspondants, par exemple les muscles couturiers, et qu'on les place l'un à côté de l'autre sur une plaque de verre, le muscle galvanisé paraîtra plus large, plus dur, plus épais que l'autre qui ne l'a pas été, notamment lorsqu'on les a préalablement immergés dans l'eau.

Car les fibres musculaires tétanisées par le courant constant s'imbibent très-rapidement d'eau, ce que du reste on peut suivre sous le microscope, et se distinguent des fibres tétanisées par des courants induits, chez lesquels la faculté de s'imbiber diminue au contraire.

Je n'ai pas réussi jusqu'à ce jour à obtenir les effets que je viens de décrire, au moyen de courants continus, et en évitant les oscillations de courant.

Lorsqu'on coupe, avant de commencer la galvanisation, les troncs nerveux entre le sacrum et l'os iliaque, le tétanos apparaît tout de même ; il n'est donc pas provoqué, ou du moins il n'est pas provoqué exclusivement (1) par une action reflexe, mais il dépend d'un effet périphérique de l'oscillation du courant.

Il est difficile de décider si l'engorgement sanguin et l'épaississement des muscles ont lieu d'une manière tout à fait analogue, comme chez les grenouilles non blessées, par la raison que ces deux phénomènes ne se produisent pas toujours d'une manière uniforme. Chez des grenouilles, dont une cuisse a été traitée de la manière décrite, on n'observe, lorsqu'elles ne sont pas blessées, au bout de quelques minutes, nulle trace de fatigue, et, au bout de vingt-quatre heures, à peine une trace d'engorgement sanguin et de rougeur de la cuisse galvanisée ; l'épaississement des muscles est aussi en tout cas moindre. Mais lorsqu'on coupe immédiatement après la galvanisation tous les nerfs de la cuisse, la cuisse paralysée présente de même encore, au bout de vingt-quatre heures, comme immédiatement après la galvanisation, le même phénomène. En employant des courants induits d'une

(1) Voyez Matteuci, *Traité des phénomènes électro-physiologiques des animaux*. Paris, 1844, p. 205.

(2) J'ai eu occasion de montrer que ce tétanos périphérique différait des mouvements reflexes galvano-toniques.

force telle qu'un homme très-fort puisse à peine les supporter pendant un espace de temps vingt fois plus long, on ne peut pas arriver à produire un tel engorgement sanguin et un tel gonflement des muscles, et dans ce cas la cuisse reste paralysée pendant des heures entières.

Il est donc évident que le courant constant, en relâchant les parois vasculaires, peut produire dans les muscles comme dans la peau *une hypérhémie passagère,* sans entraver la circulation, et l'on comprendra de cette manière qu'il peut modifier profondément l'état de nutrition d'un muscle.

Je n'omettrai pas de montrer comment ces observations, faites il y a peu de temps, s'accordent avec mes observations thérapeutiques. — J'espère en attendant que la bienveillance de mes confrères, qui ne cherchent pas à me créer des difficultés, m'accordera le droit de ne plus interrompre mes travaux pour répondre continuellement à des accusations malveillantes et inconsidérées.

IX

COMMUNICATION ÉLECTRO-THÉRAPEUTIQUE (1).

A. *De la valeur antiparalytique de différents appareils électriques.* — J'ai déjà montré ailleurs (*Med. Centr. Zeitg.*, 1857, n° 30) que des courants galvaniques continus, introduits dans les nerfs de muscles paralysés, augmentent la faculté de fonction et la faculté d'obéissance à la volonté des muscles qui en sont animés; que ces courants appartiennent ainsi à la classe de moyens les plus efficaces dans le traitement des paralysies, même lorsque ces paralysies ne sont pas compliquées de contractures; j'ai ajouté en outre que les chocs d'induction ont non-seulement une action déprimante dans les paralysies centrales, mais qu'on voit cette action se produire même par les contractions momentanées produites par l'interruption de courants constants, lorsque ces courants constants ne sont pas employés avec une certaine mesure. Comme j'ai montré, il y a peu de temps (*Deutsche Klinik*, n° 45), que des courants constants produisent facilement une dilatation des vaisseaux sanguins et un afflux de

(1) *Deutsche Klinik*, n° 50.

sang artériel plus considérable, il pourrait paraître à certains praticiens que cette action est la plus utile dans le traitement des paralysies. Sans vouloir enlever à cette expérience de sa valeur, je crois devoir faire remarquer que l'excitation des nerfs moteurs et des nerfs sensitifs doit toujours garder le premier rang (surtout dans les cas où il s'agira d'exciter les organes centraux).

En premier lieu, j'ai trouvé, au mois d'avril, que les contractions momentanées produites par l'ouverture et la fermeture de chaînes constantes n'ont d'action favorable dans les paralysies centrales qu'en les faisant de sorte que le courant, à son entrée et à sa sortie, frappe avec une densité oscillante les parties du nerf qu'il s'agit d'exciter. Or il était naturel d'examiner la valeur thérapeutique des contractions, qui sont produites simplement par l'oscillation du courant, sans interruption de ce même courant. En effet, il a été constaté (depuis le 5 mai), par une longue série d'observations, que des effets de courants oscillants ou labiles que l'on produit, avec la plus grande facilité, par la grandeur changeante de la résistance intercalée, comme, par exemple, en changeant la position des réophores sur les nerfs, se montrent efficaces sans que des contractions momentanées se produisent ; dans les cas mêmes dans lesquels des contractions momentanées produites par l'interruption ou l'induction d'un courant dépriment la faculté de fonctionner des nerfs et des muscles, et dans lesquels des courants stabiles, c'est-à-dire, des courants qui ont une action aussi uniforme que possible ne produisent pas l'effet désiré. Du Bois-Raymond fait déjà ressortir (*Unters. über thierische Elekt.*, t. II, p. 387), ce qui n'a pas besoin d'être prouvé, qu'à chaque irritation électrique d'un nerf l'électrolyse se produit. Comme l'action la plus efficace des courants constants a lieu dans des conditions qui, en changeant la polarisation, augmentent à un haut degré l'action électrolytique du courant, nous approchons, selon toutes les apparences, des points de vue qui peuvent servir de mesure à l'examen de la valeur antiparalytique des appareils d'induction magnéto-électrique et électro-magnétique. Il est donc possible que la valeur thérapeutique de ces appareils soit, avant tout, proportionnelle à leur action électrolytique. Et si, ce qui résulte de mes expériences, les chocs d'induction ont en eux-mêmes une action déprimante, de même que les chocs d'ouverture et de fermeture du courant constant (c'est-à-dire qu'ils dépriment la faculté de fonction, même lorsque la promptitude à obéir à la volonté est augmentée), chaque appareil d'induction aura deux actions opposées l'une à l'autre sous le rapport thérapeutique. A savoir l'électrolyse tantôt augmentée, tantôt troublée par l'interruption et le changement du courant, et les chocs d'induction alternant avec cette électrolyse, correspond ou à une oscillation plus ou moins grande du courant, l'électrolyse dépendra ainsi de l'état des nerfs et de mille autres circonstances.

Il est un fait que les médecins qui se sont occupés d'électricité n'ont pas encore remarqué, c'est que les effets électrolytiques des appareils d'induction électro-magnétiques (galvaniques) se trouvent de beaucoup dépassés par les effets que produisent les appareils magnéto-électriques. Chez les premiers, il faut employer, à cause de la courte durée du courant, des manipulations particulières, pour rendre visible dans l'éprouvette à décomposer l'eau une trace de formation de gaz; chez les derniers, il y a une forte décomposition de l'eau, à cause de la plus longue durée du courant qui se trouve en oscillations continues.

Quoique cette décomposition de l'eau puisse à peine être comparée à celle produite par peu d'éléments de Daniell, si les chocs d'induction ne dépassent pas la mesure de ce qui est supportable, on devait s'attendre à ce que la valeur thérapeutique des appareils de rotation, surtout s'ils sont construits dans ce but, deviennent supérieurs aux appareils à induction galvanique, bien entendu dans les cas où des chocs d'induction ne seraient pas nuisibles. Cette supposition se trouve confirmée lorsque l'on examine les résultats obtenus par Froriep, au moyen de réophores moins convenables et décrits dans son travail (1); et, lorsque l'on considère que, de l'aveu même de M. Duchenne, l'appareil de rotation a dû céder à l'appareil à induction galvanique ou électro-magnétique, pour des raisons de commodité, sans examen comparatif toutefois de leur valeur thérapeutique.

Je ne voudrais pas faire croire qu'un appareil quelconque de ce genre pût jamais atteindre la valeur thérapeutique du courant constant, qui, par ses effets électrolytiques et par la facilité avec laquelle on peut lui donner à volonté une force ou une

(1) *Sur les exsudations rhumatismales*. Berlin, 1843.

durée quelconque, par laquelle on peut aussi produire l'interruption et l'oscillation, dépassa tellement tous les autres appareils électriques que la raison de la commodité put être dorénavant prise en considération.

Depuis que j'ai acquis cette conviction, j'ai cessé toutes les études comparées, et je me sers exclusivement du courant constant, non-seulement dans le traitement des paralysies, mais encore dans tous les cas où je veux appliquer l'électricité comme moyen curatif sur des nerfs, des muscles ou d'autres tissus. Il serait cependant d'autant plus à désirer que des médecins électrisateurs donnassent des indications aussi précises que possible sur l'application du courant induit, et qu'ils facilitassent ainsi l'examen de la question à savoir si et dans quelles conditions on peut employer les appareils à induction, soit seulement comme pis-aller ou peut-être avec un avantage particulier (1).

B. *Des effets curatifs centripètes de courants galvaniques constants.* — Dans mon premier travail « sur les effets du courant galvanique constant » (*Deutsche Klinik*, 1856, n° 35), j'ai déjà mentionné que le courant constant appliqué aux nerfs des extrémités inférieures d'individus affectés de *tabes dorsalis* avait la propriété de diminuer dans quelques cas et en peu de temps la titubation de la marche.

J'ai continué depuis ce temps ces recherches chez un grand nombre de malades ; et je crois avoir trouvé assez exactement la limite dans laquelle cet effet du courant se fait encore sentir ; j'en traiterai dans le mémoire déjà annoncé. En attendant, je veux communiquer ici une observation relative à un malade de ce genre, qui présente un intérêt physiologique et thérapeutique plus général, en tant qu'elle fournit une nouvelle preuve à l'appui de l'action du courant constant sur les organes centraux, action analogue à celle que j'ai déjà communiquée en parlant d'une femme affectée d'hémiplégie (2).

(1) Plus tard j'ai repris ces expériences comparées, comme je l'ai indiqué en lieu convenable.

(2) Comp. *Allgem. Medic. Central. Zeitg.*, 1858, n° 30, et *Deutsche Klinik*, 1857, n° 48.

Le mécanicien Döbel, affecté, depuis plus d'une année, d'un commencement de *tabes dorsalis* (1), avait été traité par des courants induits sans succès dans un hôpital pendant trois semaines avant de venir à ma clinique. Pendant les mois de mai et de juin, j'étais parvenu, par un traitement galvanique des jambes, à lui donner assez de force et de sûreté dans la station debout et dans la marche, pour qu'il pût essayer à se remettre au travail. Il pouvait déjà rester debout une minute et demie les yeux fermés avant de tomber, tandis qu'auparavant il tombait dès qu'il fermait les yeux. Après avoir travaillé, au mois de juin, pendant environ quinze jours, il fut obligé de se coucher dans un lieu ouvert où il fut pris d'un refroidissement et d'une difficulté d'uriner, qu'il dit avoir guéris avec une infusion (inf. flor. stoechados, pendant mon absence); mais il était à bout de ses forces et incapable de travailler. Je repris le traitement le 25 septembre. Dans peu de temps, par le traitement galvanique des jambes, il put reprendre son travail, mais il n'acquit plus comme auparavant la sûreté de la marche; il tombait dès qu'il avait fermé les yeux pendant huit à vingt secondes. Le 18 octobre, j'étudiai, en employant de très-forts courants, sur ses bras, qui paraissaient sains, dans un but dont je parlerai plus tard, la loi de la contraction momentanée, c'est-à-dire de la manière dont les nerfs et les muscles se comportent à l'égard des directions de courants. Pendant cette expérience, le malade me fit observer qu'il sentait le courant jusque dans son dos; et, lorsque je terminais le traitement sur le bras droit et que le malade se levait, il pouvait rester debout, les yeux fermés pendant une minute, tandis qu'au commencement il pouvait à peine rester dans la station debout pendant dix secondes. Je traitai immédiatement le bras gauche de la même manière, et le malade put rester debout pendant quatre-vingt-treize secondes. Après un second traitement, il put encore rester debout pendant cinquante-trois secondes. Le 25 octobre, il resta debout, avant le traitement, vingt-cinq secondes; après que j'eus fait passer des courants seulement par les troncs nerveux, il resta debout soixante-quatorze secondes, les yeux fermés.

(1) C'est-à-dire de myélite chronique, qui, avec le temps, passe à l'état d'atrophie de la moelle.

Le 1er décembre, il put rester debout soixante-quatorze secondes avant le traitement; le 22 novembre, il resta déjà debout une minute et demie et plus longtemps, sans grandes oscillations ; et il m'assura qu'à la maison il pouvait encore mieux se tenir debout, qu'il marchait les yeux fermés, et que, depuis le commencement du traitement des bras, il suivait mieux son travail, qui durait de cinq heures du matin à neuf heures du soir. Dans la station debout, il soulevait jusqu'à cent soixante livres; mais, en marchant, il n'en peut porter que de cinquante à soixante. Il ne se présente plus que le dimanche à ma consultation, parce qu'il en sent moins le besoin et qu'il ne veut pas manquer son travail.

Aujourd'hui, 6 décembre, le malade peut rester debout aussi longtemps qu'on veut, quoiqu'il oscille encore un peu. La pupille gauche est toujours encore dilatée, et le pied gauche est plus faible que la jambe droite (1).

Chez un autre malade (de Lobau, Prusse occidentale), affecté également depuis une année d'un *tabes dorsalis*, et traité également sans succès par l'électricité d'induction pendant six semaines dans un hôpital de Berlin, vingt traitements des jambes eurent pour résultat de rendre la marche presque normale et la station les yeux fermés, très-sûre. Seulement, la station et la marche sur les orteils ne put être rétablie. Des courants conduits par les nerfs des bras n'eurent point d'effets visibles dans ce cas; de même aussi chez un autre malade, affecté depuis trois ans de *tabes dorsalis*, avec paralysie de la vessie et diabète. J'aurai sûrement occasion de faire des observations ultérieures sur l'extension qu'on pourra donner à cette nouvelle méthode d'agir sur les organes centraux et le *tabes dorsalis*.

C. *Des effets curatifs électrolytiques.* — Toute excitation électrique dirigée sur des nerfs ou des muscles étant accompagnée

(1) Le malade travaille aujourd'hui sans avoir recours à aucun traitement. Je saisis cette occasion pour dire que depuis ce temps j'ai constaté par une longue série d'observations que l'application immédiate du courant constant sur l'épine dorsale est de beaucoup préférable, dans le traitement de la myélite, à l'application sur les membres. (Mai 1860, R.)

d'électrolyse, on ne peut parler d'effets curatifs électrolytiques particuliers que lorsqu'on cherche à produire ces effets dans un plus haut degré qu'on ne le fait ordinairement, en excitant des nerfs ou des muscles paralysés. Les travaux entrepris dans le siècle dernier, où l'on employait les courants de frottement; et les faits publiés, dans les premières années de l'invention de la pile de Volta, mentionnent déjà quelques données sur la guérison ou la diminution de tumeurs, notamment de goîtres et de tumeurs blanches, par l'emploi des courants électriques. De nos jours, on pourrait regarder comme une action électrolytique le traitement électrique des rhumatismes, et on pourrait être confirmé dans cette opinion par la grande promptitude avec laquelle le courant galvanique constant guérit des affections rhumatismales.

J'ai vu quelques cas rares de rhumatismes articulaires dans lesquels le courant constant paraissait avoir une action émolliente sur les appareils rigides ligamenteux des articulations, qui commençaient à être envahis par la pseudo-ankylose. J'ai observé aussi plusieurs fois une résorption rapide d'exsudats liquides dans le voisinage des articulations pendant que les muscles voisins s'épaississaient. J'ai montré, il y a peu de temps (1), que dans une dilatation des vaisseaux sanguins, probablement aussi dans des vaisseaux lymphatiques, un cas semblable s'était développé. Il est vraisemblable que, dans ces cas, la résorption de l'exsudat s'était produite à la suite d'un échange plus grand de matière.

Il y a peu de temps, M. le docteur Rosenfeld m'amena une dame âgée de vingt-six ans, affectée, depuis son enfance, d'une tumeur goîtreuse très-volumineuse et indurée, ainsi que d'un gonflement de quelques fléchisseurs de l'avant-bras, gonflement très-tendu et très-douloureux, qui s'était développé simultanément avec la première affection. Ce gonflement avait été soumis à toutes les médications; il avait même été traité par les courants induits. En employant pendant quatre semaines le courant constant, je parvins à ramollir la tumeur des fléchisseurs et à la rendre mobile et exempte de douleurs; en même temps les extenseurs, auparavant peu développés, s'épaissirent de manière

(1) *Deutsche Klinik*, 1857, n° 45.

que la malade put étendre la main et les doigts, et qu'elle put s'en servir pour exécuter de légers travaux (1). Quant à un traitement analogue des tumeurs goîtreuses que la malade me demandait souvent, parce qu'elle avait des accès de dyspnée avec râles, des douleurs d'estomac et des palpitations, je n'avais pas encore des points de repère sûrs pour en instituer un traitement, par la raison qu'on pouvait toujours encore expliquer l'amélioration du bras, en disant qu'elle provenait simplement de la résolution des contractures secondaires des muscles. L'examen répété du cou de la malade me fit voir par hasard, il y a quinze jours, qu'elle avait à droite, à côté du goître, une série de ganglions lymphatiques douloureux de la grosseur d'un haricot, ganglions qui la gênaient depuis trois mois, plus que son goître lui-même. C'est sur ces ganglions lymphatiques que je voulus tout d'abord essayer l'action du courant. Je l'appliquai pendant un espace de temps très-court, cinq minutes, et quel ne fut pas mon étonnement de voir que les glandes ne pouvaient plus être senties par le doigt. Ce résultat m'encouragea à entreprendre le traitement de la tumeur goîtreuse. La douleur et la tension commencèrent à disparaître, et les phénomènes, produits selon toute apparence par la pression exercée sur le nerf vague ou ses branches, ont lieu plus rarement (2). Le gonflement des vaisseaux lymphatiques ne s'est plus reproduit. Ce résultat obtenu sur le chapelet des ganglions lymphatiques permet à peine de douter qu'il s'agit ici principalement ou exclusivement de dilater rapidement les vaisseaux lymphatiques et de donner par là un écoulement à la lymphe stagnante, puisqu'on peut à peine comprendre que l'électrolyse seule peut produire en si peu de temps une diminution des cellules des ganglions lymphatiques tuméfiés. Il est donc permis de douter si on arrivera jamais à guérir par l'électrolyse des tumeurs plus volumineuses ou même des tumeurs ganglionnaires. Mais le courant constant pourrait peut-être servir, dans certains cas, à diminuer la tension douloureuse et la

(1) MM. Langenbeck et Wilms ont vu la malade avant le traitement et après l'amélioration du bras.

(2) Cette amélioration du bras s'est maintenue, mais l'effet du traitement sur le cou a été moins favorable et plus limité, selon toute apparence, à cause d'un endurcissement trop développé. (Mai 1860, R.)

stase, et à donner l'impulsion à la résorption d'exsudats mous ou liquides, en tant que ce résultat peut être obtenu par une dilatation passagère des vaisseaux sanguins et lymphatiques (1).

X

DE LA VALEUR ANTIPARALYTIQUE DES COURANTS ÉLECTRIQUES INDUITS (2).

A la fin de mon mémoire « sur la valeur antiparalytique des différents appareils électriques » (*Deutsche Klinik*, 1857, n° 50), j'ai dit qu'il était nécessaire de déterminer les limites dans lesquelles on pourrait employer les courants induits dans le traitement des paralysies. Je crois que les remarques dont je vais donner un résumé contribueront déjà à faire reconnaître ces limites. Il y a des paralysies périphériques (traumatique et rhumatismale), dans le traitement desquelles l'utilité des courants induits (magnéto-électriques et électro-magnétiques) a été constatée par beaucoup de médecins, depuis les expériences de Magendie et de Neef, et dans ces derniers temps par Froriep et Duchenne. J'ai déjà indiqué et j'espère le prouver encore par de nombreuses observaticns, que dans le traitement de ces paralysies le courant constant n'a de supériorité sur les courants induits que par la plus grande promptitude de son action. Mais il en est autrement quant aux paralysies centrales ou *paralysies vraies*, quant aux hémiplégies, aux paraplégies et aux atrophies qui, en majeure partie, reconnaissent des causes centrales. Il ne suffit pas de prouver que le courant constant s'est montré efficace dans quelques cas de ce genre où le courant induit n'a eu aucun avantage et où même il a été défavorable; mais il faut essayer d'expliquer par la voie de l'expérimentation la cause de cette inutilité ou de cette nuisibilité du courant induit. J'ai indiqué il y a longtemps (3) qu'on pouvait résoudre une contracture para-

(1) Je renvoie au chapitre qui traite des effets catalytiques du courant.

(2) *Deutsche Klinik*, 1858, n° 2.

(3) Ueber den Einfluss des inducenten Stromes auf die Ausdehnbarkeit der Muskeln (*Deutsche Klinik*, 1856, n° 35).

lytique (apoplectique) au moyen du courant induit primaire, lorsqu'on fait passer un courant induit par un muscle contracturé et qu'on tend le muscle pendant l'action du courant; on produit alors un relâchement passager de ce muscle, sans cependant donner à la volonté une plus grande influence sur le muscle lui-même.

Lorsque, dans les contractures apoplectiques de l'avant-bras, on expose dans une succession rapide et alternative les fléchisseurs et les extenseurs à l'action de courants induits, et qu'on répète souvent cette manipulation, les contractures des fléchisseurs peuvent disparaître, sans que la volonté du malade gagne le moins du monde en influence sur les muscles contracturés (1). Dans tous les deux cas, les contractures se reproduisent après un espace de temps plus ou moins long, parfois même elles deviennent plus fortes (2). Il résulte des observations citées que ces contractures sont une conséquence d'une excitation centrale ou d'un trouble de l'équilibre central, et que l'effet relâchant du courant induit est un effet paralysant, c'est-à-dire qu'il repose sur ce que l'influence centrale est passagèrement écartée.

D'accord en cela avec l'observation que j'ai également faite antérieurement (3), on peut citer que les contractures des fléchisseurs deviennent plus fortes, si on applique des courants induits

(1) *Allgem. Medic. Cent. Zeitung*, 1856, n° 32.

(2) M. le docteur Sachs (de Spandau) attestera qu'il a vu chez M. de R., auquel j'avais résolu, au moyen de courants induits, au mois de mars 1856, des contractures hémiplégiques de l'avant-bras, sans toutefois rétablir l'influence de la volonté, ces mêmes contractures se reproduire au bout de quelque temps. Des observations analogues m'ont déterminé à employer, en juillet 1856, *les courants constants*, et la résolution de la contracture par ce moyen se distingue en ce qu'elle n'a lieu qu'en rétablissant l'influence de la volonté sur le muscle délivré de la contracture, et sur son antagoniste.

(3) Je dois ajouter que j'ai fait toutes ces observations et que je les ai publiées à une époque où je n'avais pas encore essayé l'application thérapeutique du courant constant, et où je ne pensais pas le moins du monde à l'utiliser dans le traitement *des paralysies*. J'espérais alors plutôt pouvoir augmenter la valeur antiparalytique du courant induit par de nouveaux modes d'application. (*Med. Centr. Zeit.*, 1856, n° 32.

exclusivement sur les extenseurs paralysés, c'est-à-dire que la paralysie des extenseurs augmente sous cette influence.

J'ai fait depuis des observations analogues en employant un traitement galvanique dans plusieurs cas d'hémiplégie : lorsque je faisais passer des courants induits par les muscles qui étaient déjà revenus sous l'influence de la volonté, j'ai obtenu une aggravation, que malheureusement je ne pouvais pas toujours faire disparaître au moyen de courants galvaniques constants.

On pourrait admettre que, dans tous ces cas, l'action paralysante du courant induit n'est que périphérique ; mais il y a des observations d'où il semble résulter que, dans des paralysies centrales, le courant induit a aussi une action paralysante centripète.

J'ai parlé en divers endroits (1) d'une femme nommé Scheller affectée depuis trois ans d'hémiplégie avec contracture, chez laquelle des courants constants, passant par le nerf crural ou ses branches cutanées, provoquèrent des mouvements reflexes dans les extenseurs paralysés de la main, et produisirent une extension de la main et des doigts telle qu'il est impossible à la volonté de la produire. Après avoir incité de cette manière les fonctions motrices des organes centraux, et après avoir obtenu par l'action immédiate du courant constant sur les extenseurs de la main une extension volontaire meilleure, je fis passer, le 7 juillet 1857, un courant induit (secondaire) à peine douloureux par les nerfs de la cuisse, dont j'ai parlé plus haut.

Peu de secondes après, l'avant-bras, la main et les doigts furent fléchis, et la main fut spasmodiquement fermée. Faisant passer alors par les mêmes nerfs et avec les mêmes réophores un courant constant à peu près aussi douloureux, la main s'ouvrit comme elle le fait ordinairement. Le courant induit montre donc un effet centripète opposé à celui du courant constant, à savoir une action reflexe tout aussi paralysante sur les extenseurs de la main que si cette région avait été frappée d'une manière immédiate. En répétant cette application des courants induits, la malade perdit la faculté d'ouvrir la main volontairement, et aujourd'hui, malgré l'emploi répété des courants con-

(1) *Allgem. Medic. Central Zeitung*, n° 30, und *Deutsche Klinik*, 1857, n°s 45 und 50.

stants sur les nerfs de la cuisse et du bras, son état antérieur est à peine revenu (1). Ces expériences me semblent prouver que l'aggravation consécutive à l'application opiniâtre de courants induits dans les hémiplégies, les paraplégies, le *tabes*, et dans les autres paralysies centrales, cette aggravation, dont je puis fournir plusieurs exemples, provient, en effet, des organes centraux, et non pas de causes périphériques; elle ne provient pas seulement de la rigidité musculaire électrique que je vais décrire.

Je désigne, sous le nom de *rigidité musculaire électrique* (*rigor electricus*), un état qu'on peut produire artificiellement chez tout animal non blessé, par exemple chez la grenouille, en faisant passer pendant un certain espace de temps par une cuisse un courant induit qui provoque des contractions tétaniques. Les muscles deviennent rigides et difficilement extensibles; ils sont soustraits à l'influence de la volonté et perdent la faculté de se détendre et de montrer, lors même qu'on les coupe ou qu'on les immerge dans l'eau, les modifications de formes qu'elles présentent si facilement quand elles se trouvent à l'état normal. Cette rigidité musculaire peut aussi être provoquée chez l'homme, « même à l'état normal, » d'après la remarque de M. Duchenne (2).

Tout le traitement de la paralysie faciale, dite rhumatismale, au moyen de courants induits, se résume, selon l'exposition de Duchenne, dans la production pénible *de contractions électriques* qui raccourcissent les *muscles* sans les soumettre à la volonté. Selon cet auteur, ces contractures persistent ou disparaissent pour faire place à un mouvement volontaire. Dans un cas de paralysie faciale qui, à ce qu'il paraît, était récente, il y eut, au bout d'un traitement de trois mois, un commencement d'amélioration, mais simultanément aussi une telle contracture du petit zygomatique, que les dents de la mâchoire supérieure devinrent visibles. Dans ce cas, Duchenne égalise la déformation de la face en produisant, au moyen de courants induits, une contracture du muscle correspondant du côté sain ! Cette expérience aurait « demandé un assez grand nombre de séances et

(1) Dans la dernière expérience, l'amendement a repris un nouvel essor.

(2) *De l'électrisation localisée*. Paris, 1855, in-8, p. 891-807.

de temps, et aurait été couronnée du succès le plus complet. » *Ce cas prouve que Duchenne lui-même a peu ou point de confiance dans la disparition d'une telle contracture électrique.*

La rigidité électrique peut persister des années entières dans les muscles paralysés. J'ai traité avec succès au moyen du courant constant un homme chez lequel l'électrisation appliquée huit années auparavant avait produit des contractures qui persistaient encore de tous les muscles de la face; et j'ai vu un homme affecté de *tabes dorsalis* qui a été traité, il y a dix ans, pendant dix semaines, au moyen de courants *magnéto-électriques*, pour une chute de la paupière supérieure et chez lequel ce traitement avait produit une contracture de la paupière supérieure qui persiste encore, de sorte qu'aujourd'hui l'œil n'est pas même clos pendant le sommeil. L'exemple le plus évident et le plus opiniâtre de rigidité électrique est celui que j'ai vu sur les muscles de la cuisse d'un homme affecté de *tabes dorsalis;* chez lui, cette rigidité électrique empêchait la marche comme une contracture paralytique l'eût empêchée, quoiqu'il y eût déjà une année qu'il avait été électrisé. L'aggravation de certaines paralysies apoplectiques par l'application de courants induits provient également, à ce qu'il paraît, du moins en partie, d'une complication de rigidité électrique. Il paraît cependant qu'il faut, pour produire une contraction électrique persistante, une certaine intégrité de la fibre musculaire et nerveuse, intégrité qui n'est possible que sous une influence centrale. Je connais du moins des cas dans lesquels une électrisation longtemps continuée sur des muscles complétement paralysés ou atrophiés ne provoqua pas de rigidité musculaire. Ce fait est remarquable, par la raison qu'évidemment il n'est pas nécessaire de chercher à produire, comme moyen thérapeutique, la contracture électrique, même dans des cas qui paraissent convenables, par exemple dans les paralysies faciales, aussi longtemps qu'on n'a pas essayé de soumettre, au moyen du courant constant, les muscles paralysés à la volonté, puisqu'il est probable qu'on pourrait encore atteindre ce dernier but là où le premier n'a pu être obtenu. Jusqu'ici, je n'ai pas vu de cas où il m'ait paru convenable de provoquer avec intention une contracture électrique, au moyen de la « faradisation localisée; » je me suis trouvé d'autant moins engagé que je puis montrer des cas où il fallut appliquer péniblement pendant plusieurs mois le courant constant pour rétablir le *statu quo* de la paralysie aggravée et troublée par l'application des courants induits, surtout par la rigidité musculaire. Dans d'autres cas, on ne peut rétablir qu'en partie ce *statu quo*. On comprendra maintenant quelles difficultés il m'a fallu combattre pour avoir une idée exacte et précise du cercle d'action du courant constant, puisqu'il ne se présente que rarement à ma consultation des malades chez lesquels on n'a pas déjà essayé antérieurement un traitement électrique; et parce que je manquais souvent de toute règle pour pouvoir juger de quelle force et de quelle durée l'action du courant constant doit être pour pouvoir faire disparaître les impressions laissées dans les nerfs et les muscles par le courant induit, impressions qu'on peut supposer dans la plupart des cas comme devant exister dans les paralysies centrales, d'après les observations communiquées plus haut (1).

Pour que la rigidité musculaire électrique se produise, il faut une certaine excitabilité des muscles; c'est pour cette raison probablement qu'elle se montre plus facilement aux muscles de la face et du cou qu'aux muscles du tronc, qui sont moins excitables; elle se produit d'autant plus facilement, comme je l'ai déjà fait observer, que les interruptions du courant sont plus fréquentes. Cette circonstance, probablement jointe à l'emploi commode et au beau jeu des muscles, est la raison pour laquelle le courant électro-magnétique a trouvé un si facile accès chez les électrisateurs, qui accordent aussi une si grande valeur à l'existence d'une forte excitabilité (contractilité électro-musculaire). Il est vrai que la fibre musculaire est raccourcie par la

(1) Je dois les résultats que j'obtiens dans le traitement de paralysies apoplectiques chez les enfants, en partie probablement à la persévérance avec laquelle les petits malades s'opposent par leurs cris à une application longtemps continuée de courants induits, et notamment à la *faradisation isolée*, c'est-à-dire à la contraction de muscles isolés au moyen du courant induit. — Je préfère de beaucoup encore ces petits malades, parce qu'ils n'ont aucune prévention, et parce que le jeu de leurs nerfs délicats répond par une si grande certitude aux questions que leur adresse le courant constant, capable d'être appliqué d'une manière inoffensive.

rigidité électrique ; mais elle n'est pas soumise à la volonté. Et comme j'ai prouvé plus haut que le courant induit avait encore des effets directement paralysants, on pourrait s'étonner comment il se fait que ce courant se montre cependant utile dans certaines paralysies, si, comme j'ai conclu il y a peu de temps, il ne contenait pas deux actions diamétralement opposées sous le rapport thérapeutique, à savoir, une action paralysante et une action antiparalytique. Cette dernière se fait valoir lorsque les muscles, les nerfs et les organes centraux sont assez forts pour vaincre les pertes que leur font éprouver les chocs d'induction. Cette action est encore diminuée : 1° par la dilatation des vaisseaux, qu'on peut obtenir au moyen du courant induit et par l'afflux augmenté du sang ; 2° par le changement continuel de la direction du courant (alternatives de Volta), et 3° par l'échange de matières qui a probablement lieu pendant la contraction de la fibre musculaire.

La valeur antiparalytique du courant induit est donc dans une proportion inverse au degré de la paralysie, c'est-à-dire à la part que les nerfs et les organes centraux y prennent. C'est pour cette raison que Duchenne conseille, et je suis de son avis, d'éviter les nerfs autant que possible lorsqu'on traite des paralysies au moyen de courants induits, c'est-à-dire de limiter l'action de ces courants sur l'expansion périphérique de ces mêmes nerfs, qui se trouve ainsi plus protégée par les fibres musculaires. On sait que j'ai prouvé que la plus forte contraction d'un muscle se produit lorsque les points d'immergence des nerfs sont frappés par le courant induit, et plus tard j'ai promis (1) de rendre compte de la valeur pratique de ce phénomène. J'ai trouvé, depuis, que les effets paralysants du courant induit se produisent d'autant plus rapidement que les nerfs sont plus frappés par lui. Je dois donc prévenir de se tenir sur ses gardes et d'éviter l'action sur les nerfs et de fortes contractions ; plus la paralysie est développée, plus la contraction tétanique qu'on veut produire doit être faible.

L'appareil de rotation n'aurait peut-être jamais été supplanté si les médecins ne s'étaient pas efforcés de « *tétaniser* » le muscle par une vive ou rapide rotation. Duchenne lui-même affirme

(1) *Deutsche Klinik*, février 1856.

que dans les paralysies de la face on évite la rigidité musculaire lorsque l'on provoque des chocs faibles et rares.

On comprendra maintenant comment, avec une application prudente de courants induits, et avec une certaine intégrité des nerfs, un muscle paralysé peut parfois même vaincre la rigidité musculaire produite par des courants induits et peut revenir après un long espace de temps sous l'empire de la volonté, comment il est possible que certains états paralytiques, qui sont accessibles à l'action antiparalytique du courant induit, disparaissent avec d'autant plus de facilité sous l'influence du courant constant, facilité qui ne sert qu'à éveiller le doute à l'égard de l'action du courant constant.

Aussi longtemps que le courant constant n'est pas entré dans le domaine de la science, et je tâcherai de l'y faire entrer, on ne pourra empêcher qu'il ne fasse preuve, comme il l'a fait jusqu'ici, de sa prépondérance antiparalytique dans les conditions embrouillées que lui présente l'application antérieure et inefficace des courants induits. Mais il m'a paru convenable de diriger l'attention des confrères sur le danger qui résulte d'une application trop prolongée des courants induits sur des malades atteints de paralysies centrales, et qui deviennent ainsi incapables d'éprouver les bénéfices de l'influence des courants constants (1).

(1) La prédominance antiparalytique du courant constant n'est pas douteuse dans certains cas. Depuis quelque temps je traite avec un succès visible, quoique faible, un homme affecté depuis deux ans d'*atrophie paralytique* des deux bras et des mains. Trois mois après le début de la maladie, le bras gauche avait été traité au moyen de courants induits, par un médecin connu : ce traitement, continué pendant quatre mois, n'a pas eu le moindre résultat. Pendant ce traitement électrique, un état analogue se développa au bras gauche, et son développement n'a pu être enrayé. Je doute qu'on puisse arriver avec ce malade à une guérison complète, parce que certaines parties des muscles sont presque tout effacées.

Depuis quelques semaines je traite un enfant de vingt et un mois, affecté depuis neuf mois d'hémiplégie spinale croisée. Depuis le début de la maladie, cet enfant s'est trouvé entre les mains d'un excellent praticien, ainsi que dans le meilleur traitement électrique, sans le moindre résultat. Douze séances, au moyen du courant constant, ont amélioré le symptôme le plus important de la paralysie, à savoir,

Mon intention est de chercher à découvrir les limites dans lesquelles on peut employer avec avantage le courant constant dans le traitement des paralysies et des atrophies. Est-il besoin de dire combien ces limites sont déjà restreintes par les dégénérescences ou altérations centrales qui sont, en tant de cas, la cause des paralysies. Je rappellerai que les observations négatives faites avant le perfectionnement de la méthode ne peuvent fournir aucune mesure. Il faut encore considérer qu'au début de mes expériences, j'agissais comme un expérimentateur pharmacologique, et qu'il me fallut chercher à trouver les effets immédiats du courant constant en employant dès le principe de très-faibles doses. Tout ce que j'ai dit jusqu'ici ne servira donc, pour ainsi dire, qu'à établir les points de vue généraux sur lesquels on peut établir une étude comparative des excitations électriques dans le traitement des paralysies.

Ce sujet n'est donc pas encore épuisé, et il ne pourra pas

la paralysie, l'atonie et l'atrophie complète du deltoïde ; de sorte qu'on peut espérer la guérison, si la déformation des articulations, qui complique si facilement chez les enfants cette espèce de paralysie, pouvait disparaître par l'action normale des muscles : ce que je suis en droit d'attendre, d'après des observations faites dans d'autres cas semblables, mais rares.

En général, le courant constant ne montre pas, comme on pourrait le penser, ses effets les plus marquants dans les paralysies centrales *hypertoniques* (compliquées de contractures), mais justement dans des paralysies *atoniques*, comme j'ai eu l'occasion de le voir de nouveau, il y a peu de temps. L'ébéniste Thill, affecté depuis une année d'hémiplégie cérébrale atonique, avait une paralysie si complète de son bras gauche, et notamment un relâchement si complet du deltoïde, que le bras pendait au côté comme un corps mort, et qu'on pouvait introduire sans difficulté le pouce entre l'acromion et la tête de l'humérus. Déjà, durant le premier traitement du bras, 13 octobre, le malade acquit la faculté de fléchir son avant-bras, de soulever un peu le bras, et de presser ma main. L'atonie du deltoïde se perdit de manière que la tête de l'humérus a maintenant sa position normale. L'amélioration se continue.

Nota. Aujourd'hui je dispose d'un nombre beaucoup plus grand d'observations des plus évidentes pour démontrer la prédominance du courant constant (sur le courant induit) dans chaque espèce de paralysies. J'en traiterai dans mon prochain travail. (Mai 1860, R.)

toujours suffire au traitement de quelques paralysies en particulier. Je ne touche pas aussi le moins du monde à la sphère d'action du courant électrique, même des courants induits, où il s'agit de déprimer l'excitabilité augmentée d'un nerf. Ce que j'ai dit suffira pour faire supposer que le choc d'induction, de même que le choc d'interruption d'un courant constant, doit dans de certaines conditions avoir la propriété de produire une telle dépression dans l'excitabilité d'un nerf, et que les courants induits doivent être comparés sous ce rapport à des courants constants qui subissent une interruption métallique proportionnée au moyen d'un appareil chronométrique convenable. Ces recherches sont bien plus compliquées que celles que j'ai faites jusqu'ici et je pense y revenir dans une autre occasion.

Il me reste encore à éclaircir la contradiction qui existe entre mes expériences thérapeutiques actuelles sur les effets du courant constant, d'une part, et les opinions physiologiques qui ont servi de point de départ à mes propres expériences.

La conscience des praticiens sera en repos s'ils considèrent que les premiers essais curatifs faits à la fin du siècle dernier à l'instigation de Humboldt, par Loder à Iéna et Grapengiesser à Berlin, à la vérité sans persévérance, ont démontré que le galvanisme était un moyen d'irritation antiparalytique. Dans ce temps-là la pile de Volta, si lourde et si inconstante, devait manifestement succomber en présence de la routine déjà si enracinée des courants de frottement; plus tard on appliqua mal à propos la doctrine de l'identité électrique aux besoins de la médecine et on crut qu'il était indifférent par quelle voie l'électricité était mise à la disposition des médecins. Les découvertes d'Oerstedt et de Faraday fournirent tous les moyens possibles à ceux qui désiraient une source d'électricité. Favorisé par des succès, et irrité par des difficultés, il en forma une pratique électro-thérapeutique pénible, à laquelle cependant on ne peut pas refuser l'estime, malgré son obscurité, à cause de son incroyable persévérance. Par un singulier enchaînement de circonstances, dont moi-même je suis étonné, j'ai été appelé à ouvrir de nouvelles voies plus claires et plus sûres, je le crois, dans ce domaine si difficile. Je ne négligerai aucune de mes forces pour faire triompher la vérité. Il est vrai qu'avant tout je ne dois pas oublier que dans mon travail *Sur l'électrisation méthodique de muscles paralysés*, j'ai promis d'améliorer à l'avenir la technique de l'emploi du courant induit. Les travaux préparatoires entrepris dans ce but m'ont conduit à des expériences comparatives sur les effets du courant constant sur les nerfs et les muscles de l'homme sain, et à une application thérapeutique des résultats obtenus. Je donnerai un ensemble de l'extension que ces applications ont fournie à l'électrothérapie; en attendant, il faudra examiner comment les nouveaux points de vue obtenus à cette occasion par la voie expérimentale peuvent être utilisés au but qui a servi de point de départ à mes travaux, à savoir « l'examen de la valeur antiparalytique de courants induits. J'ai des motifs d'autant plus pressants de faire cet examen que j'ai eu occasion d'apprendre et d'observer que l'emploi du courant induit, là où il a été sans résultat, n'a pas toujours été fait d'une manière qui, à mon avis, aurait pu conduire au but dans le cas donné, de sorte que je suis dans le doute si je dois regarder l'expérience faite comme suffisante ou si je dois la répéter avant de passer à l'application du courant constant. Cet examen nouveau et si difficile contribuera, je l'espère, à affermir le jugement de la question jusqu'à quel point, à notre époque, vont les avantages qu'on peut tirer des appareils d'induction déjà existants ou encore à faire, et dans quels cas il faudra s'adresser au courant constant. Quel sera l'avantage qui résultera de la combinaison de ces deux espèces de courants pour la pratique médicale? Mes observations m'autorisent jusqu'ici à attendre fort peu de cette union (1).

(1) Je renvoie cependant à ce que j'ai dit plus haut sur l'application alternative dans les paralysies des courants induits et des courants constants. Je ne veux que rapporter une observation que j'ai maintes fois faite : qu'un muscle peut souvent devenir plus excitable par l'une ou par l'autre espèce de courants! (Mai 1860. R.)

XI

DU TRAITEMENT DU TABES DORSALIS AU MOYEN DU COURANT GALVANIQUE CONSTANT (1).

Comme introduction, M. Remak entreprend d'abord quelques communications sur l'origine et le développement des expériences thérapeutiques qu'il avait entreprises contre le *tabes dorsalis,* depuis le mois de juillet 1856. Le point de départ fut l'observation que des courants *constants continus,* dirigés à travers les troncs nerveux des extrémités inférieures chez des individus affectés de *tabes dorsalis,* avaient pour effet de diminuer l'incertitude de la marche, phénomène qui était confirmé par la faculté croissante des malades de pouvoir rester debout et marcher les yeux fermés. Lorsqu'il y avait simultanément paralysie de la vessie et du rectum, il se produisait aussi une influence favorable sous l'action du courant.

Des expériences comparatives faites pendant l'hiver 1856-1857, sur un grand nombre d'individus affectés de *tabes*, donnèrent pour résultat que l'effet favorable de ce mode de traitement était limité à certains degrés de développements et à certaines variétés que cette maladie protéiforme présente au pathologiste. L'observation faite au mois de mai 1857, et déjà décrite ailleurs (*Deutsche Klinik,* n° 50), à savoir que l'action labile du courant constant est un moyen puissant d'augmenter la faculté fonctionnelle des muscles, même dans des paralysies centrales qui ne permettent pas l'emploi de courants stabiles (continus ou interrompus). Cette observation facilita de beaucoup, pendant l'été 1857, le traitement de certaines formes de *tabes dorsalis*, dans lesquelles des muscles étaient visiblement intéressés.

L'observation déjà communiquée dans la *Deutsche Klinik* (1857, n° 50), observation isolée quant à présent, d'après laquelle l'irritation des troncs nerveux des bras peut même exercer sur les organes centraux une influence vivifiante qui augmente la

1) Extrait du *Procès-verbal de la Société de Hufeland,* 26 mars 1858.

sûreté de la marche, cette observation formait un épisode de ces travaux (1). Depuis l'automne 1857, l'emploi du courant constant a reçu une base encore plus étendue par le traitement méthodique de la moelle elle-même. Une analyse physiologique des observations cliniques avait déjà convaincu l'auteur que l'atrophie de la moelle, à laquelle on rapporte communément et exclusivement le nom de la maladie, ne pouvait être dans beaucoup de cas que la terminaison d'une inflammation exsudative chronique du tissu cellulaire de la substance de la moelle. Cette opinion ne fut cependant appuyée que par une communication anatomo-pathologique faite par Rokitansky (*Ueber Bindegewebs-Wucherung im Nervensysteme aus dem Mai-Hefte des Jahrganges* 1857 *der Sitzungsberichte der math.-naturw. Klasse der Academie der Wissenschaften*) (2).

C'est cette communication dont le contenu est rapporté plus clairement par M. Remak. D'un autre côté, en comparant entre elles ses observations conclues sur les effets des courants constants dans les inflammations exsudatives (de parties formées de tissu conjonctif ou cellulaire, notamment des articulations), M. Remak avait acquis la conviction que les effets électrolytiques du courant constant dont il avait déjà parlé (*Deutsche Klinik*, nº 50), en tant qu'ils provoquent la dilatation des vaisseaux et la résorption, méritaient d'être désignés sous le nom d'effets *antiphlogistiques* dans de certains états inflammatoires, qui ne sont pas soulagés par des émissions sanguines, ou par le mercure, l'iode, etc. Cette proposition fut expliquée par des exemples qui firent en même temps ressortir la valeur *chirurgicale* du courant constant. Comme exemple d'une action immédiate du courant constant sur des états probablement inflammatoires et *exsudatifs* de la substance de la moelle, M. Remak rapporte trois observations. Le

(1) Le malade Dœbel, ouvrier de la fabrique de machines de Borsig, y travaille (novembre 1857) depuis sans interruption.

(2) Des observations isolées, qui représentent le tissu conjonctif dans la moelle comme le point de départ de la destruction et de l'atrophie de cet organe dans la paraplégie, se trouvent déjà dans Virchow (*Archiv*, I, s. 460; VIII, s. 40, et notamment X, s. 407). Rokitansky renvoie cependant à ses observations sur la sclérose de la moelle (*Handbuch der spec. path. Anatomie*, 1844, Bd. II, s. 866).

premier cas est celui d'un homme de 40 ans, atteint depuis 3 ans de *tabes dorsalis* développé avec paralysie du col de la vessie et avec *méliturie* (glucose des urines).

Trente-cinq séances galvaniques sur les extrémités inférieures et sur la *queue de cheval*, firent peu à peu disparaître la paralysie vésicale pendant le jour (non pas pendant la nuit), la soif vive et la sécrétion anormale de l'urine; le sucre ne put plus être constaté dans les urines (par le moyen du liquide de Fehling). Mais ce ne fut que l'emploi du courant sur les quatre dernières vertèbres dorsales, qui étaient douloureuses, qui rendirent au malade un peu de sûreté et la marche, et la faculté peu à peu croissante de rester debout les yeux fermés. Après 65 séances, du 20 novembre 1857 au 6 février 1858, le malade fut renvoyé parfaitement amélioré; il devait encore revenir plus tard à Berlin (1).

Deux autres malades de ce genre furent présentés à la Société. Le premier est un cordonnier âgé de 30 ans, appartenant au service médical du docteur Neithaad, qui fut pris au mois de juin de l'année passée d'une paralysie des extrémités inférieures et du rectum. Pendant son séjour à l'hôpital, la paralysie des extrémités s'améliora, mais celle du rectum resta stationnaire. L'application du courant induit, continué pendant trois mois, d'après la méthode de Duchenne, faite hors de l'hôpital, resta sans succès. Depuis le 31 janvier, ce malade a été traité par M. Remak 25 fois au moyen du courant galvanique. Après les cinq premières séances, la marche et la paralysie du rectum s'améliorèrent. A l'heure qu'il est, le malade n'est plus gêné que par le relâchement des fessiers du côté droit, ce qui l'empêche de rester assis pendant longtemps, cependant dans ce sens l'amélioration est progressive. L'application du courant sur la partie inférieure de la colonne vertébrale donna les résultats les plus frappants, surtout sur la paralysie du rectum, quoique cette partie de la colonne fût très-peu douloureuse et que cette douleur eût déjà disparu après les premières séances.

(1) Certaines circonstances ont empêché ce malade, qui habite la province, de revenir. L'amélioration ne s'est non-seulement soutenue, mais développée pendant deux années. A l'heure qu'il est, son état doit être moins favorable. (Mai 1860. R.)

Le traitement des muscles présenta des difficultés toutes particulières, parce que la rigidité musculaire, provenant de l'électrisation, avait acquis un très-haut degré.

Par rapport à cet effet du courant induit, M. Remak renvoya à son travail inséré dans la *Deutsche Klinik*, en 1858, nº 2.

Le deuxième cas est un tonnelier âgé de 35 ans, malade du docteur Neithaad, qui fut pris, en avril 1857, d'une paralysie complète de la vessie, et, au mois de juillet 1857, d'une paralysie incomplète des deux extrémités inférieures. Ce malade affirme que pendant son séjour de sept semaines à l'hôpital, son état s'est essentiellement aggravé depuis qu'on lui a appliqué des ventouses sur le dos. Plus tard il fut électrisé, pendant six semaines, par le même médecin qui électrisait le malade précédent, avec une telle aggravation de son état qu'on fut obligé de suspendre le traitement. Ayant appris que le premier malade allait mieux entre les mains de M. Remak, le docteur Neithaad envoya ce deuxième malade le 22 février. Quoique la marche fût rendue très-difficile par la rigidité musculaire, elle ne présenta pas tout à fait le caractère qui lui est si particulier dans le *tabes*. L'inégalité des pupilles et l'oscillation, pendant qu'il tenait les yeux fermés, ne permettaient pas de douter sur le caractère central de la paralysie. Déjà, après quelques séances dirigées sur la moelle, il se produisit une amélioration évidente et progressive dans la marche, et principalement dans la paralysie vésicale, qui, à l'heure qu'il est, ne se montre pas la nuit, quoique le jet de l'urine ne présente pas encore son volume normal (1). M. Remak résume le résultat de ses observations sur le *tabes dorsalis*, il décrit la forme, qui a peu ou point de prodromes inflammatoires, et celle provenant, d'après Rokitansky, d'une véritable myélite centrale. L'emploi, dès le début, du courant constant sur la moelle, sur les nerfs et sur les muscles affectés secondairement, est un moyen qui, plus que tous les autres moyens connus, peut soulager, ou guérir cette maladie. M. Remak n'ose décider si l'atrophie de la moelle est toujours, comme le croit

(1) Le jet de l'urine augmente journellement de volume et de force; l'urine est normale (avril 1858). Depuis ce temps, le malade a recommencé à travailler (juin 1858). Aujourd'hui les deux malades mentionnés plus haut sont tout à fait rétablis. (Mai 1860. R.)

Rokitansky, consécutive à une myélite, ou si elle n'est pas une maladie primitive; et si, dans ce dernier cas, elle résiste, dès son premier début, à toutes les médications.

Pendant l'impression de ce livre, je remarque qu'un auteur se donne la peine (1) de rendre suspectes mes premières communications sur les effets curatifs du courant constant. Je réimprimerai, pour compléter ce travail, mon premier mémoire (2), qui est la cause principale de ces attaques, et j'ajouterai, ce qui sera prouvé ultérieurement dans ce livre, que ces communications ne contenaient aucune inexactitude.

XII

DES EFFETS CURATIFS DU COURANT GALVANIQUE CONSTANT DANS LES CONTRACTURES, LES PARALYSIES ET LES ATROPHIES DES MEMBRES.

Mon travail sur la résolution des contractures paralytiques, au moyen de courants galvaniques constants (3), avait à peine été envoyé à l'imprimerie, que je fis, le 13 juillet, en traitant la femme Maria Ziege (4), affectée d'hémiplégie avec contractures, une observation qui donna une nouvelle direction à mes essais. J'observai chez elle qu'après avoir fait passer le courant par la partie antérieure du muscle de l'épaule (deltoïde), la malade avait, non-seulement de l'empire volontaire sur ce muscle, mais que lorsqu'elle s'en servait, les extenseurs de la main, complétement soustraits à la volonté, se contractaient involontairement et fortement. Cet effet ne parut explicable que par une excitation simultanée des nerfs sensitifs et des organes centraux. Le hasard me força d'accepter l'emploi thérapeutique méthodique des mouvements galvano-toniques et des alternatives centrales (*Deutsche Klinik*, n° 25) que j'avais découvert sur moi-même. On comprendra que cette observation me rendit désireux d'examiner, dans beaucoup de cas, jusqu'à quel point elle pouvait s'étendre. Quoique M. Romberg et quelques autres médecins eussent l'o-

(1) *Deutsche Klinik*, 1857, n° 47.
(2) *Deutsche Klinik*, 1856, n° 35.
(3) *Id.*, 1856, n° 35.
(4) *Id.*, 1856, n° 28.

bligeance de m'adresser des malades, cela ne suffisait pas pour arriver au but que je m'étais proposé.

Je fis alors dans les journaux de Berlin un appel aux malades. Des malades qui depuis de longues années avaient été déclarés incurables et n'avaient plus rien fait pour se guérir, vinrent à moi avec une foi sans égale. Je pus, de cette manière, dans l'espace de six semaines, examiner à peu près quatre cents individus malades, affectés des maladies les plus rares, et je pus employer sur près de deux cents le courant constant. Un tiers à peu près (1) (contractures et paralysies même d'origine centrale) furent guéris ; un tiers est encore en traitement, et pour la plupart en voie d'amélioration, et chez un tiers le traitement fut suspendu pour différentes raisons, souvent pour manque de temps. Je ne puis mieux désigner les maladies dans lesquelles le courant s'est montré utile, qu'en réimprimant l'article que j'ai publié dans la *Gazette de Spener*, le 19 de ce mois :

BERLIN.

« Il est vrai, comme on l'a dit il y a peu de temps, dans un « journal, que j'ai l'intention de donner bientôt quelques « explications sur l'emploi méthodique, institué par moi, du « courant galvanique constant, à l'effet de traiter les paralysies « et d'autres maladies des nerfs et des muscles. La conclusion « de ce travail a cependant été retardée, par la raison que le « courant étendait journellement le domaine de son efficacité, « et que, par conséquent, les matériaux s'accumulaient de plus « en plus. On sait que le premier fait acquis à la science était « la résolution de contractures paralytiques. Aujourd'hui, la « résolution de contractures rhumatismales et goutteuses et la « guérison de douleurs rhumatismales, parfaitement bien constatées, rentrent dans la série des succès journaliers. On s'est déjà « occupé de résoudre les contractures des muscles de la poitrine « et du dos, comme moyen de dilater le thorax et d'égaliser les « difformations de la colonne vertébrale. La résolution des con- « tractures consécutives à des affections articulaires est également

(1) Ces données s'expliquent, si l'on considère qu'il vint alors à moi une foule de parèses et de contractures rhumatismales invétérées, et j'ai déjà montré plus haut que le courant constant peut les améliorer très-rapidement.

« très-salutaire, en ce qu'elle augmente ordinairement l'empire « du malade sur le membre souffrant. Même dans un cas de dis- « torsion des muscles de l'épaule à la suite d'une chute sur le « coude, le courant a rétabli dans l'espace d'une minute l'usage « du bras troublé depuis plusieurs jours, et a assuré par cette « action, comme je l'espère, à la batterie galvanique, une place « dans les cliniques chirurgicales (1). Le courant constant a déjà « montré sur des adultes et des enfants, qu'il était capable de « faciliter au malade l'empire sur les muscles et la langue dans « les paralysies apoplectiques. Il paraît même qu'il peut braver « avec succès l'atrophie musculaire progressive si terrible, puis- « qu'il a pu rendre à son travail, en peu de jours, un individu « affecté de cette maladie.

« Dans ces derniers temps, les effets du courant sont arrivés « à un degré inespéré. Il est prouvé qu'il fait cesser, en peu « de temps, des douleurs névralgiques qui ont persisté de- « puis des années ; qu'il peut fortifier les extrémités inférieures « et rendre la marche sûre dans les paralysies de la moelle (le « *tabes dorsalis*) et que, ce que je regarde comme son plus grand « bienfait, il peut vaincre la paralysie de la vessie qui accom- « pagne ces maladies. Je ne tarderai pas à continuer mes expé- « riences.

« Dr ROBERT REMAK.

« 17 août 1856. »

Je n'ai à communiquer de nouvelles observations que sur les atrophies et les paralysies de la moelle. Par une longue série d'observations, j'ai mis hors de doute que le courant constant est capable de rendre à un muscle amaigri son volume normal parfois dans l'espace d'une minute (2).

Ce résultat a lieu dans les maladies les plus diverses. Parmi

(1) Ce cas n'est plus isolé. Le courant m'a donné récemment un résultat tout aussi rapide dans une subluxation de l'articulation humérale, comme je l'ai décrit plus haut.

(2) J'observe expressément que cet épaississement rapide des muscles est en effet persistant dès que le muscle est immédiatement rendu à la volonté, et que le muscle peut revenir à son action normale ; ce qui n'est pas rare, notamment dans les parèses et les contractures secondaires consécutives à des rhumatismes articulaires.

les paralysies de la moelle, celles qui proviennent d'apoplexie présentent en général plus de difficultés que celles qu'on désigne sous le nom de *tabes dorsalis*. De quatorze malades de ce genre que je traite, tous ont éprouvé une certaine amélioration. Chez quelques-uns d'entre eux, l'amélioration progresse avec une rapidité étonnante, et même ceux qui sont affectés depuis des années, ont retiré une grande utilité de ce traitement.

J'ai réussi cinq fois à enlever la paralysie de la vessie et du rectum; une fois je n'ai pas réussi dans un cas de tabes. Dans un cas de *diplopie* et de *conjonctivite* du côté droti, datant de dix-huit mois, la guérison se produisit dans le premier jour du traitement (1)!

Quant aux spasmes, je ferai ressortir que j'ai réussi dans la chorée locale et générale, à enrayer les mouvements (dans un cas même, dans l'espace de trente-cinq secondes). On ne peut pas encore porter un jugement définitif, si la guérison peut être complète. Il en est de même de la *paralysis agitans;* dans la plupart des cas, les succès et les résultats obtenus jusqu'ici n'ont été que passagers. Dans un seul cas, le résultat est progressif. J'avouerai cependant que jusqu'ici je n'ai pas eu assez de temps pour pouvoir soigner ces malades d'une manière convenable. Lorsque le tremblement des membres est moins fort, le résultat

(1) Cette observation est des plus remarquables. Pendant que je dirigeai des courants douloureux de 40 éléments par les troncs nerveux du bras droit, j'ai vu se contracter subitement sous mes yeux, évidemment *par action reflexe*, les vaisseaux dilatés de l'œil droit et la rougeur de la conjonctive disparaître pour jamais. Le même jour la diploplie cédait aussi par l'action du muscle droit externe (abducteur) paralyse. (Mai 1860. R.)

Ces données portent un peu le cachet de l'exagération, et cependant elles ne disent que ce qui est vrai. Chez tous les malades, le courant eut un effet favorable. Je ne veux pas nier que dans les cas où j'observai un résultat momentané favorable, j'espérai qu'il ne ferait pas défaut à mes travaux ultérieurs; ce qui malheureusement ne s'est pas confirmé dans tous les cas. Je ne cacherai cependant pas que j'employai alors dans le *tabes* des *courants si forts et si douloureux tels* que je ne les ai plus employés depuis, parce que ces applications menaçaient de donner au courant constant la réputation de ne pouvoir pas être supporté.

est indécis, car le traitement lui-même n'est pas encore bien assis.

Et cependant, nous pouvons dire que tous les effets curatifs si miraculeux, notamment lorsqu'ils se rapportent aux muscles, ne peuvent être obtenus que par une action méthodique sur les organes centraux du système nerveux (1).

(1) J'observerai expressément que l'action méthodique sur les organes centraux dont je parle ici, ne se rapporte alors qu'à ces applications du courant sur les nerfs, où, d'après mon opinion (que j'ai développée dans mon mémoire français), il devait y avoir un transport de l'action sur les organes centraux. Le traitement des organes centraux eux-mêmes (encéphale, moelle) a été ajouté plus tard. (Comparez plus haut le travail dans la *Allgem. Med. Zeitg.*, 1858, n° 29.)

FIN.

TABLE DES MATIÈRES.

Avis du traducteur III
Préface de l'auteur pour l'édition française V
Préface de l'auteur XIII
INTRODUCTION 1

PREMIÈRE PARTIE. — RECHERCHES PHYSIOLOGIQUES PRÉPARATOIRES.

CHAP. Ier. — HISTOIRE 9
Art. I. Recherches sur les animaux 9
Art. II. Expériences sur l'homme 40

CHAP. II. — MES PROPRES EXPÉRIENCES PRÉLIMINAIRES SUR L'HOMME SAIN. 46
1re Série. Des contractions galvano-toniques 46
2e Série. Expériences préliminaires méthodologiques 76
§ 1er. De la résistance que le corps humain offre ou oppose au courant 76
§ 2. De l'excitabilité variable des nerfs et des muscles 81
§ 3. Effets intrapolaires du courant 84
§ 4. Effets extrapolaires du courant 93
§ 5. Effets polaires du courant constant 97
§ 6. Effets du courant sur le volume et les fonctions des muscles et des nerfs 130
§ 7. Effets accessoires du courant 132

DEUXIÈME PARTIE.—HISTOIRE DES EXPÉRIENCES THÉRAPEUTIQUES.

CHAP. Ier. — Histoire des expériences thérapeutiques antérieures 144
CHAP. II. — Histoire de mes propres expériences thérapeutiques 174

TROISIÈME PARTIE. — REMARQUES PRÉLIMINAIRES TECHNIQUES ET THÉRAPEUTIQUES.

Art. I. Appareils 204
Art. II. Examen du malade 210

Art. III. Mode de traitement........ 212
Art. IV. Choix des moyens excitateurs........ 214
Art. V. Emploi simultané d'autres moyens........ 217
Art. VI. Indications........ 219
Art. VII. Valeur thérapeutique du courant constant........ 224

QUATRIÈME PARTIE. — EFFETS CATALYTIQUES DU COURANT CONSTANT.

Historique et exposé physiologique........ 232
Art. I. Action antitraumatique........ 261
Art. II. Effets antirhumatismaux........ 299
Art. III. Rhumatismes musculaires........ 357
Art. IV. Effets antiarthritiques........ 364
Art. V. Effets antinévralgiques........ 372
Art. VI. Effets catalytiques dans les paralysies et les spasmes........ 394

APPENDICE.

I. De l'emploi des courants galvaniques dans le traitement des paralysies et des contractures........ 419
II. Contribution nouvelle à la thérapeutique physiologique des paralysies et des contractures........ 418
A. De l'action excitante du courant galvanique constant........ 418
B. Des alternatives de Ritter........ 419
C. De l'influence du courant induit sur l'extensibilité musculaire.. 420
D. De l'excitabilité des nerfs, des muscles paralysés, dans les paralysies centrales........ 422
E. Des mouvements reflexes toniques et des alternatives centrales. 423
III. De la résolution de contractures paralytiques au moyen du courant continu constant........ 424
IV. De l'action physiologique et thérapeutique du courant galvanique constant sur les nerfs et les muscles de l'homme........ 426
V. Note additionnelle au Mémoire sur l'action physiologique et thérapeutique du courant galvanique constant sur les nerfs et les muscles de l'homme........ 429
VI. Des effets curatifs du courant galvanique constant dans les paralysies, les douleurs et les spasmes........ 429
VII. Des bases physiologiques de l'emploi des courants galvaniques au traitement des paralysies........ 432

VIII. De l'épaississement des muscles par l'application de courants galvaniques constants.... 435
IX. Communication électro-thérapeutique.... 437
A. De la valeur antiparalytique de différents appareils électriques. 437
B. Des effets curatifs centripètes de courants galvaniques constants. 440
C. Des effets curatifs électrolytiques.... 442
X. De la valeur antiparalytique des courants électriques induits.... 445
XI. Du traitement du tabes dorsalis au moyen du courant galvanique constant.... 456
XII. Des effets curatifs du courant galvanique constant dans les contractures, les paralysies et les atrophies des membres.... 460

FIN DE LA TABLE DES MATIÈRES.

CORBEIL. — Typographie et stéréotypie de CRÉTÉ.

www.ingramcontent.com/pod-product-compliance
Ingram Content Group UK Ltd.
Pitfield, Milton Keynes, MK11 3LW, UK
UKHW021840190726
13855UKWH00001B/75

9 782012 886339